JOHANNES HUBER

Der holistische Mensch

W0178739

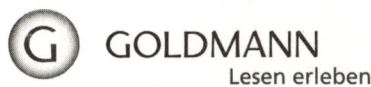

GOLDMANN
Lesen erleben

Buch

Die Holistik beweist es: Wir sind mehr, als wir denken, und wir sind alle miteinander verbunden. Der Mensch besteht nicht nur aus einem Körper, sondern dieser bildet zusammen mit Geist und Seele ein System, das mit anderen Systemen kommuniziert. So richten sich Herz, Stoffwechsel und Immunsystem zum Beispiel nach dem Tag-und-Nacht-Rhythmus. Neueste Forschungen belegen außerdem, dass das Leben unserer Vorfahren größeren Einfluss auf uns hat als bislang angenommen – wir sind also weitaus mehr als nur die Summe unserer Organe.

Autor

Prof. Dr. Dr. Johannes Huber studierte zunächst Theologie und arbeitete zehn Jahre lang als Sekretär des Erzbischofs von Wien. Danach studierte er Medizin und spezialisierte sich auf Frauenheilkunde und Geburtshilfe. Er gilt als »Hormonpapst« und ist seit 2004 außerordentlicher Professor der Medizinischen Universität Wien. Bis 2007 war er Vorsitzender der österreichischen Bioethik-Kommission.

Johannes Huber

Der holistische Mensch

Wir sind mehr als die Summe unserer Organe

GOLDMANN

Sollte diese Publikation Links auf Webseiten Dritter enthalten,
so übernehmen wir für deren Inhalte keine Haftung,
da wir uns diese nicht zu eigen machen, sondern lediglich auf
deren Stand zum Zeitpunkt der Erstveröffentlichung verweisen.

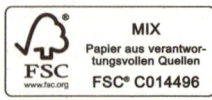

Verlagsgruppe Random House FSC® N001967

1. Auflage
Vollständige Taschenbuchausgabe Mai 2020
© 2020 Wilhelm Goldmann Verlag, München,
in der Verlagsgruppe Random House GmbH,
Neumarkter Str. 28, 81673 München
© 2017 der Originalausgabe edition a, Wien
Umschlaggestaltung: UNO Werbeagentur, München,
unter Verwendung der Gestaltung von JaeHee Lee und Lucas Reisigl
JG · Herstellung: cf
Satz: Uhl + Massopust, Aalen
Druck: GGP Media GmbH, Pößneck
Printed in Germany
ISBN 978-3-442-22268-1
www.goldmann-verlag.de

Besuchen Sie den Goldmann Verlag im Netz

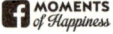 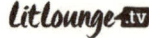 SINN 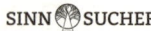 SUCHER

»Von dem, dessen Fürsorge das ganze Weltall umfasst, sind alle Dinge so angeordnet, wie es zur Erhaltung und Vollkommenheit des Ganzen erforderlich ist, sodass jeder Teil wirkt und leidet, wie es ihm eben hiernach zukommt und so weit eben hiernach sein Vermögen reicht. Über diese besonderen Teile sind Herrscher gesetzt, ihr Tun und Leiden durchgängig bis ins Kleinste zu regieren und so die Vollendung des Ganzen bis in die kleinsten Teile zu befördern. Ein solches Teilchen bist nun auch du, armer Sterblicher, welches, so klein es ist, doch allezeit auf die Zwecke des Ganzen hinarbeitet und in ihnen seinen Zweck hat. Du aber bedenkst eben dies nicht, und es bleibt dir verborgen, dass alles, was da entsteht, eben nur um deswillen entsteht, damit jenes Wesen, welches dem Leben des Ganzen zu Grunde liegt, ein glückseliges sei, und dass dies Ganze nicht um deinetwillen geworden ist, sondern du um des Ganzen willen. Arbeitet doch auch jeder verständige Künstler und Arzt immer auf ein Ganzes hin, und indem er immer nach einer allseitigen Vollkommenheit strebt, vollendet er doch wahrlich nicht das Ganze des Teiles, sondern den Teil des Ganzen wegen.«

Platon (Nomoi X, 903 b-c, übersetzt von Franz Susemihl)

Inhalt

Das Vermächtnis

Willkommen im Haus der Holistik. Am Anfang war die Information. Alles ist durch die Information geworden. In ihr war das Leben. Und durch sie wurde der Mensch.

Der Mensch aber tickt unmenschlich präzise. Wie eine Uhr, die so merkwürdig genau geht, dass sie sich der Zeit anpassen kann. Der Homo sapiens funktioniert anders, ganzheitlich, vielfältig, mysteriös und schön verrückt, holistisch eben.

Das Wunder Mensch verwundert die Menschheit, seit sie denken kann. Wo ist die Erkenntnis, die alles erklärt? Wo ist der Schlüssel zur staubigen Kiste, auf der in Goldschrift »Sinn des Lebens« steht? Fragen über Fragen.

Aber es gibt gute Nachrichten. Es gibt keinen Zufall. Nichts ist einfach so da, von der Ewigkeit aus Langeweile hingespuckt. Unser derzeitiges Schicksal wird von einem früheren Leben mitbestimmt. Dieser Satz kokettiert mit der Wiedergeburt, und das ist gut so. Alles passiert nach einem großen Plan, alles hängt zusammen, alles ist eins.

Die Holistik sieht den Menschen nicht bloß als körperliches Wesen, das mit ein paar Gefühlen garniert ist, sie versucht, ihn in seiner Gesamtheit zu verstehen. Die Seele, das Vorher, das Danach. Ja, die moderne Medizin setzt sich heute schon über Begriffe wie Raum und Zeit hinweg, wagt sich auf unbekanntes Terrain, stellt Fragen, die in der Wissenschaft vor Kurzem noch auf gerümpfte Nasen und verdrehte Augen gestoßen sind.

Was war vor unserem diesseitigen Leben? Was davon hat man wie vererbt bekommen? Was kommt danach? Was hinterlässt man als Vermächtnis? Bleibt überhaupt etwas? Und vor allem: Wie kann man das alles verstehen?

Der Philosoph Peter Sloterdijk schreibt:

»In den Fakultäten galten bislang allein die harten Fakten als existent – in Zukunft muss man sich mit den harten Nicht-Fakten zurechtfinden.«

Nicht-Fakten müssen nicht nur falsche Informationen sein, sondern auch Informationen, die wir noch nicht verstehen.

Immer mehr Forscher haben ganzheitliche Sichtweisen auf das Leben. Neue Studien zeigen auf, wie der Mensch schon vor seiner Zeugung durch die Verhaltensweisen seiner Eltern geprägt wird. Wenn also jemand geboren wird, dann hat es ihn schon in Form von zwei getrennten Erbinformationen in seiner Mutter und seinem Vater bereits gegeben. Nein, die Generationen vor ihm haben schon durch ihr Handeln und Lassen die Baustelle ihres Kindes vorbereitet.

Organe kommunizieren miteinander, selbst der Knochen meldet sich und plaudert mit den Hoden, plaudert mit der weiblichen Brust, mit dem Gehirn sowieso. In allem ist Licht und Finsternis. Sex macht jung und Sex macht alt. Schwangerschaften sind eine Belastung, können aber das Leben verlängern. Kinder haben auch Teile ihrer älteren Geschwister in sich.

Im Großen und Ganzen ist der Mensch kompliziert und komplex. Viel mehr als die Summe seiner Organe, mehr als eine biologische Masse aus Muskeln, Sehnen, Haut und Knochen. Holistische Betrachtung heißt, gleichzeitig mit dem Mikroskop näher zu rücken und geistig zwei Schritte zurückzutreten. Das Kleine wie auch das Große sehen. Die Mücke und den Elefanten. Das Bekannte wie das Unsichtbare. Forschen heißt, Fragen zu stellen und Antworten zu suchen. Dazu braucht es den Geist der Neugierde und den Mut, bekannte Pfade zu verlassen. Man muss Wege finden, um die Holistik unseres Körpers zu begreifen.

Manche Hardliner und selbsternannte Wissens-Monopolisten unter den Medizinern kommen mir vor wie Fiakerpferde. Stur tragen sie ihre Scheuklappen und sehen nur die gepflasterte Straße vor sich, keine Quergassen, keine Parallelstraßen, keine Straßennetze. Nie machen sie einen Blick nach hinten oder zur Seite oder nach oben. So stehen ihnen auch nie 360 Grad Rundumblick zur Verfügung.

Beim Medicinicum Lech 2017 wurde mehrmals die Frage gestellt, warum so viele Menschen den schulmedizinischen Methoden skeptisch gegenüberstehen und sich der chinesischen Medizin oder Ayurveda zuwenden. Die Schwäche unserer Schulmedizin ist ihre Spezialisierung. Aber die ist auch ihre größte Stärke. Mithilfe von Spezialisierungen hat die Schulmedizin die großartigsten Dinge zuwege gebracht.

1928 legte der Bakteriologe Sir Alexander Fleming vom Londoner St Mary's Hospital mehrere Nährbodenplatten mit Staphylokokken an und ließ diese Bakterien auf einem Stapel in der Ecke des Labors zurück. Dann fuhr er in die Sommerferien. Nach seiner Rückkehr ins Krankenhaus entdeckte er, dass auf dem Nährboden einer der Platten auch ein Schimmelpilz gewachsen war, in dessen unmittelbarer Nähe sich die Staphylokokken nicht vermehrt hatten. Endlich hatte er den Weg gefunden, wie sich Bakterien bekämpfen lassen.

Zum ersten Antibiotikum war es nicht mehr weit. Jetzt durfte Fleming nicht lockerlassen, sondern musste weiter und weiter forschen und vor allem andere spezialisierte Kollegen auf seine Entdeckung aufmerksam machen. Eine Entdeckung, die unzählbare, wirklich unzählbare Leben gerettet hat.

Dreht man das Rad der Zeit noch weiter zurück, offenbart sich eine andere medizinische Meisterleistung, ebenfalls geboren aus dem sogenannten Zufall und weiterentwickelt mit dem Geist der Forschung: 1844 besuchte der Zahnarzt Horace Wells die Vorstellung einer Wanderbühne, bei der Freiwillige als Attraktion Lachgas einatmen konnten. Während der Vorstellung beobachtete Wells, dass eine der Versuchspersonen sich eine klaffende Wunde am Unterschenkel zuzog, ohne die geringste Schmerzreaktion zu zeigen. Daraufhin begann Wells mit Lachgas und anderen Inhalationsnarkotika zu experimentieren. Als er seine Entdeckung öffentlich vorführen wollte, ist er wegen einer falschen Dosierung kläglich gescheitert, ruinierte seinen Ruf und wurde chloroformsüchtig. Sein Mitarbeiter William Morton war glücklicher. Ihm ist eine öffentliche Vorführung gelungen. Er wurde berühmt. Auf jeden Fall war das Tor für die chirurgische Lebensrettung geöffnet.

Die Liste der Wunder ist lang, die Zufriedenheit der Patienten eher kurz. Wenn überhaupt. Die Gründe sind vielfältig: Oft sind es nur die wenigen Minuten, die sich der Schulmediziner den Damen und Herren widmen kann. Mitunter sind es unerfüllbare Wünsche oder Hoffnungen schwerkranker Menschen. Und häufig ist es einfach nur Unbehagen, ein leises Gefühl der Unsicherheit. Man sitzt im Wartezimmer und befürchtet, dass die hochspezialisierte Schulmedizin vor lauter Bäumen den Wald nicht mehr sieht, sich nur auf das fachärztliche Organ konzentriert, und dass die Ganzheitlichkeit der Heilkunst beim Teufel ist. Der Skeptiker nennt das Scheuklappenmedizin.

Holistik heißt aber, sich immer wieder aufs Neue umzusehen und Zusammenhänge zu erkennen, nicht Pferdeäpfel auf dem Asphalt, sondern die Straße, die Stadt, das Land, den Kontinent, den Planeten, das Weltall, die Milchstraße, das Universum und was vielleicht dahintersteckt. Den Mikrokosmos, den Mesokosmos, den Makrokosmos. Die holistische Verschränkung. Die Zahnräder des Seins und die Kanten dessen, was wir Schicksal nennen. Bis zu den Rändern des Verstands und darüber hinaus.

Dazu eine Anekdote: Der Wiener Erzbischof, Kardinal Franz König, musste wie alle anderen auch auf seine Gesundheit achten. Sein Leibarzt, ein gewisser Willibald Polterauer, besuchte seinen Patienten dann und wann. Ich habe damals Medizin und Theologie studiert und arbeitete als Sekretär des Kardinals. Natürlich konnte ich es mir nicht entgehen lassen, mit dem Leibarzt meines Chefs so oft wie möglich ein paar Worte zu wechseln. Dass er über große Erfahrung verfügte, war schon in seinen kleinsten Bemerkungen zu spüren. Einmal meinte Polterauer:

»Ein guter Arzt weiß, dass unser Körper ein sehr gutes Gedächtnis hat. Er merkt sich vieles, auch über Jahrzehnte, aus der Kindheit und, könnte man weiterdenken, vielleicht auch aus der Zeit davor.«

Wir haben über Zusammenhänge gesprochen, die den Körper im Laufe der Zeit beeinflussen. Und über Verschränkungen, die im Körper alle gleichzeitig passieren. Was passiert mit dem einen Organ, wenn ein anderes Organ sich plötzlich anders benimmt als sonst? Ist die Erinnerung des Körpers das, was ihn mit der Ewigkeit verbindet? Wie weit reicht die Erinnerung?

Offensichtlich gibt es diese Verschränkung nicht nur in der Medizin, sondern, wenn auch in ähnlicher Art, in der Physik.

Spätestens seit dem Jahr 2016 macht ein chinesisch-österreichisches Projekt Schlagzeilen. Und am 29. September 2017 sind es noch mal viel mehr Schlagzeilen geworden, als der österreichische Quantenphysiker Anton Zeilinger in Wien zur öffentlichen Vorstellung der Früchte seiner Arbeit und der Arbeit seiner chinesischen Kolleginnen und Kollegen lud. Zwischen Wien und Peking wurde eine »spukhafte« Telefonverbindung hergestellt. Ein Wunder der Verschränkung.

Es geht um die Verschränkung von Quanten. Schon Albert Einstein hatte dieses Phänomen angenommen und treffend als »spukhafte Fernwirkung« bezeichnet.

Zwei Quanten, zum Beispiel Photonen, also Lichtteilchen, können nach den Gesetzen der Quantenphysik einen gemeinsamen Zustand annehmen. Diese Verschränkung bleibt auch dann erhalten, wenn man die beiden Teilchen räumlich trennt.

Wird eines der beiden Teilchen anschließend verändert, etwa indem man es mit einem weiteren Photon verschränkt, ändert sich der Quantenzustand des entfernten Partners automatisch. Dieses Prinzip funktioniert sogar über unglaubliche Distanzen von Tausenden Kilometern, also auch zwischen Wien und Peking. Die Information wird gleichsam gebeamt.

Nein, das trifft es nicht. Die Information ist zugleich an dem einen und an dem anderen Ort.

Das Projekt heißt Quantum Experiments at Space Scale, kurz QUESS. Nach ersten Versuchen auf dem Erdboden in China wurde im Sommer 2016 der erste Satellit in den Weltraum gesandt, der die Möglichkeit der Quantenverschränkung auch zwischen Weltraum und Erde aufgezeigt hat. Vereinfacht bedeutet das: Wenn alles nach Plan läuft, gibt es bald eine völlig neue, extrem schnelle Art des Internets. Anton Zeilinger formuliert den philosophischen Hintergrund in einem Interview so:

»Wichtiger als die Konzepte Raum und Zeit ist das Konzept der Information, und Information ist offenbar unabhängig von Raum und Zeit. Das heißt, die Information liegt vor, dass beide Systeme gleich sein müssen, auch wenn sie vor der Beobachtung noch keine vordefinierten Eigenschaften besitzen und obwohl sie keine Verbindung haben. Für mich deutet das in die Richtung, dass Information fundamentaler ist als alle anderen Konzepte. Schon das Johannes-Evangelium beginnt mit: Am Anfang war das Wort. Das kann ich auch mit Information übersetzen.«

Am Anfang war also die Information.

Die Romantik hat das bereits in poetische Worte gekleidet. So dichtet Joseph von Eichendorff:

Schläft ein Lied in allen Dingen,
Die da träumen fort und fort,
Und die Welt fängt an zu singen,
Triffst du nur das Zauberwort.

Anton Zeilinger vermutet vor allem hinter den Verschränkungsphänomenen ebenfalls eine uns noch nicht bekannte »Melodie«. Und er moniert auch, dass die spekulative Physik des 20. Jahrhunderts eigentlich die neuen Weltanschauungen prägen müsste, ähnlich wie das die mechanistische Physik zwei Jahrhunderte vorher gemacht hat.

»Das Paradigma zu jeder Zeit war zu versuchen, Gehirn und Bewusstsein anhand der Leitwissenschaft in der Physik zu erklären«, sagt Zeilinger. »Im 19. Jahrhundert gab es mechanische Modelle des Gehirns mit Zahnrädern. Später waren es Vorstellungen mit elektrischen Relais, heute ist es die Quantenphysik.«

Sie erlaubt wesentlich mehr Verschränkungen und Korrelationen als die klassische Physik. Eigentlich ist sie holistischer.

Wenn uns die Hirnforscher bestätigen, dass sich nur ein kleines Segment der Wirklichkeit unserem Geist und unserem Verständnis erschließt, so ist das natürlich noch lange kein Gottesbeweis. Allerdings erscheint es heute intellektuell redlicher als noch vor hundert Jahren, im Nebel des uns nicht Zugänglichen einen Weltenbaumeister anzusiedeln. In Sinnstiftungsfragen ist das für mich auf jeden Fall der Plan A, im Gegensatz zum Plan B der traurigen und unromantischen Abwesenheit Gottes.

Faust, der große Wissenschaftler, kannte weder Neurowissenschaften noch Quantenphysik und machte sich deshalb über Gretchens Glauben lustig.

Mit den Worten einer Sphinx spricht auch Philosoph Peter Sloterdijk von einer Endlichkeit des Wissens und rät, dieses Manko durch einen gewissen Surrealismus zu kompensieren:

»Durch den Sinn für das Mögliche, das Außergewöhnliche, das Wunderbare und das Absurde.«

Das Transzendentale erwähnt er nicht ausdrücklich.

Allerdings scheint es nicht mehr unvernünftig zu sein, sich für Wirklichkeiten zu entscheiden, die jenseits unserer Erkenntniswelt liegen. Ob im Gestern, im Heute oder in dem, was kommen mag, was uns erst im Morgen vermacht werden wird. Und manchmal ist so ein Vermächtnis eine Botschaft, die erst sehr viel später ihre Wirkung entfaltet.

Beim Medizinerkongress in München, es war Anfang Mai 2017, ein herrlicher Tag, hielt Sloterdijk einen Festvortrag. Wir haben ihn mit einem Brief begrüßt, einem Schriftstück von Sigmund Freud an Arthur Schnitzler:

»Ich habe mich oft verwundert gefragt, woher Sie diese oder jene geheime Kenntnis nehmen konnten, die ich mir durch mühselige Erforschung des Objekts erworben habe, und habe den Eindruck gewonnen, dass Sie durch Intuition all das wissen, was ich in langer Arbeit an Menschen aufgedeckt habe. Den Dichter, den ich stets beneidete, beginne ich jetzt zu bewundern.«

Heute würde man sagen: Sigmund freut sich. Die Dichtung, die Philosophie und die Wissenschaft sind verschränkt. Die Dichtung muss nicht so präzise sein wie die Wissenschaft, aber die Wissenschaft kann sich von der Dichtung die schönen Worte ausborgen.

Der Glaube, heißt es, kann Berge versetzen. Wer auch immer das glauben mag. Eine Sache kommt mir in den Sinn, wenn Atheisten sich mit sagenhafter Überheblichkeit über gläubige Menschen lustig machen und dogmatisch feststellen, dass der Glaube an Gott ja bekanntlich tot sei und dass das doch ohnehin alle vernünftigen Leute wüssten. Ich erinnere mich dann immer an die suchende Vorsicht, die der frühere österreichische Bundeskanzler Bruno Kreisky bei seinen jährlichen Weihnachtsbesuchen bei Kardinal König nicht nur einmal zur Rede brachte: Dass unser Gehirn nicht fähig wäre, Transzendentales zu erkennen, aber dass man das Transzendentale deshalb auch nicht ausschließen dürfe. Es steht, so Kreiskys Meinung, fünfzig zu fünfzig.

Meine Aufgabe damals war es, die Gäste zu erwarten und zu Kardinal König hinaufzuführen. Bei einem dieser Besuche blieb Kreisky auf der wunderschönen Renaissancestiege des Palais stehen und fragte mich nach meinen Zukunftsplänen. Als ich ihm erzählte, ich wolle Arzt werden, hielt er inne, wandte sich auf der Stiege mir zu und sagte:

»Da müssen Sie das machen, was auch in der Politik gilt. Ein guter Politiker muss die Menschen lieben. Ein guter Arzt muss das auch.«

Kardinal König führte dann kurz vor seinem Tod ein Gespräch mit mir. Es war ebenso berührend wie tiefsinnig.

»Ich habe einen Wunsch«, sagte er. »Sie sollten sich mit der Verbindung zwischen Naturwissenschaft und Theologie befassen. Es gibt Schnittpunkte, glauben Sie mir, mehr als man denkt. Naturwissenschaft und Theologie lassen sich verknüpfen. Das eine schließt das andere nicht aus, im Gegenteil, beide Teile bilden ein Ganzes. Die große Aufgabe besteht darin zu verstehen. Das könnte zu einer tiefen Erkenntnis führen.«

Es hat eine Zeitlang gebraucht, bis ich seinem Wunsch nachkommen konnte. Jetzt gehen die Knoten auf, alles löst und öffnet sich. Auch das ist sein Vermächtnis. Auch wenn die tatsächliche »Erkenntnis« wohl natürlich in alle Ewigkeit auf sich warten lassen wird.

Nach Jahrzehnten soll hier auch versucht werden, seine Sicht der Vernünftigkeit, an Transzendentales zu glauben, und die Versöhnung zwischen Glaube und Wissen zu kommemorieren. Und genau diese Versöhnung erlaubt auch intellektuell redliche Antworten auf die großen Fragen zu finden, die Kardinal König immer wieder zur Rede brachte: »Woher komme ich? Wohin gehe ich?«

Damit griff er auf die gnostische Erlösungsformel zurück, die Clemens von Alexandrien zitierte:

»Wer waren wir? Was sind wir geworden? Wo waren wir? Wohinein wurden wir geworfen? Wohin eilen wir? Wovon sind wir befreit? Was ist Geburt? Was ist Wiedergeburt?«

Selbst Biologie und Medizin sprechen zunehmend von einer Art Leben vor unserer Zeugung und von einem Leben nach uns, in das beispielsweise Liebe und Zuneigung, die sich tatsächlich auch vererben lassen, weiterwirken können.

Werden die Fragen des Woher und des Wohin noch weiter gesteckt, über die Biologie hinausgehend, so soll es nicht als unvernünftig abgetan werden, wenn sich religiös musikalische Menschen zu Wort melden und das Diesseits als eine Art Exil ansehen. Ein Exil, in das man von dort hineingefallen ist, wohin man nachher wieder zurückgeht. Ein Exil, in dem man aber auch bleibt, selbst wenn man schon weg ist. So hat Sokrates von der weisen Diotima erfahren, dass der Mensch durch seine Kinder an der Unsterblichkeit teilhat. Aber nicht nur durch Kinder, wie wir sehen werden.

Das ganze Welttheater ist wie ein Puppenspiel. Wir sehen nur die Puppen, nicht die Hand, die hinter den Puppen steckt und sie führt. Auch wir Menschen sind wie Puppen. Wir bewegen uns wie Figuren auf einem Maskenball.

Die Welt ist unendlich bunt und vielgestaltig, nur können wir sie in unserer menschlichen Beschränktheit immer nur wie durch getönte Gläser sehen. Durch Brillen, die uns von der Ganzheit der Welt immer nur Teilaspekte zeigen, Schattierungen, Ausblendungen, Graustufen. Und nicht das Bild, das uns das prächtige Kaleidoskop des Alls bietet. Der Mensch begreift weniger, als er glauben kann.

Auch die Chaostheorie geht von einer uns nicht immer verständlichen Beeinflussung von Reaktionsketten aus. Der Schmetterlingseffekt ist ein Phänomen der nichtlinearen Dynamik. Er soll anschaulich machen, wie physikalische Reaktionen, die uns chaotisch erscheinen, sich beeinflussen. Es ist nicht vorhersehbar, in welchem Maß sich schon winzig kleine Änderungen der Anfangsbedingungen eines Systems langfristig auf die gesamte Entwicklung des Systems auswirken. Kann ein Flügelschlag eines Schmetterlings über Afrika einen Hurrikan in der Karibik auslösen? Er kann.

Angenommen, Sie gehen eine Minute zu spät aus dem Haus und verpassen die Straßenbahn. Dadurch verspäten Sie sich zu einem Vorstellungsgespräch und werden nicht genommen. Zerknirscht verlassen Sie die Firma und werden angerempelt. Der Mensch vor Ihnen schaut Sie an, sie reden miteinander, verlieben sich, gründen eine Familie und werden glücklich. Wären Sie pünktlich aus dem Haus gegangen, dann wäre das alles nicht passiert. Sie hätten den Job bekommen und den Lebenspartner nie getroffen. Flügelschläge des Schicksals, Myriaden von Möglichkeiten.

Jeder Quantenvorgang hat weitreichende, der Physiker sagt »nichtlokale« Auswirkungen, die mit extrem sensiblen Antennen wahrgenommen werden können. Sie stehen in einer holistischen Verbindung zueinander. So ein Band gibt es auch zwischen Kind und Mutter. Ein Band aus unendlich vielen Fäden gesponnen.

Der einprägsame Begriff »Schmetterlingseffekt« stammt übrigens von dem amerikanischen Meteorologen Edward Lorenz, der im Jahr 1972 vor der American Association for the Advancement of Science einen Vortrag über Vorsehung hielt. In seiner ursprünglichen Form verwendete er den Flügelschlag einer Möwe statt eines Schmetterlings, aber wir wollen nicht kleinlich sein, besser holistisch.

Am Anfang war die Information. Mit der Zeit kommt die Erkenntnis. Oder auch nicht. Am Ende bleibt ein Lächeln.

Teil 1

Woher wir kommen.
Wohin wir gehen.

Der Schmetterlingseffekt in der Sexualität

Sie sieht ihm in die Augen, und es ist nicht nur ein Schauen. Ihr Blick umfängt den seinen, sie schmiegen sich aneinander, verflechten sich zu etwas Gemeinsamem. Noch gab es keine Berührung, und doch sind beide berührt. Sie streicheln einander, nicht nur mit den Händen, und irgendwann weiß keiner mehr, wo ein Körper aufhört und der andere beginnt.

Die Schmetterlinge im Bauch sind kein zufälliges Bild. Sicher, sie drücken das Gefühl, das jeder Mensch kennt, der schon einmal verliebt war, in seiner ganzen herrlichen Komplexität aus. Doch da ist noch mehr als das schöne Flattern im Bauch. Es gibt den Schmetterlingseffekt auch in der Sexualität. Ein Flügelschlag hier löst Tornados im gesamten Organismus aus.

Die Sexualität ist zutiefst holistisch.

Deshalb ist Sex auch so viel mehr als bloße Kopulation. Er vernetzt sowohl Organe als auch die verschiedensten Vorgänge im Körper von Mann und Frau, die man bislang nicht einmal erahnte. Körperfunktionen, Herzfunktionen, Immunfunktionen, alles ist evolutionär für den Geschlechtsverkehr perfekt eingestellt.

Die Zeugung beeinflusst wahrscheinlich nicht nur die beiden am Geschlechtsakt beteiligten Menschen, sie prägt auch das Kind. Die Holistik bezieht sich also nicht nur auf einen Organismus, sondern im Fall der Fälle auf drei. Und selbst über die drei geht er weit hinaus. Die holistischen Vernetzungen, die die Sexualität auslöst, betreffen das Mensch-Werden und das Mensch-Sein. Die Entstehung des Lebens und das Leben selbst.

Wir sprechen von einer Gesamt-Holistik, wenn es dieses Wort überhaupt geben kann. Eine über alle bislang gedachten Grenzen hinausgehende Zusammengehörigkeit der Dinge.

Die Sexualität ist das von der Natur erdachte komplexe Instrumentarium zur Fortpflanzung. Perfekt in ihren Abläufen für die Reproduktion. Großartig im Verbergen aller Anstrengungen innerhalb des Organismus, damit sie dem Menschen nicht Last, sondern Ekstase sein kann. Wenn sie bei allem, was sie an holistischem Flechtwerk zustande bringt, eine fade, mühevolle, lästige Pflicht wäre, ein Muss, das eben zu erledigen ist, dann könnte sie noch so genial sein, die Menschheit hätte längst keine Lust mehr, sich zu vermehren. Deshalb muss Sex so ziemlich der beste Zeitvertreib sein, den die Natur zu bieten hat.

Der Geschlechtsverkehr ist die Möglichkeit des Beginns von neuem Leben. Darauf ist alles ausgerichtet, dafür ist alles ersonnen, dahingehend hat sich alles entwickelt. Das Leben ist der Grund aller Holistik.

Der Zweck jedes Daseins ist es, auch weiterhin da zu sein. Nachkommen zu zeugen. Die Art zu erhalten. Mit den Augen der Natur besehen, ist der Sinn des Lebens die Fortpflanzung. Einzig und allein und ausschließlich. Ihr dient alles.

Die beiden wichtigsten Entscheidungen, die Lebewesen fällen, sind: Was werden wir fressen und mit wem werden wir uns paaren.

Fressen und paaren.

Das ist die Doppelspeerspitze jeder Existenz. Fressen sichert das Überleben und die Energiezufuhr und liefert damit die beiden Voraussetzungen, ohne die auch jede Reproduktion schwierig wird. Jeder Mechanismus, jeder Prozess, jede Reaktion im Körper lässt sich darauf abklopfen, was sie zur Vermehrung beitragen können. Das gesamte System ist auf die Zukunft ausgerichtet und beim Homo sapiens grandios überhöht worden.

Die Sexualität nimmt da natürlich einen ganz hohen Stellenwert ein. Wenn nicht den höchsten. Irgendwie müssen diese Nachkommen ja entstehen. Es braucht einen Akt der Zeugung. Die Initialzündung. Den Ursprung. Das ist der Geschlechtsverkehr. Und wie die Evolution das sieht: jeder Geschlechtsverkehr. Die Evolution vergeudet keine Chancen. Sie ist immer auf alles gefasst. Auf das Große und das Ganze. Etwas Holistischeres als die Evolution gibt es nicht, und ihr Meisterstück ist die Sexualität.

Das, was man in Pornos sieht, ist genau das Gegenteil von dem, was Sexualität wirklich ausmacht. Die reine, primitive Mechanik nimmt auf den Schmetterlingseffekt keine Rücksicht. Das karnickelhafte Raus und Rein verrammelt das Tor, das Zutritt zu dem verschaffen würde, was hinter den Dingen steht. Eine faszinierende Welt gesamtheitlicher Zusammenhänge.

Dass einem die Tragweite nicht ständig bewusst ist, liegt nicht daran, dass man mitunter nur die schnelle Nummer im Sinn hat, um sie im Kalender abzuhaken. Ich will mich auch beileibe nicht dazu aufschwingen, anderen zu sagen, wie sie ihr Liebesleben zu gestalten haben und wie sie Sexualität interpretieren sollen. Das ist weder mein Interesse noch mein Wunsch. Ich bin nur Gynäkologe und Reproduktionsmediziner und als solcher mit den Dingen betraut, die recht ursprünglich mit der Sexualität und ihren Folgen zu tun haben. Den negativen wie den positiven. Ohne die Zusammenhänge im Hintergrund könnte ich kein vordergründiges Problem lösen. Mein Fach ist, so wie ich das sehe, ohne Holistik gar nicht zu bewältigen.

Es gehört also zu meinem Beruf, mich mit den Fakten zu beschäftigen, die mein Spezialgebiet betreffen, aber auch mit dem Dahinterliegenden. Mit den Geheimnissen, die sich jenseits der Sexualität auftun. Und in jüngster Zeit tut sich unendlich viel dahinter auf. Die Erkenntnisse überschlagen sich. Bekannte Abläufe bekommen ganz neue Bedeutungen. Es werden Brücken geschlagen, wo wir bisher noch nicht einmal den Brückenkopf einer Verbindung hervorlugen gesehen haben.

Es ist, als wäre der Körper eine Stadt, in der man einzelne Viertel wie seine Westentasche kennt und doch bislang das Gefühl hatte, jede dieser Taschen gehöre zu einer anderen Weste. Wie man von einem Viertel ins andere kommt, hätte man nicht sagen können, selbst wenn es ums Eck lag. Das ändert sich jetzt mit einer erstaunlichen Rasanz. Ein Verbindungsgässchen nach dem anderen wird entdeckt, die all die vielen Viertel miteinander verbinden, auch wenn man sie am entgegengesetzten Ende der Stadt vermutet hatte.

Derzeit lässt sich die Holistik offenbar sehr gern in die Westentaschen lugen. Es kommt einem fast vor, als hielte sie sie dem Menschen sogar ein bisschen auf. Als lockte sie ihn: Komm, schau hier herein, da hab ich noch etwas für dich, was du nicht gewusst hast, einen Zusammenhang, den du noch nicht hergestellt hast, so spielen die Dinge zusammen.

Das regt natürlich ziemlich dazu an, über den Zufall nachzugrübeln. Denn mit jeder der Erkenntnisse, die einander in der Forschung so jagen, wird die Möglichkeit des Zufalls kleiner. Dass ein so strukturiertes Spinnennetz an Verknüpfungen rein aus dem Nichts entstanden sein könnte, ist kaum mehr zu glauben.

Der Zufall wird zum unwahrscheinlichen Fall.

Doch worin bestehen sie jetzt, diese Neuigkeiten aus den Labors dieser Welt?

Versetzen wir uns einfach einmal in uns selbst. Sozusagen als Voyeure im Namen der Wissenschaft. Setzen wir uns in unser eigenes Theater. Nehmen wir Platz als Publikum auf der Galerie des Ichs. Betrachten wir das Schauspiel an Schmetterlingseffekten, das die Natur zum Zwecke der Zeugung eines neuen Menschen inszeniert hat. Schauen wir, was der Geschlechtsakt in unserem Organismus auslöst. Lassen wir uns zeigen, was es in uns Neues gibt.

Vorhang auf für die drei Akte der vernetzten Sexualität.

Erster Akt: *die Blaupause.*

An der Handlung beteiligt: die männliche Samenflüssigkeit, das weibliche Immunsystem.

Kurzinhalt: Die Spermien und die Samenflüssigkeit des Mannes sind Fremdkörper in der Frau, und als solche müssten sie normalerweise vom Immunsystem angegriffen und entfernt werden. Weil das im Sinne der Fortpflanzung nicht geht, gleicht sich die Frau lokal dem Immunsystem des Mannes an. Sie modelt sich um und erstellt in sich eine tolerable Blaupause von ihm.

Jeder glaubte, dass das Ejakulat des Mannes hauptsächlich Spermien beinhaltet, auch wir Mediziner. Die Medizin denkt mechanistisch. Das holistische Prinzip, demzufolge ein Organ das andere beeinflusst, ist nicht sehr verbreitet.

Man weiß schon seit Langem, dass im Sperma nicht nur Spermien enthalten sind, die nehmen nur an die 0,5 Prozent der Sache ein. Aber die restliche Samenflüssigkeit hat es auch in sich.

Es gibt ganze Bücher, in denen alle unzähligen Bestandteile aufgelistet werden, die für die unterschiedlichsten Aufgaben zuständig sind. Die Spermien brauchen Energie, ein Navigationssystem, fremde Spermien sollen nach Möglichkeit ausgeschaltet werden. Und die eigenen Spermien müssen natürlich geschützt werden, gegen Krankheitserreger und Fressfeinde, denen sie begegnen könnten, aber auch gegen die Abwehrkräfte der Frau.

Da ist eine magische Mischung unterwegs. Magie, was für ein großes Wort für die kleinen Dinger, höre ich es von den hinteren Rängen unseres Ich-Theaters raunen. Aber ich bleibe dabei. Was diese Proteine bewirken, ist tatsächlich Magie. Denn mit ihnen bereitet der Mann die Frau auf die Fortpflanzung und letzten Endes auf das gemeinsame Kind vor.

Daher ist einmal eine gute Portion von Glückshormonen dabei, zum Beispiel Endorphin und Oxytocin. Oxytocin ist auch als Kuschel- und Treuehormon bekannt, wir werden darauf noch zu sprechen kommen. Endorphin ist ein körpereigenes Opiat. Es fehlen natürlich auch die Pheromone nicht, also die Duftstoffe, die der Körper in Liebesbereitschaft gleichsam aus allen Poren aussondert, um attraktiv zu sein.

Außerdem haben wir gesagt, dass das Immunsystem der Frau ausgetrickst werden muss, damit es die Spermien nicht zerstört. Die weißen Blutkörperchen müssen abgelenkt werden. Dafür sind Stoffe wie Prostaglandin, Spermidin und Spermin zuständig. Spermin ist nebenbei gesagt der Stoff, der für den Geruch des Spermas verantwortlich ist. Und auf das Spermidin werden wir im dritten Akt ausführlich zu sprechen kommen. Unzählige andere Stoffe, darunter auch Opiate, sind dazu da, das Immunsystem der Frau herunterzufahren. Aber ganz ausgeschaltet werden soll es auch nicht, das wäre gefährlich, es muss an das des Mannes angepasst werden. Dafür werden im Sperma von männlicher Seite verschiedene Stoffe wie zum Beispiel Adrenalin mitgeschickt, aber vor allem eigene Abwehrkräfte, eigene Immunfaktoren.

Das ist eine Nachricht, die sich nicht so leicht verdauen lässt. Vor allem für die Frau. Macht sie die Natur etwa zur Blaupause des Mannes? Der Gedanke ist unangenehm, wenn nicht unheimlich.

Schauen wir uns die Gründe an.

Durch die Ejakulation bekommt die Frau quasi eine Infusion. Es dringt Flüssigkeit in ihren Körper ein. Normalerweise ist so etwas für den Organismus ein Grund, Alarm zu schlagen. Ein körperfremder Stoff bahnt sich seinen Weg ins Innere. Wer weiß, was da alles mit hereingeschwemmt wird. Und schon blinken die Warnleuchten, und die Sirenen heulen, um die Eindringlinge schnellstens wieder loszuwerden. Normalerweise.

Passierte das bei jedem Geschlechtsakt, wäre das nicht nur ausgesprochen unbequem, es hätte unseren Fortbestand wohl verhindert. Das Ejakulat dient der Fortpflanzung, es darf nicht abgestoßen werden wie ein Parasit oder Krankheitserreger. Es muss eine Sondererlaubnis bekommen. Eine Art Passierschein, der zur Zeugung notwendig ist und die Pforten in den Organismus öffnet.

Gleich beim Eintritt ins weibliche Territorium weisen die männlichen Besucher diesen Passierschein vor. Der besteht unter anderem aus den Abwehrkräften, den Immunfaktoren des Mannes. Diese Immunfaktoren drängen sofort in die dendritischen Zellen der Frau, die für das Immunsystem tätig sind, und rennen von dort aus zu den Lymphknoten weiter.

Die schauen sich das an und entschlüsseln die Botschaft an das weibliche Immunsystem. Gegen diesen Eindringling keine Feindseligkeiten. Hier sind die Codes, mit denen seine Abwehrkräfte arbeiten, die übernehmen wir jetzt.

Da die Samenflüssigkeit alles tut, um ihre Samen zu beschützen, beinhaltet sie auch viele antibakterielle, antimykotische und antivirale Stoffe, zum Beispiel Lactoferrin und Zytokin. Die beiden sind sonst auch für Zellteilung und Regulierung der Zellspezialisierung zuständig. In unserem Fall der körperlichen Liebe schützen sie neben den Spermien auch die Frau.

Über den Muttermund geht es dann für alle Bestandteile weiter. Die Operation Fortpflanzung ist angelaufen.

Ein hochgenialer Mechanismus.

Es sind also nicht nur Spermien, die da aus Jux und Tollerei hineingeschossen werden. Das ist nicht nur ein erfreulicher Geschlechtsverkehr. Es ist fast eine Parabiose. Die beiden Organismen sind zwar nicht miteinander verwachsen, aber sie vereinigen sich, und damit sind sie verschränkt.

Nur, warum genügt nicht schon der Passierschein? Wozu muss sich die Frau auch noch zur Blaupause ummodeln?

Die Antwort hat etwas Epochales. Der Mann deponiert mit der Ejakulation seine DNA in den Schleimhäuten der Frau, damit sein Sperma von ihr akzeptiert wird. Denn dieses Sperma ist nichts anderes als ein möglicher halber Embryo.

Die Programmierung, die das Immunprofil der Frau verändert, bereitet sie auf das Einnisten des neuen Lebens vor wie auf ein Geschenk. Das ist etwas anderes, als sich einen Splitter einzuziehen. Ein Splitter ist kein Geschenk, er bohrt sich seinen Weg, ohne eingeladen worden zu sein. Da versteht das Immunsystem keinen Spaß und ist sofort in Aktion. Beim Sperma hält es sich zurück, obwohl es genauso ein Fremdkörper ist, der zu hundert Prozent nicht von der Frau stammt.

Schaut man sich an, was sich daraufhin alles im weiblichen Körper tut, schreien Vernunft und Gefühle wild durcheinander. Wenn der Verstand die Informationen verarbeitet, findet er den Plan der Natur völlig logisch.

Anders die Psyche. Blaupause. Umprogrammierung. Neues Immunprofil. Was muss man als Frau nicht noch alles über sich ergehen lassen? Genügt es nicht, die Umwälzungen auf sich nehmen zu müssen, die die Schwangerschaft erfordert? Genügt es nicht, für den schmerzhaften Part der Reproduktion zuständig zu sein? Muss man vorher auch noch so umgekrempelt werden?

Bedeutet das alles nicht eigentlich, dass die Frau nicht sie selbst bleiben darf? So ziemlich alle Frauen, mit denen ich über diese neue Entdeckung der Wissenschaft rede, sind zumindest entsetzt, die meisten schockiert. Wäre ich kein Mediziner, ginge es mir nicht anders.

Als Mediziner kann ich auf ein unfassbar durchdachtes Ganzes verweisen. Ein Zusammenspiel zweier verschiedener Organismen, die nur gemeinsam fähig sind, sich zu vermehren. Nur miteinander gelingt die Reproduktion. Da ist kein Organismus besser als der andere, weil keiner ohne den anderen handlungsfähig wäre. Sie ergänzen sich in einer Perfektion, wie sie nur die Evolution zuwege bringt.

Und, was nicht unter den Tisch gekehrt werden darf: Auch für das Glück und die Freude und die Liebe braucht man zwei.

Der Mann tut sich auf den ersten Blick nur in seiner evolutionären Ausrichtung leichter. Er hat den Auftrag, seine Gene zu streuen, so viele Kinder zu zeugen wie nur möglich. Darauf ist er gepolt. Er sieht eine Frau, er riecht die Geschlechtsreife, er möchte zur Sache kommen. Allerdings versucht nicht nur das sechste Gebot, sondern auch die höher entwickelte Natur ihn zu domestizieren. Das Oxytocin ist zum Beispiel so ein Domestizierungshormon.

Es ist natürlich die Frage, inwieweit Statistiken von Dating-Seiten über die gesamte Bevölkerung aussagekräftig sind, die Zahlen einer Münchner Studie sind jedenfalls interessant. Dabei wurden die Daten von 10 000 Benutzerinnen und Benutzern von Partner-Vermittlungsseiten im Internet ausgewertet.

Von den untersuchten Männern waren rund 40 Prozent auf Seiten unterwegs, die unverbindlichen Sex vermitteln. Von den untersuchten Frauen waren es nur rund 19 Prozent.

Umgekehrt waren 60 Prozent männlicher Online-Dater auf Singlebörsen oder Partnervermittlungen unterwegs. Von den Frauen waren es 81 Prozent.

So simpel wie bei ihm ist die Sache bei ihr also nicht. Wenn sich die Frau mit einem Mann einlässt und dabei kein Kondom verwendet wird, lässt sie sich von ihm verändern.

In der modernen Gesellschaft hat man von Einschränkungen genug. Seit Emanzipation und Pille schienen Frauen doch einen hohen Grad an Selbstbestimmung gewonnen zu haben.

Und jetzt das: Überleg dir, mit wem du ins Bett steigst. Ohne Kondom drohen nicht nur Krankheiten, sondern auch noch eine Umprogrammierung durch die männliche DNA.

Da die Umprogrammierung das Immunsystem betrifft, ist die Frau anfälliger für Viren oder Allergien. Vor allem die viel besprochenen Humanen Papillomviren, man kennt sie unter dem Kürzel HPV, übertragen sich mit höherer Chance.

Sex ist die intimste Kommunikation der Welt. Ist ein Mann sehr kommunikativ, früher hätte man gesagt: ein Hallodri, öffnet die Frau ihm durch die Immunanpassung nicht nur Tür und Tor für seine Spermien, sondern möglicherweise auch für die Viren, die er auf diesem Weg mitbringt. Die marschieren fröhlich pfeifend durch die offenen Pforten und beginnen dort ihr katastrophales Geschäft.

Dort, das ist in erster Linie der Muttermund. Denn genau dort fährt die weibliche Immunabwehr ihre Hürden herunter. Deshalb ist der Muttermund so anfällig für die HPV-Infektion, die letztlich zum Zervixkarzinom, dem Gebärmutterhalskrebs, führt. Da man Hallodris auch heute noch nicht auf den ersten Blick erkennt, rät die Medizin dringend zu einem Kondom.

Das Sperma beinhaltet zwar sehr viele Abwehrstoffe, die auch die Frau schützen, aber nur wenn es gesund ist. Zu diesen Abwehrstoffen gehören nämlich auch die sogenannten Granulozyten, und die kommen in besonders hoher Konzentration vor. Es sind Fresszellen. Und genau das ist die Schattenseite. Sie können nämlich schon mit allen möglichen Viren im Bauch angetanzt kommen. Dass man sich beim Geschlechtsverkehr auch mit Hepatitis oder dem HIV anstecken kann, wissen wohl die meisten.

Besonders in der jungen Generation wird aber so ein erhobener Zeigefinger äußerst ambivalent aufgenommen. Die einen sind betroffen und nicken. Ja, das Gefühl, wählerischer sein zu wollen, hätten sie ohnehin schon die längste Zeit, jetzt habe es nur einen Namen bekommen.

Die anderen sind betroffen und schütteln den Kopf. Nein, jung wie sie sind, wären sie genau im richtigen Alter, um à la carte zu lieben. Dass sie sich dabei nicht die ultimative Vielfalt gönnen sollten, wäre nur das, was die alten Leute sagen. Was solle denn schon groß passieren?

Die Wissenschaft gibt die Antwort: Schläft eine Frau ständig ohne Kondom mit neuen Partnern, bringt sie ihren Körper wahrscheinlich durcheinander.

Erstens muss er quasi im Akkord immer wieder neue Blaupausen herstellen. Er weiß nicht mehr, auf welche davon es jetzt ankommt, und ist desorientiert.

Zweitens nimmt man an, dass die Anpassung des Immunsystems auch eine Neurogenese im Gehirn auslöst. Es entstehen neue Nervenzellen, die nicht mehr wissen, wozu sie jetzt da sind.

Das trifft aber auch auf den männlichen Körper zu.

Beim Mann sind die Auswirkungen naturgemäß geringer. Er modelt sich lokal und immunologisch nicht um wie die Frau, allerdings baut auch er Neurone im Gehirn auf. Außerdem scheidet der männliche Organismus beim Geschlechtsverkehr einen Schwall an Vasopressin aus. Das Hormon sorgt dafür, dass er ab jetzt wie eine Hyäne auf das gemeinsame Territorium aufpasst.

Damit agiert er wie recht viele andere Männchen von so manchem Fisch über die Vögel bis zu den Säugetieren. In sein abgestecktes Revier, in dem das Weibchen brütet, darf keiner hinein. Solange die Brut da ist, macht das Vasopressin den Mann zum Verteidiger der Familie.

Natürlich gibt es auch den Fall, dass es gar nicht zur Familie kommt oder dass einer der Partner sich vom anderen trennt. Mit oder ohne Kinder. Die Scheidungsrate ist ja kein Geheimnis. Obwohl sie seit 2007 stetig abnimmt, gehen immer noch 40 Prozent aller Paare auseinander, und es sind heute auch nicht alle Paare verheiratet.

Worauf ich hinauswill, ist der Scheidungs- und Liebeskummer. Dem kommt kaum jemand aus. Das ist ein Phantomschmerz unserer Gesellschaft. Davor kann man nicht einfach die Augen verschließen. So einfach macht es uns die Holistik nicht.

Schuld am Herzschmerz sind ein paar an der Fortpflanzung beteiligte Hormone wie das Territoriumshormon Vasopressin oder das Bindungs- und Treuehormon Oxytocin. In diese Mittel hat der Organismus im Hinblick auf die Vermehrung ausgiebige Mengen investiert. Völlig unnötig, wie sich bei einer Trennung herausstellt. Der Partner ist weg. Über Nacht werden die Botenstoffe nicht mehr gebraucht, sie verschwinden, wie der geliebte Mensch verschwunden ist.

Den Entzug nennt man Liebeskummer.

Darüber hinaus werden die Neurone, die sich im Vertrauen auf die neue Zwei- und mögliche Dreisamkeit im Gehirn assoziiert haben, mitten in ihrer Begeisterung gestoppt. Wird ein Mensch vom Partner verlassen, unterbricht das die Aktivität dieser neuen Neurone von außen. Für den Körper ist das eine Stresssituation, die das ganze Desaster mit dem Liebeskummer erst in Gang bringt. Tiefe Traurigkeit, schwere Depressionen, Burn-out, man kennt das ja.

Unterschätzen sollte man das nicht. Alles im Körper war auf Partnerschaft eingestellt, da ist es eigentlich nicht verwunderlich, wenn die Umstellung somatische, also tatsächlich körperliche Folgen hat. Liebeskummer belastet die Gesundheit, mitunter ein Leben lang. Im angelsächsischen Bereich ist das eine anerkannte Erkrankung, an der die Frauen statistisch gesehen mehr leiden als die Männer. Nicht weil sie romantischer oder bindungsfreudiger wären, wie man das landläufig oft so dahinsagt. Es hängt mit der immunologischen Anpassung zusammen, welcher der Mann nicht ausgesetzt ist. Die Blaupause war letztlich für nichts.

Zweiter Akt unseres Naturschauspiels: *die Dauerbindung.*

An der Handlung beteiligt: das Oxytocin, das Gehirn, das Stickstoffmonoxid, das Herz.

Kurzinhalt: Der Geschlechtsakt bringt im Gehirn neue Neurone hervor, das Oxytocin regt das Herz an, sich zu regenerieren und sogar neues Muskelgewebe zu bilden.

Ohne das Oxytocin würde die Liebe nicht viel mehr Spaß machen, als sich am Schienbein zu kratzen. Es gäbe keine Schmetterlinge, keine Zärtlichkeit, keine Treue. Kein Mensch hätte Vertrauen zum anderen. Jede Geburt wäre ein Desaster. Und jedes Baby würde als vergessenes Straßenkind aufwachsen. Das alles wegen des Fehlens eines einzigen Hormons.

Das ist natürlich ein bisschen übertrieben, aber nicht viel. So könnte die Welt durchaus aussehen, ohne dieses Oxytocin, das uns zu dem sozialen Wesen macht, das schon Platon in uns erkannt hat, obwohl er nie etwas von Hormonen gehört hatte.

Mittlerweile wissen wir so einiges über das Oxytocin. Es ist der Stoff, der so ziemlich bei allem mitspielt, was zwei Menschen brauchen, um einen dritten in ihr Leben treten zu lassen. Liebe. Vertrauen. Treue. Solidarität. Nachhaltigkeit. Kraft. Gesundheit. Und insbesondere ein starkes Herz.

Die Sexualität stellt all das bereit, indem sie beim Geschlechtsakt das Oxytocin hinausschleudert, das den Rest erledigt. Das sind schon so einige beachtliche Jobs, die die Natur einem einzigen Hormon zutraut. Schauen wir uns kurz seinen Lebenslauf an.

Das Oxytocin ist ein Hunderte Millionen Jahre altes Molekül. Entdeckt hat man es beim Caenorhabditis elegans, einem Fadenwurm. Der hat diesen Namen, weil er so elegant dahinschwänzelt. Der grazile Wurm musste einen ganzen Haufen

Oxytocin-Experimente über sich ergehen lassen, weil er trotz seiner Winzigkeit von nicht einmal einem Millimeter Länge den Säugetieren in manchem ähnlich ist. Genauso wie beim Menschen dient Oxytocin auch bei diesem Fadenwurm dazu, die Fortpflanzung einzuleiten.

Erkennen und paaren. Bei den alten semitischen Völkern war das ein- und dasselbe. Ihr Synonym für die Paarung war das Erkennen. Adam erkannte Eva, und sie gebar den ersten Sohn. Es gehört zum Uraltwissen der Menschheit, dieses Erkennen. Wie richtig und wie poetisch. Ein weiteres Indiz dafür, dass der Geschlechtsakt mehr ist als nur Gerammel.

Freigesetzt wird dieses Oxytocin vom Hinterlappen der Hirnanhangsdrüse, und dort hat es, neben vielen anderen, eine zum Erkennen passende Funktion. Sie befähigt den Menschen, Gesichter zu schärfen und sie sich zu merken. Bei den Säugetieren und dem Homo sapiens ist diese Fähigkeit weit ausgebaut.

Das Oxytocin hat auch zwei ganz andere Funktionen, die aber holistisch nicht vom Rest seiner Talente zu trennen sind. Es bewirkt, dass die Gebärmutter sich bei der Geburt zusammenzieht. Das sind die Wehen, die das Kind aus dem Bauch hinausdrücken. Daher kommt auch der Name des Oxytocins, der auf Altgriechisch gleichermaßen »Wehen bei der Geburt«, aber auch »schnelle Geburt« bedeuten kann. Außerdem ist es dafür verantwortlich, dass die Brustdrüse Milch absondert. Darüber hinaus hat es die Natur für Zärtlichkeit und Zuneigung verantwortlich gemacht. Vor der Geburt zu kuscheln hilft also, die Wehen einzuleiten. Beim Stillen zu kuscheln fördert den Milchfluss. Nach dem Orgasmus macht es die beiden Liebenden müde und bewirkt, dass sie nicht gleich getrennter Wege von dannen spazieren.

Die Natur, so vorsichtig wie vorausschauend, hat sich da auf keine halben Sachen eingelassen. Sie hat nicht mit Vorhandenem herumprobiert. Sie entschied, dass das Hormon für seinen Auftrag gleich auch im Gehirn eigene Neurone, also Nervenzellen, herstellen soll, die die physische Grundlage für die Verbindung der beiden potenziellen Elternteile stellen. Sicher ist sicher. So wankelmütig der Mensch in seinen zwischengeschlechtlichen Beziehungen ist, braucht es einen Kitt, der nicht so leicht abgeht. Das Oxytocin wurde zum Bindungshormon.

Die Neurone, die es dazu bildet, verschränken die beiden Partner. Sie bekommen ein Näheverhältnis, sie fassen Zutrauen. Da steckt nichts Mystisches dahinter, sondern Neurogenese und wunderbare Holistik.

Solidarität und Gesichtserkennung. Darauf hat sich die Schulmedizin konzentriert, um herauszufinden, wie genau das Oxytocin in die Neurogenese eingreift. Ein Mechanismus scheint dabei besonders wichtig zu sein: Im Gehirn wird normalerweise vieles blockiert, was der Regeneration dient.

Im ersten Moment hält man das für absurd. Regeneration zu verhindern kann nicht im Sinn der Natur sein. Etwas weitergedacht, sind Hemmungen allerdings extrem wichtig. Ohne sie würden sich überall und wie wild neue Neurone bilden, und mit neuen Neuronen würden unweigerlich neue Bewusstseinsinhalte entstehen.

Auch nicht schlimm, könnten wir jetzt meinen, und wir hätten schon wieder zu kurz gedacht. Mit neuen Nervenzellen würde sich nämlich auch der Bewusstseinszustand dauernd ändern. Mit ein bisschen Fantasie kann man sich gut vorstellen, wie einen das durchschütteln würde. Deswegen ist das Hirn auf diesem Gebiet stark eingeschränkt und kann sich nicht so hemmungslos erneuern wie ein Muskel, ein Knochen oder die Wirbelsäule nach einer Querschnittslähmung.

Neue Therapien versuchen, diese Hemmungen aufzuheben, falls aus welchem Grund auch immer eine Regeneration des Gehirns vonnöten ist. Zum Beispiel mit Oxytocin. Denn das Hormon ist in der Lage, die Bremsen zu lockern.

Oxytocin ist also ein Hemmungslöser, und das ist nicht nur im medizinischen Sinn zu verstehen. Oxytocin enthemmt generell. Im positiven Sinn, manchmal aber auch im negativen. Deswegen nannte es der Neuroökonom Paul Zak auch »Moralmolekül«.

Es gab da ein paar verblüffende Versuche, die weit über die Belange der Fortpflanzung hinausgehen.

In Zürich verabreichte der Verhaltensökonom Ernst Fehr mit dem Oxytocin-Experten Markus Heinrichs Testpersonen ein paar Spritzer des Hormons über ein Nasenspray. Es ging ihm darum, die Vertrauensseligkeit im Hinblick auf die Risikobereitschaft auszuloten. In einem vorgetäuschten Szenario mit einem ebenso vorgetäuschten Banker sollten die Probanden Geld in eine Transaktion investieren. Je nachdem, wie wagemutig sie waren, konnten sie entweder ihr Geld samt Profit zurückbekommen, oder der Banker behielt Kapital samt Gewinn ein. Fehr wollte wissen, inwieweit das Oxytocin das Vertrauen selbst zu Bankern erhöhte, die üblicherweise nicht als Heilige betrachtet werden.

Das Ergebnis lässt sich schon riechen: Die Testpersonen mit dem Oxytocin in der Nase riskierten größere Summen als die Placebo-Gruppe.

Interessant war, dass das Hormon ausschließlich auf das Vertrauen Einfluss nahm und nicht auf die Risikofreudigkeit. Bei derselben Transaktion mit einem herzlosen Computer investierten die Versuchspersonen nichts oder weniger. Das Oxytocin wirkt nur in der Interaktion mit einem Menschen, und sei es ein Banker.

Auch bei Mediationen wurde das Hormonspray eingesetzt, und mit einigem Erfolg. Denn während das Oxytocin das Vertrauen vergrößert, senkt es gleichzeitig den Spiegel des Stresshormons Cortisol. Mehr Verständnis, weniger Stress. Ideale Voraussetzungen, um einander wieder näherzukommen. Insbesondere, wenn aus zwei drei werden.

Der Dritte im Familienbund kommt derart unreif auf die Welt, dass die Bindung zwischen den Eltern existenziell ist. Das Baby braucht Nahrung, Schutz, Pflege, Zuneigung, Aufmerksamkeit, Förderung, Zärtlichkeit, und die Liste könnte noch ein paar Seiten weitergehen. Wir sind keine Pferde, die nach der Geburt schon aufstehen und herumlaufen.

Beim Homo sapiens dauert es, bis das Kind flügge ist. Dem Plan der Natur nach sollten beide Elternteile die gesamte Brutpflegezeit über für das Kind da sein. Offenbar ahnte die Natur, dass Mann und Frau nicht automatisch über so lange Zeit zusammenpassen würden, und steuert das Bindungshormon auch abseits des Sexualakts bei.

In Wahrheit beginnt es mit einem tiefen Blick. Der genügt als erste Kommunikation, und schon geht es los. Wenn sich Liebespaare in die Augen schauen, steigt der Oxytocin-Spiegel.

Dieser Mechanismus ist in der Natur derart zementiert, dass sich dasselbe sogar zwischen Mensch und Hund abspielt. Schauen Mensch und Hund einander tief in die Augen, setzt das in beiden Oxytocin frei, und irgendwann wird der eine für den anderen als Gefährte alternativlos.

Alles Schöne hat aber auch seine Schattenseiten. So hat etwa Carsten De Dreu die Frage aufgeworfen, ob das Oxytocin neben seiner Tätigkeit als »Moralhormon« nicht zugleich im Auftrag des Gegenteils der Moral unterwegs ist. Es hebt nämlich das Vertrauen und die Ergebenheit vor allem der eigenen Gruppe gegenüber. Das könnte umgekehrt zu einer ähnlichen Wirkung führen, die auch das Vasopressin hat. Zu einer Feindseligkeit gegen alle möglichen Eindringlinge. Fremdenhass und Neid könnten also auch mit dem Oxytocin assoziiert sein.

Am höchsten steigt der Oxytocin-Spiegel im Menschen trotzdem beim Geschlechtsverkehr. Lange Zeit war das nur eine Hypothese, weil die Ausschüttung in der Hitze des Liebesakts schwer zu überprüfen ist. Auch danach bleibt nicht sonderlich viel Gelegenheit. Oxytocin hat nur eine kurze Halbwertszeit von drei Minuten. Will man messen, wie hoch der Spiegel gerade ist, muss man sich tummeln.

Wolfgang Knogler und meiner Gruppe ist es gelungen. Wir haben das Oxytocin an unserer Klinik an seinem Höchststand gemessen. Innerhalb von 180 Sekunden nach dem Orgasmus haben wir Blut abgenommen, es zentrifugiert und sofort tiefgefroren. Vor 15 Jahren ging das um die Welt.

So eine Dosis triggert dann im Körper eine wahre Kaskade der positiven Gefühle und gesunder Mechanismen. Der Geschlechtsverkehr kann sogar den Eisprung auslösen. Die Frau hat mit einem Mann einen Orgasmus und wird schwanger. Hört man immer wieder.

Was man weithin aber noch nicht gehört hat: Das Oxytocin ist nicht nur in der Lage, neue Neurone zu bilden, sondern auch das Herz zu stärken, zu regenerieren und neues Muskelgewebe aufzubauen. Das Hormon ist also auch eine Art Herzmittel.

In jüngster Zeit gab es schon Versuche, ein krankes Herz mit pharmazeutischer Anwendung von Oxytocin zu behandeln.

Überhaupt forscht die Medizin auf diesem Gebiet nach Kräften. Bevor etwas publiziert wird, wird schon das Patent angemeldet. Es ist verblüffend, wie viele Oxytocin-Patente es in der Kardiologie gibt.

Um dem Herzen unter die Arterien zu greifen, hat das Oxytocin noch einen eifrigen Helfer. Das Stickstoffmonoxid, das die Blutgefäße erweitert. Es wird auch freigesetzt, um die Erektion auszulösen. Kann der Körper es selbst nicht mehr herstellen, setzt die Medizin Nitroglycerin ein, das das Stickstoffmonoxid im Körper abgibt.

So nebenbei ist der Forschung auf diesem Gebiet übrigens etwas Seltsames passiert. Ein Biochemiker war vor zwanzig Jahren auf der Suche nach einem Mittel, das mit einer Nitroverbindung die Blutgefäße erweitern könnte. Wenn die Gefäße auseinandergehen, so seine Überlegung, müsste sich gleichzeitig auch der Blutdruck senken lassen. Er behielt Recht. Tatsächlich sank der Blutdruck. Mit dem Wissen ging man in klinische Studien und wollte das Präparat schon anmelden, da kamen unerwartete Rückmeldungen von den Testpersonen. Männer, die das Mittel genommen hatten, bekamen zum niedrigeren Blutdruck eine Dauererektion. Das war die Geburtsstunde von Viagra.

Auch der Geschlechtsverkehr senkt den Blutdruck.

Dritter Akt: *die Verjüngung.*

Es ist ein Ein-Personen-Stück, sein Hauptdarsteller: das Spermidin.

Kurzinhalt: Um sich für die Reproduktion jung und fit zu halten, ist der Körper in der Lage, sich selbst ab und zu aufzuessen.

Nach dem Liebesakt schauen Menschen aus, als hätte sie die Natur gerade frisch gestrichen. In der Schwangerschaft wirken Frauen, als würden sie von innen strahlen. Die Reproduktion ist besser als jeder Schönheitssalon.

Die schnöde äußerliche Schönheit ist dabei allerdings nicht die einzige Absicht der Natur gewesen. Schönheit ist ein Magnet, der den einen Partner für den anderen attraktiv macht, das schon. Aber das allein genügt der Natur nicht. So eitel ist sie nicht. Sie hat immer einen praktischen Grund für alles, was sie tut. Immer steckt ein tieferer Sinn dahinter. Immer eine holistische Gesamtsicht. Sie macht nichts nur für den Schein. Sie macht alles für das Sein.

Schönheit allein hat keinen richtigen Nutzen. Die Verjüngung schon. Um die Art zu erhalten, braucht es gesunde, junge, starke Lebewesen, das ist beim Homo sapiens nicht anders.

Nun hat der Mensch aber auch seine guten und schlechten Phasen, und ab einem gewissen Alter ist er zwar noch fähig, sich fortzupflanzen, aber nicht mehr ganz so gesund, ganz so jung und ganz so stark, wie es die Natur sich vorstellt. Also hilft sie nach. Ihr vorderster Komplize dabei ist ein ganz junger holistischer Mitkämpfer: das Spermidin.

Einmal ganz unmedizinisch porträtiert, ist das Spermidin eine Art Fitnesscoach der Geschlechtspartner. Ein Verjüngungs-Elixier. Ein automatischer Rundumerneuerer des menschlichen Organismus. Die Sprinkleranlage eines inneren Jungbrunnens.

Warum die Natur dieses körpereigene Wellnessstudio eingerichtet hat, ist leicht zu erahnen. Es dient wieder einmal dem Nachwuchs. Mann und Frau sollen so lang wie möglich nicht nur beisammen, sondern auch am Leben sein, wenn sie ein Kind zeugen, in die Welt setzen und aufziehen.

Vor allem dem weiblichen Organismus verlangt die Fortpflanzung viel ab. Das gesamte Organsystem ist beeinflusst, Herz, Stoffwechsel, Immunsystem. Und doch ist sie selbst nach mehreren Geburten oft fitter als der Mann. Unter anderem dank Spermidin.

Der Mann soll aus anderen Gründen kein Schwächling sein. Ihm hat die Natur die Rolle des Beschützers zugeteilt, da hatte sie keinen lahmen Gaul im Sinn. Sie füttert ihn mit Vasopressin, damit er die Familie verteidigt. Und auch ihn hält das Spermidin jung.

Als Fitnesstrainer ist das Spermidin kein Schinder. Es traktiert den Körper nicht, damit er sich abrackert. Spermidin arbeitet völlig selbstständig. Es erledigt die ganze Arbeit ohne Hilfe, still und effektiv.

Spermidin hilft von innen heraus. Von ganz innen. Es hält die Zellen sauber und arbeitstüchtig. Es organisiert die innere

Müllabfuhr, die alles abtransportiert, was alt, verbraucht, zu viel oder zu schlecht ist.

In Stockholm war das im Jahr 2016 den Nobelpreis für Medizin wert. Yoshinori Ōsumi, der das Phänomen entdeckt hatte, gab dieser Erscheinung den Namen Autophagozytose oder einfach Autophagie. Es ist die Fähigkeit des Körpers, sich ab und zu selbst aufzuessen. Genau das ist die Übersetzung von Autophagie. Sich selbst fressen. Und Autophagozytose bedeutet, seine eigenen Zellen zu fressen.

Was passiert nun, wenn der Körper seine kannibalischen Gelüste an sich selbst stillt? Vor allem: Warum hält so etwas fit?

Der Appetit beschränkt sich auf Dinge, die weggehören, um Neues entstehen zu lassen. Ähnlich wie in der Industrie werden alte Bestandteile eingeschmolzen und daraus neue Bestandteile gemacht. Aus einem alten Auto wird zum Beispiel das Material für eine neue Kühlerhaube entnommen. In der Biochemie nennt sich das Homogenisieren. Der Vorgang ist höchst regenerativ.

Die Erneuerung wird von verschiedenen Substanzen aktiviert. Die eifrigste davon ist das Spermidin. Es knabbert das Unnötige weg, putzt den Kehricht zusammen und fegt die Zellen aus, bis aller Schrott draußen ist. Dann macht es aus dem Abfall etwas Neues. Es klingt wie Zauberei und passiert in unserem Inneren.

Eine zweite Möglichkeit zur Autophagie entsteht durch Kalorienrestriktion. Das Prinzip ist dasselbe. In dem Moment, in dem der Körper nichts zu essen hat, beginnt er, sich vor dem Hungertod zu schützen. Dazu frisst er alle alten Materialien auf, die er nicht mehr braucht, und wandelt sie zu Energie um, die er wiederum dafür verwendet, neue Materialien aufzubauen.

Spermidin und Fasten haben also dieselbe Aufgabe in Sachen Fitness. Spermidin ist angenehmer.

In der Forschung wurde diese Eigenschaft des Spermidins längst aufgenommen. Wenn es gelingt, Krebszellen durch Autophagozytose zu entfernen, wäre das die Krönung der Onkologie. Das Forscherteam um Guido Kroemer und Josef Penninger ist gerade dabei.

Schon vom Namen her wird es keine Überraschung sein, dass Spermidin vor allem in der Samenflüssigkeit vorkommt. Wobei das, wenn auch das größte, nicht das einzige Vorkommen im Körper ist. Es muss ja auch den weiblichen Körper fit halten. Außerhalb des Organismus findet es sich in relativ hoher Konzentration in gereiftem Käse, also zum Beispiel Parmesan, oder in Weizenkeimen.

Geballt versteckt sich Spermidin in einem Lebensmittel aus fermentierten Sojabohnen namens Nattō, das gleich auch viel Vitamin K2 gegen die Verkalkung enthält. Delikatesse ist es keine. Man muss es schon wirklich ernst meinen mit der Zellräumung, sonst bringt man es nur schwer runter.

Wie das Oxytocin ist Spermidin ein Stoff, der seit Hunderten Millionen von Jahren in der Natur vorkommt und schon in der Pflanzenwelt seine Warmherzigkeit beweist. Bei einem Kälteeinbruch beginnt die Pflanze, Spermidin freizusetzen, um sich damit warmzuhalten. Spermidin ist also auch ein Frostschutzmittel.

Eine Gruppe Wissenschaftler an der Grazer Universität, die auf dem Gebiet der Alterung und des Zelltods forscht, ist in der Arbeit mit Spermidin weltweit federführend. Frank Madeo und sein Team haben seit dem Jahr 2009 diese den Alterungsprozess verlangsamende Wirkung an unterschiedlichen Tieren getestet. Seit 2016 wird auch schon an Menschen ausprobiert, ob sie Spermidin in hohen Dosen vertragen.

Den Schluss zu ziehen, dass der Geschlechtsverkehr Krankheiten heilt, ist selbst holistisch gesehen ein bisschen zu optimistisch. Als Therapie kann man ihn vielleicht nicht ans Herz legen, als präventiv und gesundheitsfördernd schon.

Das Schauspiel, dem wir als Publikum im eigenen Ich beigewohnt haben, hätte noch viele Akte. Über die menschliche Sexualität als bloßen akrobatischen Akt ist allerdings der Vorhang gefallen. Die Holistik hat sich tief vor uns verbeugt, ich applaudiere ihr gern.

Hoffentlich konnten wir ein bisschen wiedergutmachen, was Peter Sloterdijk von den Gynäkologen sagt:

»Die rennen mit Organbezeichnungen und Straßenschuhen durchs Fraueninnere wie Touristen von weither durch orientalische Etablissements, geblendet von ihren gebuchten Interessen.«

Die Sexualität, das begreift man immer mehr, ist ein Netz, das sich durch den gesamten Körper spannt. Sie ist ein evolutionäres Feuerwerk, das an vielen Stellen gleichzeitig gezündet wird und allerorten Funken schlägt.

Gleichzeitig wird Sexualität seit jeher immer wieder missverstanden und missverständlich an die Jugendlichen weitergegeben. In so gut wie allen Religionen, leider auch im Christentum, gibt es Tendenzen, dogmatisch eine einzige Form von Liebe zu propagieren und alles andere buchstäblich zu verteufeln. Und den Teufel will man ja beim besten Willen nicht im Bett haben. Die Rolle der Frau wurde und wird leider immer noch oft einseitig gesehen. Als unterworfene Gebärerin oder Lustobjekt. Das ist aus medizinischer, menschlicher und holistischer Sicht erschreckend, unmöglich, falsch. Und über Kondom-Verbote kann ich als Mediziner nur staunen.

Wie wir gesehen haben, braucht die Welt beide, Frau und Mann, um das Leben zu erhalten. Für beide hat die Natur auf teils unterschiedliche, teils gleiche Art gesorgt. Die Evolution hat alle Voraussetzungen geschaffen, dass Frau und Mann glücklich werden. In Peter Sloterdijks neuem Roman »Das Schelling-Projekt« versuchen vier Wissenschaftler nachzuweisen, dass der weibliche Orgasmus sogar das Ziel der Evolution gewesen ist. Nicht schlecht. Die Lust ist wichtig. Und das Glück ebenso.

Natürlich hat die Natur ganz offensichtlich dafür gesorgt, dass auch homosexuelle Beziehungen funktionieren, obwohl sie nicht der Vermehrung dienen. Die Evolution leistet sich und uns eben einen gewissen Luxus. Auch die heterosexuelle Liebe ist nicht allein auf Reproduktion ausgelegt, das wäre langweilig.

Allerdings schießt die Opposition gegen patriarchale Dogmen, für die sich der bösartige Begriff »Heteronormativität« eingebürgert hat, oft übers Ziel hinaus. Ich beziehe mich da auf das Buch *Sexualpädagogik der Vielfalt* von Elisabeth Tuider und Stefan Timmermanns aus dem Jahr 2008. Es entstand als Standardwerk der deutschen Gesellschaft für Sexualpädagogik, die sich als Fachverband zur Qualitätssicherung sexualpädagogischer Arbeit versteht. Das Buch musste schon einige Kritik einstecken, insbesondere seit seiner zweiten Auflage 2012. Es hatte es nämlich in vielen deutschen Bundesländern in den Schulunterricht geschafft, da es Anleitungen zu aufklärerischen Übungen für Schüler beinhaltet.

Dieses Buch macht es sich zur Aufgabe, Kinder ab zehn Jahren über Sexualität aufzuklären, und zwar über jede Form der Sexualität. Die Kinder sollen zu Toleranz gegenüber Homo-, Bi- und Transsexuellen erzogen werden.

Allein schon dieses Vorhaben, das per se nicht schlecht ist, stößt natürlich schon auf aggressive Kritik der extremen Rechten. Doch dieses Buch ist so extrem, dass es unter anderem vom Verein Zartbitter kritisiert wurde, der sich gegen Kindesmissbrauch einsetzt.

Die Anleitungen führen dazu, dass die Kinder verwirrt werden, ihre Hemmungen verlieren und für Pädophile zu leichten Opfern werden. Und das unter dem Deckmantel der Erziehung zur Toleranz.

Ich fasse mich kurz. Den im Buch vorgeschlagenen Übungen zufolge sollen die Kinder über ihre Lieblingsstellungen reden. Sie sollen lernen, dass der Penis auch woanders hineingesteckt werden kann als in die Vagina. Sie sollen verschiedene Gegenstände, vom Ehering über die Bibel bis zu Sexspielzeug aller Art, für die Bewohner eines Hauses ersteigern, in dem alle Arten von Lebensgemeinschaften vertreten sind außer einem heterosexuellen Paar mit Kindern.

Ein »Puff« soll erdacht werden, in dem alle gleichermaßen zufriedengestellt werden sollen, mit Gang Bang, Spermaschlucken und so fort. »Verbotene Sexpraktiken«

sollen durchdacht werden, indem sich die Kinder in Außerirdische hineinversetzen, für die die Normen der Erde nicht gelten.

So etwas ist tatsächlich Beihilfe zum Kindesmissbrauch. Dass traditionell-religiöse Gegenstände wie die Bibel auf dieselbe Stufe wie ein Dildo gestellt werden, ist in dem Fall das geringste Problem. Wer das für Aufklärung hält, schießt über sein Ziel hinaus und legt eine übertriebene Toleranz an den Tag. Und das befeuert wiederum die erzkonservativen Gruppen unserer Gesellschaft, die alles verteufeln, was nicht ihren Vorstellungen entspricht.

Dabei ließe sich zum Beispiel die Homosexualität ohne weiteres als eine vollkommen akzeptable Normvariante erklären, ohne dass gleich im selben Atemzug von Bordellen die Rede ist, die Gewalt implizieren.

Und ich habe auch etwas dagegen, dass Kindern und Jugendlichen eine Sexualität vermittelt wird, die so an dem vorbeigeht, was die Evolution hervorgebracht hat. Wenn jemand unbedingt das nachmachen will, was er in Pornos sieht, und dafür eine Partnerin oder einen Partner findet, der das freiwillig mitmacht, dann bitte. Aber deswegen muss das noch lange nicht zur Norm erhoben werden. Lust am Geschlechtsverkehr ist wichtig, aber die Lust ist nicht alles. Ausgerechnet Kinder müssen nicht mit allem verwirrt werden, was es auf der Welt gibt.

Es gibt so etwas wie die Verfassung der Evolution. Diese Verfassung ist zu akzeptieren. Bedenken wir das große holistische Konzept, das die Evolution um die Reproduktion des derzeit höchsten Säugers gespannt hat. Betrachten wir es mit allen Vernetzungen, die bis ins Gehirn und die Psyche hineinreichen. Dann wird einem mulmig, wenn die seit der Aufklärung umworbene ethische Selbstbestimmung des Menschen derart radikal aufgefasst wird. Wenn die Konzepte einer neuen Gesellschaft, in der alles erlaubt sein soll, was vielleicht Spaß machen könnte, die Vorgaben der Evolution ausblenden und im selben Atemzug von Menschenrechten, Fortschritt, Freiheit und Verfassung reden. So wie ich das sehe, sind Menschenrechte, Fortschritt und Freiheit schon in der Verfassung der Evolution gegeben.

So wie Genmanipulation als ethisch falsch und gefährlich angesehen wird, so ist auch das Rütteln an der Evolution gefährlich.

Man muss nicht zum Agenten der Sittlichkeit werden, wenn man angesichts der neuronalen Vernetzung im Koitus mehr sieht als nur eine Möglichkeit, 300 Kalorien zu verbrauchen und sein kurzfristiges Verlangen zu stillen.

Wir können die Fantasie der Jugendlichen wirklich anders anregen als damit, sie einen Puff bauen zu lassen. Wir könnten ihnen die Sexualität einmal von einer völlig anderen Perspektive aus zeigen. Nämlich als einen enormen Akt zwischen zwei Menschen, bei dem im Gehirn ein Tsunami abgeht. Und die Geschlechtsorgane sind so etwas wie Vorposten des Gehirns.

Aufklärung ist nicht nur eine Darstellung von Penisgrößen und Vaginatiefen in allen Konstellationen.

Mir ist das ein Anliegen. Besonders im Hinblick auf das, womit ich als Arzt täglich in unserer Klinik zu tun habe.

Dort begegnen wir den Opfern einer egozentrischen Sexualität, wie sie derzeit gang und gäbe ist. Vom Missbrauch ganz zu schweigen. Mädchen, die aufhören zu menstruieren. Die aufhören zu essen und anorektisch werden, um irgendeinem Ideal zu entsprechen.

Toleranz darf nicht zu etwas werden, das nicht mehr zu tolerieren ist.

Das Mächtigste auf der Welt soll die Liebe sein. Omnia vincit amor. Die Liebe besiegt alles. Behalten wir doch vor allem diesen einfachen Wahlspruch der Minnesänger im Herzen.

Die Ära der hormonellen Innenpolitik

Willkommen in einer der spannendsten Zeiten der Medizin. Wir befinden uns in der Welt der Holistik und betreten fast täglich Neuland. Die Forschung überrascht uns, die Zusammenhänge beeindrucken uns. Gängige Abläufe werden mit Aha-Effekten gespickt. Bekannte Stoffe zeigen sich von bisher völlig unbekannten Seiten. Es ist, als säßen wir in einem immer dichter werdenden Spinnennetz, in dem mit jeder Erkenntnis ein neuer Faden erscheint. Die Vernetzung lässt uns keine Pause beim Staunen.

Nehmen wir an, wir könnten am Stand der Dinge einmal kurz innehalten und zur Abwechslung nicht nach vorn, sondern zurückschauen. Zu den Anfängen. Gab es überhaupt einen Anfang? Wann hat sie begonnen, die Vernetzung des Menschen?

Wenn wir die Evolution nach dem entscheidenden Moment absuchen, stoßen wir auf eine große Geschichte, die sich Mutter Natur etwa vor 150 Millionen Jahren ausgedacht hat. Mit ihr ist der erste Tag einer neuen Zeit angebrochen. Es ist sozusagen die Guten-Morgen-Geschichte für die Spezies der Säuger. So sind sie entstanden, und als Prachtstück in dieser Reihe, als Krönung der Gattung, ist der Mensch aus ihr hervorgegangen.

Die Geschichte beginnt mit einer mutigen Eizelle, der ein Experiment gelang, das eine radikale Umgestaltung des weiblichen Körpers bewirkte. Ein Schmetterlingseffekt, da haben wir ihn wieder. Ein Schmetterlingseffekt von unermesslichem Ausmaß. Da muss ein Falter mit einer sagenhaften Flügelspannweite aufgeflattert sein.

Die mutige Eizelle lebte in einer Zeit, da die Fortpflanzung es nicht in die Top Ten der reizvollsten Freizeitbeschäftigungen geschafft hätte. Sex war nicht besonders aufregend. Genauer gesagt: Oft genug war es gar kein Sex, was vor Millionen von Jahren für Reproduktion sorgte.

Lebewesen haben sich vermehrt, wie sie alles andere auch gemacht haben. Fressen, kämpfen, flüchten, schlafen, fortpflanzen, was eben gerade anstand. Emotionslos, pragmatisch, gehorsam. Weil es in den Genen so eingetragen war. Irgendwie stand es so auf dem Stundenplan, damals in den evolutionär so umstürzlerischen Tagen der Kreidezeit.

Ursprünglich mussten nicht einmal zwei Organismen an diesem Nicht-Sex beteiligt sein. Das Weibchen produzierte ganz für sich ihre Eier und deponierte sie im Stillen. Irgendwo an einem geschützten Ort machte sie ein Häufchen aus ihnen, und das war's. In manchen Fällen wurden sie von der Sonne bebrütet. In anderen vom Muttertier. Oder auch gar nicht.

Waren doch zwei Lebewesen zuständig, brauchten sie sich überhaupt nicht zu kennen. Sie mussten sich niemals begegnet sein, sie mussten einander nicht einmal gesehen haben, geschweige denn berührt. Viele Fischarten zum Beispiel halten für die Befruchtung nicht einmal inne, sie erledigen das heute noch im Vorbeigleiten. Das Weibchen setzt an irgendeiner Wasserpflanze ihren Laich ab. Darauf, wer das letzten Endes ist, der da des Weges daherschwimmt und seine Spermawolke darüber ablässt, kommt es ihr nicht so an.

Ähnlich ist es bei den Reptilien und allerlei Federvieh. Sympathie ist kein Kriterium bei der Vermehrung. Erst recht keine Leidenschaft. Wäre das heute auch bei den Säugern, wie ja letztlich der Homo sapiens einer ist, noch so, hätten wir eher einen Orgasmus, wenn uns jemand ein Hühnerauge entfernt. Irgendwas dürfte selbst der Natur dabei gefehlt haben. Vielleicht hatte sie auch nur zu viel Energie, möglicherweise sehnte sie sich nach ein bisschen Liebe. Oder ihr war fad, weil alles so gut im Laufen war, und sie wollte einfach nur herumprobieren. Jedenfalls beschloss sie, dass das so nicht weitergehen konnte.

Wenn die Fortpflanzung das zentrale Lebensziel war, könnte sie doch auch mit ein wenig mehr Verve betrieben werden. Sex könnte Spaß machen, das war nicht verwerflich. Im Gegenteil, ein Ansatz von Romantik sollte der Reproduktion dienlich sein. Mutter Natur brütete eine Zeitlang über dieser Idee, und irgendwie könnte genau dieses Brüten sie inspiriert haben. Denn heraus kam: Wir verlegen das Brüten einfach in den Körper.

Ab jetzt, dachte die Natur, wird in einer gemeinsamen, lustbringenden Aktion befruchtet, das nennen wir Koitus, und dann reift der Nachwuchs innen heran, im weiblichen Organismus, den nennen wir Eva.

Der Gedanke war revolutionär. Bisher waren es die Eier, die den Körper eines Lebewesens verließen, um außen ausgebrütet zu werden. Eine Indoor-Variante war reine Science-Fiction. Junge, die im Körper der Mutter reiften und erst ans Tageslicht kamen, wenn sie einigermaßen fertig waren, das war genial. Gewagt, keine Frage, aber grandios.

Und es war machbar, da war sich die Natur sicher. Es gab ein paar Probleme zu lösen, das schon. Aber im Problemlösen

war die Natur immer ein Ass. Sie setzte sich in die Abend-
dämmerung, kaute an einem Grashalm herum und dachte
die Sache durch.

Genau da passierte etwas, das quasi den Startschuss zur
Reproduktion im Inneren gab. Eine Eizelle ging ein Experiment ein.

Es war eine ausgesprochen mutige kleine Eizelle. Ein paar
Viren, die damals schon überall vorhanden waren, hatten sie
aufs Korn genommen und schlichen sich in sie ein. Normalerweise versucht der Wirt, solche Viren sofort zu deaktivie-
ren. Feind, Gefahr, Zerstörung, das Gesetz des Überlebens.

Aber diese Eizelle tat nichts dergleichen. Sie rührte sich
nicht, rief niemanden um Hilfe. Ließ keinen Piep zum Immunsystem vordringen. Sie entschied, die Viren in sich arbeiten zu lassen.

Was immer ihr dabei eingefallen ist, der Effekt war vorerst
verheerend. Es entstand eine krebsartige Geschwulst, also
von vornherein einmal nichts Gutes. Die Viren hatten freie
Hand. Ungehindert bildete sich neues Gewebe, das wuchs
und wuchs und war zunächst nicht zu stoppen. Irgendwann
hielt es dann inne, und aus dem bösartigen Virusbefall ist der
Mutterkuchen geworden.

Die Plazenta war entstanden. Ein Blutschwamm. Nichts
Ansehnliches, aber in der Lage, mit sehr vielen Blutgefäßen in
das weibliche Individuum hineinzuwachsen. Was sie auch tat.

Mit wenig Sauerstoff auszukommen, sich nicht von Nach-
barzellen hemmen zu lassen und den Abwehrkräften des
Wirtes zu trotzen, das haben der Mutterkuchen und der Krebs
gemeinsam. Deshalb ist die Plazenta etwas wie ein Pseu-

do-Malignom, sie ist ein Pseudo-Krebs. Erst vor der Geburt stellt er sein Wachstum ein.

Die Viren, die damals am Werk waren, lassen sich nach wie vor identifizieren. Nach 150 Millionen Jahren. Wir können sie heute noch im Labor erkennen. Die Eizelle hat ihr Experiment überlebt und mithilfe der Viren etwas völlig Neues hervorgebracht.

Die Plazenta war der erste bescheidene Begleiter des Kindes, der in der Lage war, einen Kontakt zur Mutter herzustellen. Nicht außerhalb, irgendwo in einem Ei, sondern in einem weiblichen Körper, in Eva. Diese Eva war ein kleines Tierchen, das einer Maus ähnlich sah: die Eomaia scansoria.

Das war der Quantensprung in der Reproduktion. Mit einer fundamentaleren Leistung hat sich die Evolution weder vorher noch nachher in das Gästebuch der Natur eingraviert.

Getan war es damit natürlich noch nicht. Damit die Sache funktionieren konnte, musste einiges umgekrempelt werden. Notwendigerweise vor allem das Immunsystem, das total aus dem Häuschen war nach dieser epochalen Umwälzung. Viren, die nicht bekämpft wurden. So etwas hatte es noch nie gegeben. Eva hat einen Teil eines fremden Organismus in sich aufgenommen, der toleriert und weitergezüchtet werden musste. Das war immunologisch keine Kleinigkeit.

Auch das Herz konnte sich auf weit mehr Arbeit gefasst machen. Die Herzleistung hat sich tatsächlich fundamental geändert. Evas Herz musste auf einmal für zwei schlagen, für sich und das Kind in ihr. Da brauchte es ein komplett neues kardiovaskuläres System. Herz und Gefäßsystem der Frau sind deshalb anders als die des Mannes. Was für sie den Vorteil hat, dass sie in ihrer fruchtbaren Zeit kaum einen Herzinfarkt bekommt.

Ein anderer Vorteil für die Frau ist ein niedriger Cholesterinspiegel. Der entsteht, weil das Kind Cholesterin für die Zellmembran braucht und Mutter ihm das ihre zur Verfügung stellt. Das hat den feinen Nebeneffekt, dass die Verkalkung im weiblichen Körper nicht so schnell voranschreitet.

Aber für diese Leistung braucht Eva auch zusätzliche Energie. Für neun Monate Schwangerschaft und drei Monate Stillzeit 140 000 Kalorien, um genau zu sein. So hat sich die Natur das ausgerechnet. Diese zusätzliche Reserve muss sie in ihrem Körper irgendwo speichern und deponiert Last vorsorglich in der Regio glutealis und der Regio femoris, wie man das im Medizinjargon nennt. Landläufig sagt man Oberschenkel und Po dazu. Das sind die weiblichen Fettdepots für die Reproduktion.

Interessant dabei ist, dass diese evolutionären Pölsterchen auch ein sichtbares Signal für das andere Geschlecht sind, daran ändert auch die Mode unseres so androgynen Schönheitsideals nichts. Wenn sich die Kurven einer jungen Frau in der Pubertät ausgeformt haben und sie dem Mann damit ihre Geschlechtsreife deutlich macht, ist er instinktiv empfänglich. Es ist eine Art Ich-Tarzan-du-Jane-Code.

Nach und nach wurde Evas Organismus zu dem holistisch perfekten Körper, den es für die Fortpflanzung braucht. Mit einem neu aufgesetzten Stoffwechsel, einem verbesserten Blutgerinnungssystem, einem neu vernetzten Gehirn – wir werden dem noch im Detail begegnen. Natürlich designte die Natur auch den männlichen Körper um, allerdings nicht ganz so bahnbrechend. Immerhin ist die tragende Rolle der Reproduktion die weibliche.

Es war ein großes Experiment, das die Natur da mithilfe der kleinen Eizelle anstellte. Überraschend gelang es. Wer in dieser Geschichte gern unter den Tisch fallen gelassen wird, sind die Viren. Ohne ihren Beitrag in der mutigen Eizelle wäre aus dem ehrgeizigen Plan nie was geworden. Ohne sie wäre die Ära der hormonellen Innenpolitik überhaupt nicht angebrochen. Sie sind nicht nur Handlanger der Evolution, sie sind Mitverschwörer der Holistik.

Ich finde, es ist an der Zeit für eine Ehrenrettung der Viren.

Wer oder was sind diese Partikelchen eigentlich? Unter den Begriff »Lebewesen« lassen sie sich nicht ganz einordnen, weil sie selbstständig nicht zur Fortpflanzung fähig sind und auch keinen eigenen Stoffwechsel haben. In beiden Belangen sind sie auf ihre Wirtszellen angewiesen. Sie können sich nur intrazellulär, also bloß innerhalb der Wirtszelle vermehren.

Würde man eine Straßenumfrage starten, würden die meisten Menschen sie als Auslöser von Erkrankungen deklarieren, die sie tatsächlich auch sind. Aber nicht nur.

In Wahrheit sind Viren weder Freund noch Feind. Sie lösen nicht ausschließlich Krankheiten aus, sie sind aber natürlich auch keineswegs harmlos, weil sie für Unmengen von verschiedenen Krankheiten verantwortlich sind.

Bei so einem Ruf geht natürlich leicht unter, was die Viren für die Gesundheit, die Evolution und allerlei biologische Reaktionen tun. Geflissentlich wird dabei vergessen, dass acht Prozent des menschlichen Erbguts viralen Ursprungs sind.

Tatsächlich haben Viren in vieler Hinsicht etwas sehr Nützliches an sich. Grundsätzlich wünscht sich niemand eine chronische Virusinfektion, und doch hat der Körper auch was davon. Sie ist ein hervorragender Drill-Sergeant fürs Immunsystem. Eine Art Bootcamp für dendritische Zellen. Die Wissenschaft vermutet, dass die harmlosen Viren unsere körpereigene Abwehr auf die gravierenderen Infektionen vorbereiten.

In ruhigen Zeiten, wenn sich im Körper einmal keine Katastrophe anbahnt, die das Immunsystem in Alarmbereitschaft versetzt, wird den Abwehrzellen mitunter langweilig. Ohne Herausforderung wächst der Übermut, und die ansonsten so disziplinierte immunologische Security im Organismus glaubt, Feinde zu sehen, wo gar keine sind. Im Überschwang greifen die fadisierten Truppen dann sogar körpereigene Zellen an. Auch vor solchen Autoimmunreaktionen bewahren uns die Viren, indem sie das Immunsystem zur Ordnung rufen.

Ganz klar leisten Viren nützliche Dienste an Neugeborenen. Eingeschleust über die Mutter verabreichen sie dem Säugling eine erste Impfung, die ihn auf andere Virusinfektionen vorbereitet, auch davon werden wir noch mehr hören. Die bakterienfressenden Viren, die sogenannten Bakteriophagen, kontrollieren dann in weiterer Folge auch die Balance unter den Bakterien.

Einige Viren schützen selbst vor pathogenen Viren. Eines davon ist das Pegivirus C, das offenbar die Konsequenzen einer HIV-Infektion mildert.

Günstig könnte auch die Vorliebe der Viren für Zellen sein, die sich schnell teilen. Damit könnte Großes anzufangen sein. Vielleicht helfen sie dem Immunsystem ja dabei, Krebszellen zu beseitigen. Anzeichen dafür gibt es. Nach Virusinfektionen kommt es immerhin gelegentlich zu Spontanheilungen oder zumindest entscheidenden Verbesserungen bei Krebs.

Viren sind also weit nützlicher, als man ihnen zugesteht.

Bei den großen Sprüngen des höheren Lebens haben sie fraglos eine große Bedeutung. Zwischen Mensch und Virus gibt es demnach so etwas wie eine Ko-Evolution. Ihr Beitrag zur Bildung der Plazenta ist ein Teil davon. In dem Fall waren die Viren eine derartige Bereicherung für ihren Wirt, dass eine ganz neue Art entstanden ist: die Säugetiere und mit ihnen der Mensch.

Dass Viren die Immunsituation des Wirtes verändern und ihn somit in der Evolution derart nach vorne katapultieren können, ist dennoch eine sehr neue holistische Interpretation. Befeuert wird sie durch die Entdeckung der Gen-Scheren.

Es war keine Erkenntnis, die über Nacht in die Welt der Wissenschaft einbrach. Das tun Forschungsergebnisse nie, schon die eigentliche Arbeit in der Abgeschiedenheit eines Labors ist langwierig und aufwendig. Die Wissenschaft ist nicht immer von eiligem Charakter. Auch wenn sie im generellen Fortschritt in gewaltigen Stiefeln und mit Riesenschritten unterwegs ist, lässt sich die Natur ihre Geheimnisse im Einzelnen nur unter Ächzen abringen. Sind alle Studien fertig, die Statistiken ausgewertet, der Artikel geschrieben, geht noch etliche Zeit drauf, bis die Welt die Neuigkeiten erfährt. Die großen Wissenschaftsmagazine wie *Science* oder *Nature*, in denen nur Themen veröffentlicht werden, die durchbruchverdächtig sind, haben lange Begutachtungs-zeiten. Allein bis einmal feststeht, ob es sich um einen solchen Durchbruch handeln könnte, dauert es mindestens ein Jahr. Ich walze das deshalb ein bisschen aus, weil es im Falle der Gen-Scheren eine Rolle spielt.

Die Vorgeschichte beginnt vor zwanzig Jahren. Um die nicht ganz unkomplizierte Materie zu verstehen, unternehmen wir eine Art Science-Hopping durch die Forschungsgeschichte.

Erste Station: die Universität Alicante. Als ein gewisser Francisco Mojica dort seine Doktorarbeit schrieb, beschäftigte er sich mit einem Archaebakterium aus den Salzmarschen der spanischen Costa Blanca. Beim Untersuchen des Erbguts der Mikrobe fiel ihm etwas Seltsames auf. Mehrere Sequenzen in der Länge von 30 sogenannten Buchstaben wiederholten sich immer wieder in Abständen von jeweils etwa 36 Buchstaben.

Langmütig, wie die Wissenschaft eben ist, ließ sie erst Jahre später erkennen, was das zu bedeuten hatte. In DNA-Banken fand Mojica, dass diese Wiederholungen etwas mit der Erbgut-Sequenz eines Virus zu tun haben, das Bakterien befällt. Wenn das Bakterium die Virus-DNA speichert, wird es gegen das Virus immun.

Machen wir es kurz: Mojica war auf eine Art Immunsystem der Bakterien gestoßen.

Vor zehn Jahren kämpften dann die Franzosen Philippe Horvath und Rodolphe Barrangou für ein Unternehmen, das Milchprodukte erzeugte, mit dem Problem häufiger Virusinfektionen der Milchsäurebakterien. Dabei stießen die

Biowissenschaftler auf ähnliche Buchstabenwiederholungen wie Mojica.

Der Stand der Dinge damals war: Wenn die im Wirtsgenom gespeicherte Virus-DNA abgelesen wird, löst das einen Selbstschutzmechanismus aus. Das Viruspartikel wird zerstört, wenn es wiederkommt. Und zwar mit einer Schere.

Wie das geht, konnten dann Luciano Marraffini und Erik Sontheimer erklären. Das Ganze ähnelt den Ermittlungen in einem Kriminalfall.

Ein Bakterium wird von einem Virus angegriffen. Wenn es den überlebt, baut es ein Stück vom Erbgut des Virus zwischen zwei Wiederholungen ein. Quasi als Fahndungsfoto. Taucht das gleiche Virus wieder auf, lenkt die Sequenz, die das Fahndungsfoto enthält, die Schere zu seiner Erbinformation. Die Schere schnappt zu, und um das Virus ist es geschehen.

Diese Schere bezeichnet man als CRISPR/Cas9. Die Abkürzung CRISPR steht für Clustered Regularly Interspaced Short Palindromic Repeats, was so viel wie »regelmäßige Wiederholungen« bedeutet. Und die Abkürzung Cas wenig fantasievoll für CRISPR-associated.

Von hier führt uns unser Wissenschafts-Hopping nun annähernd gleichzeitig nach Wien, nach Berkeley, nach Litauen und nach Massachusetts. Überall dort fanden Forscherinnen und Forscher heraus, wie dieser Mechanismus gezielt angewendet werden kann, um Erbgut zu verändern.

Emmanuelle Charpentier von der Wiener Universität und Jennifer Doudna von der University of California in Berkeley haben gezeigt, wie mit den CRISPR/Cas9-Scheren auch Bakterien-DNA zerschnitten werden kann. Die beiden hatten ihre Kräfte vereint und beeindruckten die Redaktion des Magazins *Science*. Die Begutachtung, ob der Artikel für eine Veröffentlichung infrage käme, wurde beschleunigt. Die Antwort war ein Ja. Damit konnten sich die Verfasserinnen schon einmal auf weltweiten Ruhm einstellen. Charpentier und Doudna werden am 17. August 2012 vermutlich einen sauteuren Champagner entkorkt haben. An dem Tag publizierte *Science* ihren Artikel.

Ich gebe das auch deshalb so genau wieder, weil der Erfolg immer viele Eltern hat, aber nicht alle zu denselben Ehren kommen. Im Falle der Gen-Scheren blieb der Biochemiker Virginijus Šikšnys über, obwohl er an der Universität in Vilnius mit einem internationalen Team zu denselben Schlüssen gekommen war. Allerdings war über seine Leistung erst einige Tage später zu lesen. Zu dem Zeitpunkt wurden Charpentier und Doudna bereits als die neuen Stars am Himmel der Wissenschaft gefeiert. Aber ganz leer ausgegangen ist Virginijus Šikšnys auch nicht. Fünf Patentanmeldungen gehen auf sein Konto.

Über das wichtige Patent zur Anwendung der CRISPR/Cas9-Scheren tobt zurzeit ein ziemlicher Streit. Feng Zhang vom Massachusetts Institute of Technology hat die Methode nämlich verfeinert und auch für menschliches Erbgut anwendbar gemacht. Emmanuelle Charpentier und Jennifer Doudna konnten nur an Bakterien herumschneiden. So hat Feng Zhang das Patent für die Anwendung von CRISPR/Cas9 am Menschen, während Charpentier und Doudna nur das weniger lukrative Patent für die Anwendung an Bakterien besitzen.

Und woher kommt diese Schere ursprünglich? Vom Virus.

Alle diese Forschungsergebnisse zeigen also, dass die Viren in der ganzheitlichen Betrachtung der Dinge ihren Platz erobert haben, und zwar nicht in ihrer Funktion als ewige Krankheitserreger. Sie können mehr und stehen mit Bakterien und Säugetierzellen in einer noch nicht ganz klaren Kooperation.

Stellt sich die Frage, ob nicht auch in den biologischen Systemen, ähnlich wie Anton Zeilinger es für die physikalischen vermutet, eine Information über eine Balance des Lebendigen steckt. Die Überlegung liegt nahe. Denn auch die Viren haben seither nicht untätig zugesehen, wie sie von Bakterien zerschnitten werden. Sie konnten in der Zwischenzeit eine Überlebensstrategie entwickeln, die sie vor der Zerstückelung schützt.

Es ist ein riesengroßes Puzzle, und die einzelnen Steinchen werden am ganzen Erdball darauf abgeklopft, ob sie ins Große und Ganze passen. Mit jedem Steinchen werden die Verbindungen, die die Natur hergestellt hat, immer logischer. Die Evolution bekommt zusehends etwas Nachvollziehbares. Dabei an ein beliebiges Roulette zu glauben geht fast nicht mehr.

Kann wirklich alles einem Zufallsgenerator überlassen gewesen sein? Oder steht ein wunderbares holistisches Prinzip dahinter, dem wir in der Forschung nachjagen?

Das Weiterleben in den anderen

Näher als Mutter und Kind in der Schwangerschaft können sich zwei Menschen nicht sein. Ein Körper im anderen, nicht bloß zu einem Teil wie Mann und Frau in der Vereinigung beim Liebesakt, sondern zur Gänze. Das Kind wohnt in der Mutter, neun Monate lang. Näher geht es nicht.

Das Haus der Mutter ist für beide da, aber der Embryo hat eine separate Wohnung. Anders wäre so eine WG nicht möglich. Die Organismen müssen in ihren Blutkreisläufen komplett voneinander getrennt sein, dafür sorgt die Plazenta. Aus ihr bekommt das Kind über die Nabelschnur geliefert, was es braucht. Ansonsten verhindert diese Schranke jeden Zellaustausch, den die Immunsysteme auch nicht tolerieren würden. So haben wir das in Biologie gelernt, so glaubte es lange Zeit die Medizin.

Jetzt weiß man: Die Plazenta schottet nicht bedingungslos ab. Sie lässt Stammzellen durch. Und die bleiben im Körper der Mutter. Auch nach der Geburt.

Umgekehrt bleiben mütterliche Zellen auch im Organismus des Kindes erhalten, die es dann sein Leben lang begleiten. Der Austausch funktioniert demnach bidirektional. Mutter und Kind stehen einander also noch näher, als wir angenommen haben. Es verbindet sie etwas hochgradig Holistisches.

Mikrochimärismus nennen wir dieses Phänomen. Unwillkürlich zucken einem da die Chimären der griechischen Mythologie durch den Kopf, die Mischwesen aus Homers Ilias, die den Kopf eines Löwen, den Rumpf einer Ziege und das Hinterteil eines Drachen haben. An Mutter und Kind will man bei so einem Geschöpf nur ungern denken, aber auf der Mikroebene der Zellen ist der Begriff nicht verkehrt.

Mutter und Kind sind nicht nur Mutter und Kind. Wir alle sind Mamakinder im wissenschaftlich hehrsten Sinn. Wir leben ineinander weiter. Wir sind miteinander verschränkt.

Ich habe die Anfänge der Erforschung des Mikrochimärismus mit Spannung verfolgt. Es war ein weltweites Aha-Erlebnis, das Mitte der neunziger Jahre einer Entdeckung in Seattle folgte: Im Blut einer Laborassistentin fand sich DNA ihres einjährigen Sohnes. Dabei sind es nicht nur ein paar Irrläufer, die sich in einen anderen Organismus verstolpern. Während der Schwangerschaft wird eine Fülle fetalen Erbguts in den Kreislauf der Mutter eingeschleust. Das hat eine Reihe positiver und natürlich wieder einmal auch etliche negative Auswirkungen.

Ein Vordenker auf diesem Gebiet ist Wolfgang Holzgreve, ein berühmter Gynäkologe aus Basel und Freund von mir. Er forscht, inwieweit dieser Zellaustausch für die Pränataldiagnostik zu nutzen ist. Außerdem untersucht er die Auswirkungen dieses Zellaustauschs.

In der Forschung ist es gar nicht so leicht gewesen, diese körperfremden Zellen zu finden. Was dabei hilft, ist die Tatsache, dass die kindlichen Zellen viel jünger sind als die der Mutter. Ganz abgesehen davon, dass sie natürlich auch das Erbgut des Vaters beinhalten.

Die Verbundenheit zwischen Mutter und Kind geht aber noch viel weiter.

Wird die Frau nämlich noch einmal schwanger, bekommt sie auch die Zellen des zweiten Kindes. Und weil der muntere

Zellverkehr in beide Richtungen fließt, wandern die Mutterzellen vice versa auch in den Organismus ihres zweiten Kindes.

Selbst damit ist das muntere Zellentauschen nicht vorbei.

Das Ganze wiederholt sich nicht nur bei jeder Schwangerschaft. Die fetalen Zellen des erstgeborenen Kindes gehen über die Mutter auch auf die jüngeren Geschwister über. Der Zweitgeborene bekommt die Mamazellen und die des Erstgeborenen. Das dritte Kind bekommt die mütterlichen Zellen und die der beiden vor ihm geborenen Geschwister.

Da werden Stammzellen von mehreren Organismen weitergegeben, und das jeweilige Immunsystem findet das, wenn alles mit rechten Dingen zugeht, ganz in Ordnung.

Es gibt also nicht nur eine Blutlinie, es gibt auch so etwas wie eine Zellengemeinschaft. Zwischen Müttern und ihren Kindern und von den älteren Geschwistern bis hin zum Nesthäkchen. Die Mutter und das letzte Kind in der Reihe sind quasi Mischwesen aus allen. Der Erstgeborene hat nur Mamas Zellen, gibt aber die seinen an alle weiter, die nach ihm geboren werden.

Das zementiert in gewisser Weise die herausragende Rolle, die den Erstgeborenen in alten Kulturen oder auch im Adel zukommt. Sie sind die Stammhalter und die ersten in der Erbfolge. Die Bedeutung der Erstgeborenen hat also einen mystischen Hintergrund, der mit dem Mikrochimärismus eine naturwissenschaftliche Erklärung bekommt. Allerdings ist so gesehen auch das letztgeborene Kind herausragend.

Es handelt sich um eine Entdeckung der letzten Jahrzehnte. Und holistisch weitergedacht ist es nur logisch, dass sich diese mikrochimärische Zellengemeinschaft über viele Generationen zieht. Eine Mutter hat ja auch eine Mutter.

Darüber könnte man viel diskutieren, auch über die Meinung der katholischen Kirche, dass die Ehe auch in Zeiten der endemischen Scheidungen etwas Besonderes wäre, und zwar aus biologischer Sicht.

Ich erinnere mich an den ersten Gynäkologen-Kongress im Campo Santo Teutonico direkt im Vatikan vor ein paar Jahren. Am Ende stieß Erzbischof Georg Gänswein für eine Stunde zu uns und erkundigte sich nach den Fortschritten auf unserem Gebiet. Zuletzt, sagte er, gäbe er uns Geburtshelfern gern noch eine Botschaft mit. Sie lautete: »Die Elternschaft ist heilig.«

Das Verfahren, mit dem man die mütterliche und kindliche DNA auseinanderhält, haben sich die Amerikaner patentieren lassen. Es ist ein Panorama-Test, der mittlerweile Routine ist. Früher war die Pränataldiagnostik auf die Fruchtblasenanalyse beschränkt, die immer ein bisschen heikel war. Wenn man wissen wollte, ob das Kind ein Risiko auf Trisomie 21 hat, stachen die Ärzte mit beeindruckenden Nadeln durch den Bauch der Mutter in die Fruchtblase und entnahmen etwas Fruchtwasser.

Das ist jetzt zumeist hinfällig. Der Frauenarzt nimmt der Mutter Blut ab und schickt es in die USA in eines der Zentren, die das Patent für die Analyse haben. Runde 400 Euro kostet die Gewissheit. Einfacher, billiger, aber nicht ganz so präzise lässt sich Trisomie 21 freilich auch mit der Nackenfaltenmessung beim Ultraschall erkennen. Zwischen der 11. und der 14. Schwangerschaftswoche ist das bei uns eine Standarduntersuchung.

Ganz abgeschafft ist die Fruchtblasenanalyse allerdings noch nicht. Hatte sich bei einem Kind der Verdacht auf Down-Syndrom bestätigt und die Mutter deshalb die Schwangerschaft abgebrochen, trägt sie das entsprechende Zellgut trotzdem noch in sich. Bei einer zweiten Schwangerschaft könnte es bei der DNA-Analyse dann durchaus zu einer falschen Diagnose kommen. Denn es ist derzeit nur prinzipiell nachzuweisen, dass kindliche DNA-Stücke vorhanden sind. Von welchem Kind sie stammen, ist nicht zu unterscheiden. Selbst wenn das zweite Kind völlig gesund ist, könnte die Untersuchung das Gegenteil ergeben.

Es ist eben noch ein völlig neues Wissensgebiet.

Die Anzahl der Zellen, die Mutter und Kind gegenseitig austauschen, steigt mit fortschreitender Schwangerschaft an. Aber es geht schon ziemlich von Anfang an los. Auch bei einer Fehlgeburt geht das Kind also nicht völlig verloren. Es kommt nie auf die Welt, aber es lebt weiter. Nicht nur im Gedächtnis und im Herzen der Mutter, sondern auch in ihrem Körper. Da ließe sich durchaus weiter philosophieren.

Die medizinischen Auswirkungen sind nicht weniger atemberaubend als der Mikrochimärismus an sich. Sie kann so einiges, die fetale DNA. Da es sich um Stammzellen handelt, bei denen ja nicht feststeht, was aus ihnen wird, haben sie quasi alle Möglichkeiten. Sie können sich zu allen erdenklichen Zellen umwandeln, die dann von einer grandiosen Regenerationsfähigkeit sind. Das Kind kann viel für die Mutter tun. Es kann sie von innen heilen.

Nehmen wir an, eine vierzigjährige Mutter hat neun Monate lang embryonale Stammzellen bezogen. Ob nötig oder gewünscht, sie bringt das Baby per Kaiserschnitt zur Welt. Wäre sie auf ihr eigenes vier Jahrzehnte altes Zellmaterial angewiesen, bräuchte sie die eine oder andere Woche, um sich von dem Eingriff zu erholen. Die Zeit hat sie aber nicht. Das Baby braucht sie, und sie braucht ihre Kraft für das Baby und nicht, um in aller Ruhe von einer Operation zu genesen.

Die fetalen Stammzellen fackeln nicht weiter herum und machen sich an die Arbeit. Sie sind jünger, potenter und schneller als der Heilungstrupp der Mutter, der ihnen gern den Vortritt lässt. Die Wunde, durch die das Kind in die Welt geschlüpft ist, ist in Nullkommanix verheilt. Gut, sagen wir lieber einfach schnell. Schaut man sich in einer Geburtenstation um, sitzen die Frauen, denen in der Früh der Bauch aufgeschnitten wurde, am Abend am Bett, als wäre fast nichts gewesen. Das geht nach keiner einzigen anderen Operation so.

Noch dazu sind die Frauen nach der Geburt, egal auf welche Art sie stattgefunden hat, von einer ganz besonderen Schönheit. Auch das verdanken sie zum Teil den Stammzellen ihres Babys und deren Regenerationskraft.

Nicht zuletzt ist das wahrscheinlich auch einer der Gründe, warum Frauen länger leben. Viele Schwangerschaften, so möchte man glauben, müssen den weiblichen Körper doch irgendwann kaputt machen. Was für eine Anstrengung das jedes Mal für den gesamten Organismus ist. Welche Torturen eine Frau da aushalten muss, und das samt Stillzeit, oft über mehr als ein Jahr. Ganz im Gegenteil. Viele Schwangerschaften sind fast wie ein Lebenselixier. Wenn alles gut geht und die Frau nicht von irgendetwas traumatisiert ist, wirkt sie wie verjüngt.

Die Frau ist für die Evolution eben weit wichtiger als der Mann.

Die Forschung arbeitet zurzeit daran, die jungen Stammzellen im Labor zu züchten, womit sie dann allen zugutekämen. Vätern und Männern, die keine sind, Frauen, die keine Kinder wollen oder bekommen können, und vor allem älteren Menschen.

Ein Wunder?

Die Medizin kennt die genialen Täter. Es sind nicht nur die Stammzellen. Es gibt etwa auch einen Stoff, der als Fibroblasten-Wachstumsfaktor-21 bezeichnet wird. Von dem gibt es im Embryo viel mehr als in einem alten Organismus. Es wird heftig daran gearbeitet, den Wachstumsfaktor künstlich herzustellen.

Was wiederum im Körper eines älteren Menschen in höherer Konzentration auftritt, ist das für die Kontrolle der Zellteilung zuständige Protein Cdc42. Die Abkürzung steht für cell division control. Ist dieses Protein zu aktiv, führt das dazu, dass es in seinem Arbeitseifer eine ziemliche Unordnung hinterlässt. Es lässt seine epigenetischen Sachen gleichsam auf der DNA herumliegen, und die Kuriere des Körpers wissen nicht mehr, wann sie welche Informationen ablesen sollen. Dieses Chaos beschleunigt den Alterungsprozess. Hartmut Geiger vom Universitätsklinikum Ulm ist es 2015 gelungen, das Cdc42 bei Mäusen einzudämmen. So wurde nicht nur der Alterungsprozess verlangsamt, sondern bis zu einem gewissen Grad sogar rückgängig gemacht. Ein wahrer Durchbruch.

Zurück zur Mutter. Die aus dem Fetus eingeschleusten Zellen sind persistierend, also ziemlich lang am Leben. Als Stammzellen bauen sie so einiges auf, unter anderem stärken sie das Herz. Da gibt es wunderschöne Bilder davon, die zeigen, wie die kindlichen Zellen sich in die Muskulatur des mütterlichen Herzens einfügen.

Eines der schönsten Phänomene am Mikrochimärismus unter dem Mikroskop ist das Schauspiel, das die Natur veranstaltet, wenn eine Frau einen Buben zur Welt gebracht hat. Seine Stammzellen leuchten im bildgebenden Verfahren richtig heraus. Man darf mich da wörtlich nehmen. Buben bringen das Herz der Mutter zum Leuchten.

Es ist eine histochemische Technik, mit der man einen fluoreszierenden Farbstoff in die Chromosomen einbauen kann. Gibt man ihn auf das Y-Chromosom, sieht man es unterm Mikroskop strahlen. Eine Freude, das zu beobachten. Auch Mädchen liegen der Mutter am Herzen, das ist klar. Nur findet man die Zellen der Töchter nicht ganz so leicht, weil sie ebenso wie diejenigen der Mutter zwei X-Chromosomen haben.

Von den Effekten wieder zum Effektiven. Der Mikrochimärismus löste auch ein Rätsel, das die Medizin lange nicht knacken konnte.

Warum bekommt eine Frau, die viele Schwangerschaften hinter sich hat, keinen Brustkrebs? Und warum sind Klosterfrauen, die nie ein Kind austragen, geradezu prädestiniert für das Mammakarzinom?

Nun wissen wir: Unter dem Einfluss der Hormone veranstalten die kindlichen Stammzellen in der Schwangerschaft ein Wettschwimmen zur Brust der Mutter, ein Brust-Schwimmen sozusagen. Dort angekommen, haben sie gleich zwei Aufträge.

In der Spätschwangerschaft schwirren sie ein, um alles auf das Stillen vorzubereiten. Zu dem Zeitpunkt ist auch das Prolactin, das Hormon, das für den Milcheinschuss verantwortlich ist, auf einem Höchststand. Das bedeutet für die jungen

Stürmer aus dem Blut des Embryos, sich zügig in Milch produzierende Zellen umzuwandeln.

Während der Geburt kommt noch eine Menge Oxytocin dazu, sodass die Mama sofort stillen kann, wenn das Kindlein das Licht der Welt erblickt.

In holistischer Voraussicht kann sich die Mutter also vom Kind Stammzellen holen, die garantieren, dass auf jeden Fall genug Milch da ist.

Zweiter Auftrag: Die kindlichen Zellen dürfen Polizisten spielen. Sie sind jung und passen auf, dass keine Mutation entsteht. Sie sollen einen allfälligen Krebs verhindern.

Da ist er, einer der Gründe, warum Mütter, die viele Kinder geboren haben, hoch signifikant weniger Mammakarzinome haben als kinderlose Frauen. Nicht zuletzt steigt heute die Brustkrebsrate auch deshalb so an, weil die meisten Frauen nur ein oder überhaupt kein Kind haben.

Es gibt eine Landkarte des weiblichen Körpers, die zeigt, an welchen Organen die jungen Zellen bevorzugt sitzen. Wo sie hingeschickt werden. Brust, Herz, Lunge. Auch die Lunge muss in der Schwangerschaft für die enormen Ansprüche adaptiert werden. Wie Evas Herz für zwei schlägt, atmet auch ihre Lunge nicht mehr nur für sie allein.

Das Kind bedankt sich wieder mit seinen Stammzellen. Wenn Frauen, die geboren haben, Lungenkrebs bekommen, dann meistens die weniger aggressiven Formen, die prognostisch günstigeren Karzinome. Selbstverständlich reden wir hier von Nichtraucherinnen.

Die jüngste Nachricht betrifft das Gehirn. Sogar dort kümmern sich die Nachwuchs-Stammzellen um die Mutter. Man weiß es noch nicht ganz genau, aber womöglich schützen sie als jugendliche Neurone vor Alzheimer.

Herz, Brust, Lunge, Gehirn. Schutz, Regeneration, Heilung. Eine bessere Vorsorge als das eigene Kind wird eine Mutter nirgends finden. Noch dazu so nachhaltig. Die Zellen der Kinder haben eine derart lange Lebensdauer, dass sie über Dekaden erhalten bleiben.

Besonders viele der kindlichen Stammzellen werden zu T- und B-Lymphozyten, die weiße Blutkörperchen herstellen, um den Fetus zu schützen. So schützen sie auch die Mutter mit. Nebenbei gesagt, steht das T für Thymus, in dem sich diese Zellen ansiedeln. Das B steht eigentlich für das Organ Bursa Fabricii. Dieses Organ haben allerdings nur Vögel. Bei uns Menschen gibt es die B-Lymphozyten vor allem im Knochenmark. Das englische Wort bone marrow für Knochenmark hilft als Eselsbrücke.

Aber nun lassen wir die Schatten aufziehen. Wo so viel Licht ist wie beim Mikrochimärismus, kommen wir um die dunklen Seiten nicht herum. Geraten nämlich die kindlichen Stammzellen etwa auf Viren oder UV-Strahlung, zeigen sie sich von einer ganz anderen Seite. Sie regen Veränderungen an, die bösartig enden können.

Wo im mütterlichen Organismus Probleme vorhanden sind, machen sie noch größere draus. Irgendwo eine Infektion, irgendwo eine UV-Exposition, schon wird aus der Protektion eine Belastung.

Eines der anfälligsten Opfer ist der Muttermund. Dort kommt selten die Sonne hin, dafür wird das Immunsystem heruntergefahren, um das Sperma hereinzulassen. Etabliert sich dort ein Virus, zum Beispiel HPV, und es gesellen sich fetale Zellen dazu, kann es zum Äußersten kommen. Die jungen Zellen werden zu jungen wilden Zellen. Gut wird zu Böse.

Was für die Brust so günstig ist, ist für den Uterus also ganz schlecht. Viele Geburten können Brustkrebs verhindern, aber Gebärmutterhalskrebs begünstigen.

Ähnliches gilt für das zweite Karzinom, das bei Frauen nach vielen Geburten häufiger vorkommt als sonst: das Melanom. Der Hautkrebs ist außerdem auch wesentlich aggressiver. Ist die Haut irgendwo besonders beleidigt, sind kindliche Stammzellen das Letzte, was in ihre Nähe kommen sollte. Die jungen Dinger sind extrem mitosefreudig, sie teilen sich also wie verrückt. Gerade das ist in so einem Fall das Gefährlichste.

Die nächste Schwachstelle ist der Dickdarm. Wenn der Darm durch die Ernährung mit den falschen Darmbakterien besiedelt ist, kann man nur hoffen, dass keine embryonalen Stammzellen vorbeiflanieren. Dann sind sie es nämlich, die schnell beleidigt sind und als Retourkutsche umso eifriger an einem Karzinom arbeiten.

Nicht zuletzt haben wir noch die Autoimmunerkrankungen in der Schublade der Schandtaten kindlicher DNA. Das ist ja auch logisch. Die Zellen des Kindes sind nun einmal fremde Zellen, und da kann das Immunsystem schon verrücktspielen. Außerdem produzieren die T- und B-Lymphozyten unter ihnen ja zusätzliche Abwehrkräfte.

So neigen Frauen mit vielen Kindern im Vergleich zu kinderlosen Frauen eher zur Rheumatoiden Arthritis, Multiplen Sklerose, zu Lupus erythematodes und Morbus Hashimoto, wobei Letztere zu einer chronischen Schilddrüsenentzündung führt. Auf den Rheumastationen sitzen mindestens so viele Frauen wie in den Ambulanzen der Gynäkologie.

Wolfgang Holzgreve hat darüber hinaus nachgewiesen, dass die Schwangerschaftsintoxikation, die sogenannte EPH-Gestose, eigentlich eine Vergiftung mit den fetalen Stammzellen ist. Normalerweise befindet sich im Körper der Mutter eine Zelle des Kindes im Verhältnis zu einer Million eigener Zellen. Bei Patientinnen mit der EPH-Gestose kommen auf eine fetale Zelle nur tausend eigene.

Die Zellen des Kindes schützen und verjüngen zwar, andererseits sind sie aber etwas Fremdes, das den Körper durcheinanderbringen kann. Und von allem Guten kann man auch zu viel haben. Die Bilanz wirkt am Ende eher negativ.

Aber so ist es eben mit Krankheiten. Sie treten auf, wenn nicht alles glattläuft. Die Natur meint es gut. Sie hat einen Plan, der aber extrem kompliziert ist. Man kann nicht sagen, dass der eine oder andere Teil des Ganzen an einer Krankheit schuld wäre. Es geht in diesem Fall, wie so oft, ums Gleichgewicht.

Der Mikrochimärismus ist auf jeden Fall ein holistischer Superstar. Dieser Zellaustausch setzt sich über Raum und Zeit hinweg und sorgt dafür, dass sich Familien über Generationen noch näher und ähnlicher sind.

Diese wandernden Zellen schaffen es, Vergangenheit und Zukunft im Menschen zu vereinen. Sie sind Geschenke und Vermächtnisse, die unglaublich erscheinen.

Diese menschenübergreifenden Zellen deponieren Botschaften in uns. Und damit vielleicht sogar kleine Antworten auf die großen Fragen: Woher kommen wir und wohin gehen wir?

Die Holistik der künstlichen Befruchtung

Ein kleiner Schmetterling fliegt auf. Eine kleine Weile flattert er fast auf der Stelle, einmal kurz da hinüber, nein, lieber dort hinüber, als wüsste er nicht, wohin. Langsam zieht er eine Spirale nach oben, bis ihn die Luft verschluckt. Hier wird er gerade nicht gebraucht.

Hier, das ist ein Labor für In-vitro-Fertilisation. Wörtlich aus dem Lateinischen übersetzt, heißt das genau das, was hier vor sich geht: Befruchtung im Glas.

Alle, die sich nicht vorstellen können, was da im Detail passiert, haben das Glück, ihre Nachkommen auf die Art zeugen zu können, wie die Natur es vorgesehen hat. Deshalb spule ich kurz im Schnelldurchlauf ab, wie die IVF funktioniert.

Über Tage werden die Eierstöcke mit Hormonen stimuliert, um möglichst viele Eibläschen zu bilden. Die Behandlung ist stressig, deshalb will man nicht nur eine, sondern zehn oder zwanzig Eizellen haben, um sie für etwaige weitere Versuche auf Eis zu legen. Die Reifung der Eibläschen wird mit regelmäßigen Ultraschalluntersuchungen überwacht. Sind die Follikel dann so weit, werden sie bei einer Punktion aus dem Eierstock abgesaugt. Gleichzeitig gibt der Mann sein Sperma ab. Ist es von guter Qualität, kommt es zum großen Moment. Was natürlicherweise im Körper stattfindet, läuft nun auf der Bühne einer Reagenzschale ab. Wenn alles gut geht, schwimmen die Spermien eigenständig und zielsicher in Richtung einiger Eizellen und befruchten sie.

Sind die Spermien keine guten Schwimmer, können sie auch in die Eizelle injiziert werden. Bei eigentlich zeugungsunfähigen Männern lassen sich Spermien auch aus den Nebenhoden gewinnen. Wenn wiederum die Eizelle noch nicht ganz ausgereift ist, kann man sie in einer entsprechenden Kultur nachreifen lassen, wobei das noch nicht sehr erfolgversprechend ist.

Dann bleiben die befruchteten Eizellen noch im Brutschrank. Dort teilen sie sich, wie es ihr Lebenszweck ist. Es geschieht dasselbe wie im Körper der Frau, wo das Zellgefüge zwei bis vier Tage nach der Befruchtung das Stadium einer Blastozyste mit vier oder acht Zellen erreicht. Dann setzt man eine, bei geringer Erfolgswahrscheinlichkeit manchmal auch mehrere Blastozysten aus und setzt sie in die Gebärmutterhöhle ein. Das Einsetzen von mehreren Blastozysten ist problematisch, weil es naturgemäß oft zu Mehrlingsschwangerschaften führt. Von der Punktion bis zu diesem Transfer vergehen wenige, aber für die Eltern äußerst aufregende Tage.

Für alle, die sich Kinder wünschen, aber auf herkömmlichem Weg keine bekommen können, war die IVF ein Engelsgeschenk. Entwickelt haben die Methode einer der Pioniere der Reproduktionsmedizin, der britische Physiologe Robert Edwards, und der Gynäkologe Patrick Steptoe schon in den sechziger und siebziger Jahren des vorigen Jahrhunderts. Edwards kümmerte sich um die Kultivierung und Befruchtung der Eizelle, Steptoe um den Transfer in die Gebärmutter. 2010 erhielt Edwards den Nobelpreis, Steptoe erlebte das nicht mehr, er war schon 1988 gestorben. Im Jahr 1978 wurde das erste Retortenbaby, Louise Joy Brown, geboren.

Mittlerweile gibt es viele Louise Browns, und manche werden wie sie die Freude als zweiten Vornamen tragen. Insofern darf sich der Schmetterling, der im IVF-Labor so irritiert aufgeflattert ist, wieder etwas beruhigter niederlassen. Zur künstlichen Befruchtung wird er zwar nie etwas beitragen können, aber für die Eltern hat sein Flügelschlag trotzdem den schönsten Effekt, den sie sich vorstellen können.

Spannend ist die Betrachtung in holistischer Hinsicht.

Das, was bei der IVF von Pipette und Inkubator übernommen wird, könnte dem Kind nämlich fehlen, dieser Gedanke muss erlaubt sein. Die romantische Überwindung der Distanzen bei der Zeugung hat ihren Sinn. Interessante Daten weisen übrigens darauf hin, dass ein Geschlechtsverkehr rund um die künstliche Befruchtung die Schwangerschaftsrate erhöht.

Für die IVF muss man dankbar sein, vielen Eltern hat sie ein Kind beschert. Aber sie hat auch Schattenseiten.

Zur Erinnerung: Beim Liebesspiel, so hat es die Natur erdacht, tasten sich Mann und Frau zum Eigentlichen vor. Als Vorboten des Gehirns arbeiten die Geschlechtsorgane nicht nur an der Zeugung neuen Lebens, sondern an der Bildung neuer Neurone, die die Eltern zu einem Team im Namen der Pflege und Aufzucht ihres so unreif geborenen Kindes zusammenschweißen. Der Geschlechtsverkehr prägt Eltern und Kind.

Was umgekehrt heißen muss: Der Liebesakt hat möglicherweise auch für das daraus hervorgehende Leben seine Bedeutung. Das nur so nebenbei.

Nun zum Erwiesenen: Wir alle leben mit unserer Vergangenheit, die über unsere Geburt hinausreicht. Und das gilt auch für die Kinder, die mit der Methode der IVF in die Welt gesetzt wurden. IVF-Babys tragen für einige Probleme ein höheres Risiko als natürlich gezeugte Kinder, kommen mitunter früher und unreifer zur Welt und müssen nach der Geburt häufiger ins Krankenhaus. Und damit sollten bei jeder IVF die Risiken gut abgewogen werden.

Gehen wir dem auf den Grund.

Die IVF ist so etwas wie ein Bypass. Ein Umweg ans Ziel. Wenn man auf der Autobahn nicht weiterkommt, weicht man ja auch auf eine Nebenstraße aus. Es gibt also gute Gründe für die Notwendigkeit einer künstlichen Befruchtung.

Einer der häufigsten bekannten Gründe für eine verminderte Fähigkeit der Frau, auf natürlichem Weg schwanger zu werden, ist heute die Endometriose. Etwa die Hälfte der Frauen, die ungewollt kinderlos sind, leidet daran. Das bedeutet aber nicht, dass sie auch kinderlos bleiben. Es ist eine sehr häufige Erkrankung, und es ist nicht mit Sicherheit zu sagen, wie viele Frauen betroffen sind, da sie oft keinerlei Beschwerden nach sich zieht.

Was da passiert, ist Folgendes: Die Gebärmutterschleimhaut ist nicht nur dort, wo sie sein sollte, sondern auch auf anderen Organen, meistens auf den Eierstöcken. Bei der Menstruation macht die Schleimhaut dort dasselbe wie in der Gebärmutter. Sie blutet. Und es bilden sich Zysten. Logischerweise ist die Endometriose bei betroffenen Frauen stärker ausgeprägt, je öfter sie schon die Menstruation hatten, also je älter sie sind. Und da heute viele Frauen erst spät Kinder bekommen, fällt diese Erkrankung mehr ins Gewicht als früher. Jedenfalls besteht eine nachhaltige Heilungsmethode in einer Schwangerschaft. Dabei werden die Gebärmutterschleimhautherde ausgetrocknet.

Nicht zu vernachlässigen sind außerdem sexuell übertragbare Krankheiten. Schuld an ihnen ist, man kann es drehen, wie man will, die Promiskuität der Männer. Ihnen bereiten Infektionen durch Chlamydien oder Mykoplasmen meist keine Beschwerden. Ganz im Gegensatz zu den Frauen, die sie damit anstecken. Sie bekommen Eierstockentzündungen, die Eileiter werden verklebt, eine Befruchtung unmöglich.

Doch die Männer tragen auch auf eine andere Weise dazu bei, dass die IVF nötig wird, nur können sie diesmal nicht viel dafür. Das Sperma ist nicht mehr das, was es einmal war, und zwar generell und global. Vor allem in der westlichen Welt hat sich die Spermaqualität katastrophal verschlechtert. Die Spermienanzahl pro Samenerguss ist dramatisch gesunken, und zwar im Durchschnitt um 50 Prozent innerhalb der vergangenen dreißig Jahre. Vor dreißig Jahren lag es in den meisten Fällen an der Frau, wenn sich ein Ehepaar vergebens um Kinder bemühte. Heute sind zu 40 Prozent die Männer dafür verantwortlich.

Dazu kommt, dass Eltern ihrem Kinderwunsch heutzutage erst sehr viel später nachkommen als früher. Sie machen vorher Karriere und wollen ihre Kinder danach ins schön gemachte Nest setzen. Gesellschaftlich ist das eine eindeutige Tendenz.

Bloß haben die Eizellen wenig am Hut mit Gesellschaften und Tendenzen. Etwa 400 000 sind von Geburt an in unreifem Zustand vorhanden, ab der Geschlechtsreife sind sie Monat für Monat bereit, ihre Bestimmung zu erfüllen. Je mehr Jahre vergehen, desto älter werden sie. Im Gegensatz zu den Spermien, die immer neu produziert werden, allerdings auch von einem alternden Körper.

Die Will-haben-Mentalität unserer Zeit hat für solche Mätzchen nicht viel übrig. Viele Paare sehen nicht ein, dass sie ihre Karriere reibungsloser hinbekommen als ihre Familiengründung. Kaum räkelt sich der Kinderwunsch und reibt sich noch schläfrig die Augen, soll das Baby auch schon da sein. Da gibt es nichts herumzutrödeln.

Wenige Monate wird herumprobiert, dann finden es viele Paare höchste Zeit, in einem Kinderwunschzentrum vorstellig zu werden, wo sie natürlich selten abgewiesen werden. Jede künstliche Befruchtung kostet 2500 bis 3000 Euro aufwärts, da spielt man sich meist nicht als Fürsprecher der Natur auf, da tut man, was das Paar will und dem Institut nützt. Den Kinderwunsch zweier Menschen zu erfüllen ist fraglos ein schöner Beruf, aber auch eine große Industrie. Es gibt ja nicht wenige Kinderwunschzentren, die davon träumen, dass die IVF zur Befruchtungsmethode Nummer eins der Zukunft wird. IVF für alle? Sollen wir uns von der Last des Geschlechtsverkehrs befreien? Sollen auch fruchtbare Paare oder Alleinstehende Zugang zur IVF haben?

Ein Team von IVF-Spezialisten um Esme Kamphuis sieht das offenbar nicht so und publizierte 2014 im *British Medical Journal* einen Artikel mit dem Titel »Are we overusing IVF?«. Überstrapazieren wir die IVF?

In den ersten 25 Jahren nach der ersten künstlichen Befruchtung, also zwischen 1978 und 2003, sind eine Million Kinder durch die IVF auf die Welt gekommen. Im Jahr 2005 waren es schon zwei Millionen. Und bis 2013 waren es etwa fünf Millionen. Das Forscherteam ist überzeugt, dass die IVF auch dann zur Anwendung kommt, wenn sie gar nicht notwendig wäre. Und dass dabei die mit ihr verbundenen Risiken außer Acht gelassen werden.

Dem stimme ich zu. Viele Ursachen für Kinderlosigkeit, wie zum Beispiel die Schilddrüsenunterfunktion der Frau, müssen nämlich ohnehin anders behandelt werden.

Ein entscheidender Grund für Unfruchtbarkeit, den ich noch gar nicht genannt habe, ist Stress. Wenn der gestresste Körper eigentlich fliehen oder kämpfen möchte, kann er sich ja nicht auf das Kinderkriegen konzentrieren. Und die Behandlung im Rahmen der IVF ist mit sehr viel Stress verbunden.

Die Mutter in spe kann ja nicht unzählige solcher Behandlungen über sich ergehen lassen, allein schon aus finanziellen Gründen. Auch wenn zum Beispiel in Österreich einige Befruchtungsversuche unter gewissen Voraussetzungen zu zwei Dritteln vom Staat bezahlt werden, ist das Ganze sehr teuer. Aber viel relevanter als finanzielle Gründe sind natürlich die gesundheitlichen. Die Hormonbehandlungen sind für den Körper extrem belastend. Der Hormonspiegel gerät jedes Mal durcheinander. Und nicht zuletzt sind auch die Follikel-Punktationen Eingriffe, die nicht ohne Folgen bleiben.

Deswegen hat das Paar das Gefühl, dass die IVF unbedingt sofort klappen muss. Das führt oft beinahe zu Panik. Bei jeder Kontrolle muss man bangen. Das geht auch am Mann nicht immer spurlos vorüber. Nicht selten sinkt die Spermaqualität, und alles wird noch schwieriger. Das führt zu noch mehr Stress und so weiter.

Untersuchungen an Männern in der Todeszelle zeigten, dass sich ihre Spermien regelrecht aufgelöst haben. Mehr

Stress, als auf seine Hinrichtung zu warten, gibt es kaum, die Spermaqualität war null. Die Holistik reicht selbst bis in diese Zelle.

Ich rate den Ungeduldigen, die Sache zu entschleunigen, und da bin ich nicht der Einzige. Luft aus der Causa zu nehmen vermindert den Stress, den die IVF mit sich bringt, und ist deshalb sehr oft genauso erfolgreich wie eine künstliche Befruchtung. Wenn nicht erfolgreicher.

Das Team um Esme Kamphuis bietet einige Zahlen: Von 500 untersuchten Frauen mit zwei Jahre währendem Kinderwunsch sind 60 Prozent nach der Untersuchung in der Kinderwunschklinik spontan schwanger geworden. Und zu spontanen Schwangerschaften kommt es auch nicht selten während der langen Wartezeit auf die Behandlung. Ein Hinweis, dass die künstliche Befruchtung nicht notwendig gewesen wäre.

In der Ruhe liegt die Kraft. Vielleicht sollte man der Natur einfach ein wenig mehr Zeit geben.

Ganz abgesehen davon, dass IVF nicht ganz so ungefährlich ist, wie man allgemein glaubt. So gibt es mehrere Studien, die besagen, dass IVF-Patientinnen ein signifikant erhöhtes Risiko haben, an Eierstock- oder Gebärmutterkrebs zu erkranken. Und zwar, je nach Studie, sogar mehr als um das Vierfache. Zusammengefasst wurde das zuletzt im Rahmen einer weiteren Studie, die im Jahr 2016 vom Team um Roy Kessous im *Journal of Cancer Research and Clinical Oncology* publiziert wurde. Immerhin scheint eine kurze Hormontherapie zur Unterstützung der Follikel-Reifung noch nicht krebsfördernd zu sein. Gefährlich wird es erst ab mehreren Therapiezyklen, wie es vor einer IVF nötig ist.

Es wurde lange angenommen, dass das Eierstock- und Gebärmutterkrebsrisiko bei allen unfruchtbaren Frauen erhöht sei. Also auch bei den IVF-Patientinnen. Doch darauf nehmen die neueren Studien Rücksicht.

Ich will darauf hinaus, dass die Paare mit Kinderwunsch umfassend über die Risiken der IVF informiert werden sollten. Ist IVF die einzige Möglichkeit, schwanger zu werden, wird man das vermutlich in Kauf nehmen. Das ist eine reine Güterabwägung.

Als 2015 das neue Fortpflanzungshilfegesetz in Österreich novelliert wurde, hätte es eine großartige Möglichkeit gegeben, Folgeuntersuchungen für die Kinder, die mithilfe der IVF zur Welt gekommen sind, und ihre Mütter einzuführen. Nur mit langfristigen Studien lässt sich sagen, wie hoch die Risiken tatsächlich sind. Und vor allem geht es darum, Risikogruppen gleich im Auge zu behalten.

Aus Datenschutzgründen wurde das nicht gemacht. Ich halte das für sehr schade, wenn nicht für eine Frechheit. Bei jedem genveränderten Körnchen wird protestiert, und das Risiko eines Eierstockkarzinoms ignoriert man? Und gibt es nicht die ärztliche Schweigepflicht? Alle IVF-Studien weltweit sind anonym.

Das Wichtigste wäre, den IVF-Kindern bei Bedarf so schnell wie möglich zu helfen. Denn sie neigen offenbar in hohem Ausmaß zu Bluthochdruck, Übergewicht und weiteren Schwierigkeiten mit dem Herz-Kreislauf-System.

Der Grund, warum ausgerechnet Körpergewicht und Herz-Kreislauf-System betroffen sind, ist die fehlerhafte Programmierung im Reagenzglas. Die befruchtete Eizelle liegt mehrere Tage in einer Kulturflüssigkeit, die fetales Kälberserum enthält und aus dem Blut von Rinderfeten gewonnen wird. Rinder haben natürlich andere Proteine als wir Menschen, und so ist es nicht verwunderlich, dass wir gar nicht wissen, was im Kälberserum alles so herumschwimmt. Auf jeden Fall sind diese Proteine, ebenso wie bei uns Menschen, auch dazu da, die DNA epigenetisch zu beeinflussen, zu programmieren, lesbar zu machen. Wird die Architektur des Genoms epigenetisch verändert, führt das auch zu einer anderen Expression.

Der Schweizer Forscher Urs Scherrer hat dem eine Studie gewidmet, die 2012 im Magazin *Circulation* erschienen ist.

Er weist nach, dass Retortenkinder durch die epigenetische Programmierung im Kälberserum eine dickere und steifere Halsschlagader und eine verengte Armarterie haben. Bei niedrigem Luftdruck ist zudem bei Retortenkindern der Blutdruck im Lungenkreislauf erhöht. Scherrer hat als Kontrollgruppe auch auf natürlichem Weg geborene Geschwister von IVF-Kindern untersucht, die diese Veränderungen nicht aufweisen. Er zieht den Schluss, dass Langzeitstudien an IVF-Kindern notwendig wären, um genauere Antworten zu finden.

Wissenschaftler haben immer wieder überlegt, ob eine Frau, die sich zur Retortenzeugung entschließt, weil sie nicht und nicht schwanger wird, von Haus aus Schwachstellen haben könnte, die dann auch die Probleme nach der IVF erklären würden. Womöglich lägen die Gründe an einer schlechten Eizelle und nicht an der künstlichen Befruchtung. Die Studie von Urs Scherrer zeigt aber, dass das nicht stimmt. Die Schwachstelle ist die Prozedur als solche.

Eine Nachricht, bei der mit der Deutschen Gesellschaft für Kardiologie sogar ein sehr renommiertes Gremium die Ohren spitzte. Auf dem europäischen Kardiologen-Kongress in London regten deren Vertreter an, IVF-Kinder sollten künftig von Kardiologen als Risikokollektiv in der Versorgungsplanung berücksichtigt werden. Da schau her. Bei uns gab es darum aber nicht viel Aufsehen.

Eine Studie von Claire Carson und ihrem Team, die 2013 im Magazin *Human Reproduction* erschienen ist, weist wiederum nach, dass IVF-Kinder häufiger an Asthma leiden.

Die wichtigere Frage ist allerdings: Wie kann man den Kindern helfen?

Da wir noch nicht viel wissen, stehen wir noch am experimentellen Anfang.

Verschiedene Arbeiten zeigen, dass sich im Tierversuch die Schäden teilweise wieder rückgängig machen lassen. Als man die epigenetischen Veränderungen bei den Tieren unter die Lupe nahm, fand man heraus, dass das Bildungsgen für das Stickstoffmonoxid, jenes Gas, das die Blutgefäße erweitert, von einem epigenetischen Marker stillgelegt wurde. Von einem Methyl-Rest verklebt. Kurz gesagt, es war ruhiggestellt und sorgte nicht für die Stickstoffmonoxidproduktion.

Wenn der Körper im Alter es nicht mehr herstellen kann, wird Stickstoffmonoxid über die sogenannten Nitropräparate schon seit Jahrzehnten therapeutisch eingesetzt. Alfred Nobel, der nicht nur der Erfinder des Dynamits, sondern auch herzkrank war, hat kurz vor seinem Tod in sein Tagebuch geschrieben, er hätte sich nie gedacht, dass sein Nitroglycerin, das er als Sprengstoff entwickelt hatte, eines Tages auch für die Medizin nützlich sein könnte. Er war damit ein reicher Mann geworden.

Ebenfalls im Tierversuch hat sich gezeigt, dass sich die Embryonen im Kälberserum besser entwickeln, wenn Melatonin oder Antioxidantien wie Vitamin C zugegeben werden. Im Reagenzglas entwickeln sich nämlich mehr freie Radikale als im Körper. Aber da steht der Forschung noch viel Arbeit bevor.

Für die Mütter kann schon die Hormonbehandlung unangenehme Folgen haben. Sie stimuliert nicht nur die Eierstöcke, mehr Eizellen zu bilden. Sie stachelt auch das Immunsystem an, mehr entzündungsinduzierende Schutzfaktoren herzustellen. Eigentlich wären sie dazu da, Feinde zu zerstören, die von außen nach innen kommen. Aber wenn die Tendenz da ist, gegen eigenes Gewebe vorzugehen, wird auch das zunichtegemacht. Für jemanden, der zu Multipler Sklerose neigt oder daran leidet, ist das katastrophal: Die MS beginnt zu explodieren.

Ein hoher Anteil der MS-Patientinnen erlitt nach der Infertilitätsbehandlung einen neuen Schub ihres Nervenleidens. Mehr als die Hälfte der Rückfälle treten innerhalb von drei Monaten nach der Hormonbehandlung auf. Hatten Frauen schon MS, erhöht sich die Wahrscheinlichkeit, dass sich die Krankheit nach einer IVF verschlechtert, um das Siebenfache.

In Dänemark haben sich schon vor zehn Jahren Teams um Øjvind Lidegaard und Dorte Hvidtjørn mit weiteren epigenetischen Dysregulationen bei IVF-Kindern befasst. Und es kommen laufend weitere Studien dazu. Ganz oben auf der Liste steht ein signifikant höheres Auftreten der infantilen

Zerebralparese, die leichte Lähmungserscheinungen im Gesicht erzeugt. Oder das Angelman-Syndrom, das kognitive Behinderungen hervorruft und wegen des unkontrollierten und lauten Lachens der Kinder auch Happy-Puppet-Syndrom genannt wird. Das Beckwith-Wiedemann-Syndrom, gekennzeichnet von Großwuchs, Fehlbildungen und Tumoren, ist sehr selten, aber bei Retortenkindern viel häufiger anzutreffen.

Es ist nicht so, dass sich jeder beim Frühstücksei über epigenetische Dysregulation unterhält. Vermutlich haben die Wenigsten überhaupt davon gehört. Und doch betrifft den Menschen diese Irritation der Epigenetik umfassend.

Die Epigenetik ist das Schnellverfahren, mit dem die Natur uns auf Veränderungen reagieren lässt. Eine schnelle Evolution sozusagen. Eine ultraschnelle, wenn man bedenkt, dass unsere Fortpflanzung noch so funktioniert, wie sie vor vierzig Millionen Jahren konzipiert war, und dass wir noch heute auf ein Mammut reagieren würden, weil unsere innere Alarmanlage fast dieselbe ist wie in der Steinzeit.

Die Epigenetik ruft keine Mutationen hervor, sie sorgt für Anpassung. Sie ist in der Lage, uns innerhalb einer Generation auf neue Bedingungen einzustellen und sie sogar an die nachfolgende Generation weiterzugeben. Die Epigenetik verändert keine Gene, sie verändert nur deren Verpackung, deren Architektur. Manche Gene deaktiviert sie, indem sie einen Methyl-Rest draufpfropft. Das ist eine kleine Verbindung von einem Kohlenstoffatom und zwei Wasserstoffatomen. Und dieser Methyl-Rest stammt von Enzymen, meistens Proteinen, die man DNA-Methyltransferasen nennt. Es funktioniert so: In der DNA steht zum Beispiel, sagen wir, das Wort SAMENZELLE. Die Methyl-Reste legen sich auf ein paar Buchstaben, schwärzen sie sozusagen, und schon steht da statt des ursprünglichen Wortes etwa AMEN oder SEELE oder ELLE.

Bei der Verbindung von Ei- und Samenzelle werden die Methylierungen der beiden gelöscht, sonst könnte kein neuer Mensch entstehen, sondern nur weitere Ei- und Samenzellen. Aber manche bleiben doch erhalten. Und im Kälberserum können sich noch weitere dazugesellen.

Wir werden darauf im nächsten Kapitel noch genauer zu sprechen kommen.

Was wir noch überhaupt nicht wissen, ist, was langfristig passiert, wenn nicht die eigene Eizelle der Frau im Reagenzglas befruchtet wird. Allein schon durch die Samenzelle des Vaters ist die Hälfte des Embryos genetisch nicht von der Mutter. Ist aber auch die Eizelle von einer anderen Frau, ist der Köper doppelt verwirrt. Deswegen sind dann Komplikationen, vor allem die Gestosen, also schwangerschaftsbedingte Krankheiten, keine Seltenheit.

Wenn zu viel fremdes Gut in die Frau hineingebracht wird, können die immunologischen Probleme auch das Kind begleiten. Ohne langfristige Dokumentation werden wir nie wissen, was genau auf IVF-Kinder zukommen kann. Ich bin wahrlich kein Gegner der künstlichen Befruchtung, ich bin bloß ein Befürworter der wissenschaftlichen Begleitung. Immerhin können Langzeitfolgen auch erst bei den Kindern der IVF-Kinder auftreten.

Ich verstehe grundsätzlich den Wunsch zweier Menschen, Kinder zu haben, aufwachsen zu sehen, sie zu erziehen und in die Welt zu schicken. Trotzdem sind das Freilandversuche, bei denen wirklich niemand weiß, wo das hingeht.

In den großen Fertilitätszentren in Spanien und von den Betroffenen selbst wird das Verfahren im großen Stil beworben. Ich habe meine Probleme damit. Nicht als engstirniger Mensch. Sondern weil die Nebenwirkungen aus Gewinnsucht unter den Tisch gekehrt werden. Und weil ich an das Gesetz der Evolution glaube.

Genauso wenig wie die Sexualität ausschließlich ein Produkt der Gesellschaft ist, ist auch der Kinderwunsch nicht etwas, das man sich nach Belieben zurechtbiegen kann.

Die Toleranz, die derzeit an den Tag gelegt wird, ist im Begriff, sich in ihr eigenes Gegenteil zu verkehren. Sie will Diskriminierung wiedergutmachen und schießt mit Karacho über das Ziel hinaus. Jeder soll das Recht haben, Kinder zu bekommen. Ja, aber zu welchem Preis? Wo ist die Grenze? Wer lange um Anerkennung gekämpft hat, soll sich jetzt nicht mit Gleichstellung zufriedengeben, sondern zum Maßstab aller Dinge werden. Wenn das passiert, dann geht es nicht um die Beseitigung alter Machtverhältnisse, sondern um die Schaffung neuer Unterdrückung. Achtung! Ich meine Folgendes: Wenn arme Frauen aus Geldnot ihre Eizellen verkaufen und durch die Hormontherapie und die Punktion ihrem Körper schaden, sodass sie vielleicht selbst unfruchtbar werden, dann ist das Ausbeutung der schlimmsten Art. Es grenzt an Organhandel. Und auf Leihmütter gehe ich jetzt gar nicht ein. Wir haben ja schon gesehen, was für ein enges Band durch den Zellaustausch über die Plazenta zwischen Mutter und Kind geknüpft wird.

Es ist vielleicht nachvollziehbar, dass das einem Paar oder auch einer alleinstehenden Frau mit starkem Kinderwunsch egal ist, weil die zukünftige Mutter ja auch ihre eigene Gesundheit aufs Spiel setzt. Auch wenn dieses Spiel mit etwas mehr Geduld oder mit einer guten psychologischen Beratung oder gegebenenfalls mit einer anderen Art der Therapie oftmals gar nicht notwendig wäre. Aber zumindest die Gesundheit ihres Kindes sollte der Mutter in spe nicht gleichgültig sein.

Da es ohnehin schon einige Studien zu dem Thema gibt, dürfen sie vor lauter Werbung nicht verschwiegen werden. Die privaten Kinderwunschzentren, die mit einem zutiefst menschlichen Verlangen schweres Geld verdienen, müssen verpflichtet sein, umfassend zu informieren. Die künstliche Befruchtung sollte ein Weg sein, zu dem man sich wirklich erst nach gründlicher Abwägung des Für und Wider entscheidet.

Nicht nur die Demokratie, sondern auch die Natur hat eine Verfassung. Diese Verfassung ist von der Evolution etabliert worden. Da stehen Millionen von Jahren dahinter, das ist eine hohe Autorität. Man kann nicht als Politiker und schon gar nicht als Naturwissenschaftler die Kaltblütigkeit haben, diese Verfassung außer Kraft zu setzen. Nur weil damit jemand Geld verdient. Nur weil es modern ist. Oder nur, weil jemand glaubt, dass die Gesellschaft so toleranter wird.

Bisher habe ich vor allem über heterosexuelle Paare gesprochen, die bei vergeblichem Kinderwunsch als vermeintlich letzten Weg die IVF nutzen. Doch wird die IVF auch als Möglichkeit propagiert, lesbischen Paaren oder alleinstehenden Frauen die Möglichkeit zu verschaffen, an Nachwuchs zu kommen. Für lesbische Paare mit der Überlegung, dass die Eizelle von der einen Frau stammt und die andere Frau das Kind austrägt. So sind dann gewissermaßen beide Mütter.

Meine Meinung dazu ist die folgende: Erstens hat die Natur sich ausgedacht, dass man zum Kinderzeugen eine Frau und einen Mann braucht. Das ist gemäß der Evolutionsverfassung die Norm. Der oft bemühte Hinweis, dass Sexualität nicht von der Natur, sondern von der Gesellschaft vorgegeben sei, ist biologisch gesehen einfach unrichtig. Zweitens sollte wenn, dann zumindest zur weniger problematischen Insemination gegriffen werden.

Zur künstlichen Befruchtung noch eine abschließende Bemerkung: Es ist das große Risiko von Vordenkern, dass sie ans Kreuz geschlagen und der gesellschaftlichen Inquisition ausgeliefert werden, wenn sie Dinge auszusprechen oder vorauszusagen wagen, die dem Status quo und dem kollektiven Bewusstsein der Jetztzeit völlig widersprechen. Das trifft wahrscheinlich auch auf Jørgen Randers und Graeme Maxton zu, zwei der bekanntesten Zukunftsforscher des Club of Rome, die in ihrem Bericht »Ein Prozent ist genug – Mit wenig Wachstum soziale Ungleichheit, Arbeitslosigkeit und Klimawandel bekämpfen« 13 radikale Forderungen erheben. Eine davon betrifft die künstliche Befruchtung. Sie schlagen eine Prämie für Kinderlose und Familien mit nur einem Kind vor, da die Verdoppelung der Weltbevölkerung in den vergangenen fünfzig Jahren die Hauptursache für die fortschreitende Zerstörung unseres Planeten ist.

Möglicherweise hat das dieser Forderung zugrunde liegende Problem aber auch bereits Mutter Natur registriert und steuert dagegen: Denn auch weitere Vordenker, wie Yuval Noah Harari, glauben, dass die alteuropäische Ausgabe des Homo sapiens derzeit drauf und dran ist, eine höhere Evolutionsstufe zu erklimmen, und dabei automatisch die Potentia generandi reduziert, beim Mann wie bei der Frau. Der Wiener Gynäkologe Peter Husslein, Leiter der Wiener Universitätsklinik für Frauenheilkunde an der medizinischen Universität Wien, hat das einmal so begründet: »Die Gesellschaft des 21. Jahrhunderts braucht im Gegensatz zu früheren Jahrhunderten keine Massen mehr, weder als Soldaten noch als Bauern und zuletzt auch nicht mehr als Arbeiter oder Angestellte in der Industrie. Es ist absehbar, dass viele – nicht alle, aber eben sehr viele – einfache Tätigkeiten in sehr naher Zukunft von nichtmenschlichen, technischen Algorithmen besser, effizienter und vor allem billiger erfolgen können.«

Vielleicht sollten wir den IVF-Instituten in diesem Zusammenhang also zurufen: Schließt eure Tore und lasst die Dinge geschehen, wie sie geschehen, denn die Evolution weiß, was sie tut.

Die Sünden der Väter sind unser Erbe

Unser Schicksal wird von früheren Leben bestimmt.

Nicht nur von dem, was andere vor uns in sich hatten. Sondern von dem, wie sie gelebt und was sie getan haben.

Zum Erbgut gehören nicht nur Gene. Zum Erbgut gehören auch Taten. Das ist die überraschende Botschaft der Epigenetik: Gelebtes lässt sich vererben. Auch die Liebe.

Dies ist eine holistische Nachricht, die ein bisschen zu verdauen ist. Noch dazu, wenn sie einem Naturwissenschaftler aus der Feder rinnt, da sind manche schon für weniger verbrannt worden.

Dabei rede ich nicht von Wiedergeburt. Das Wort kann man als Naturwissenschaftler gar nicht in den Mund nehmen. Die Koketterie damit ist allerdings schön. Und es geht ja auch nicht um eine Wiedergeburt mit Haut und Haaren.

Wir führen ein Leben voller Schmetterlingseffekte aus einer Vergangenheit, in der wir noch nicht gelebt haben. In der wir noch nicht einmal gezeugt waren. In der überhaupt noch niemand wusste, dass wir irgendwann gezeugt werden.

Auslöser dieser Schmetterlingseffekte sind das »gute Karma«, aber auch die Fehltritte unserer Vorfahren. Wir tragen sie in uns. Wir müssen, wie Virginia Hughes ihren Artikel im Wissenschaftsmagazin *Nature* 2014 betitelte, mit den Sünden unserer Väter leben. Wenn sich die Spermien eines Mannes verändern, lange bevor sein Kind noch gezeugt ist, und sich das auf den Nachwuchs auswirkt, kann man schon von einem früheren Leben sprechen. Das ist nicht aus der Luft gegriffen, sondern untersucht und dokumentiert.

Erst vor Kurzem hat es eine Studie an der Universität Kopenhagen bewiesen: Der Lebensstil der Väter hat Folgen. Übergewicht kann über die Spermien an die nächste Generation weitergegeben werden.

Das Team um die Wissenschaftlerin Ida Donkin befasste sich mit einer Gruppe von Vätern, die sehr gerne, sehr viel und sehr fett aßen. Die Forscher stellten im Sperma der übergewichtigen Männer eine Methylierung fest, die sich auch bei ihren Kindern zeigte. Vor der Zeugung des nächsten Kindes nahmen die Männer mithilfe eines Magenbandes dreißig Kilo ab. Die Frage war: Wird das Epigenom des Kindes, das nun einen fitten, schlanken Vater hat, anders aussehen als das des freudigen Schlemmers? Es sah anders aus.

Weitere Studien haben ergeben: Wenn Männer vor der Zeugung zu viel Glycerin über die Nahrung aufnehmen, dann leidet das Kind oft an einem metabolischen Syndrom, also an Übergewicht, Bluthochdruck und einem gestörten Zucker- und Fettstoffwechsel. Das tödliche Quartett schädigt die Gefäße und ist als Haupttäter für Herz-Kreislauf-Erkrankungen im Visier der Medizin.

Die Sünde des Vaters ist also kein Kavaliersdelikt, sondern ein Brocken, den er dem Kind zum Verdauen ins Leben wirft.

Glycerin ist ein Fettstoff, der in der Kosmetik als Feuchtigkeitsspender verwendet wird. Zum selben Zweck wird er unter der Bezeichnung E 422 als Lebensmittelzusatzstoff eingesetzt und ist in der EU auch für Bioprodukte zugelassen. Gesund ist er trotzdem nicht. Schon gar nicht fürs Kind.

Gleich zwei Forscherteams berichteten im Fachjournal *Science* über Mäuse, die sie mit viel Fett oder wenig Proteinen gefüttert hatten. Beides veränderte die Regulierung bestimmter Gene.

Das Team um Qi Chen von der University of Nevada in Reno stopfte Mäusemännchen sechs Monate lang mit einem Fettanteil von 60 Prozent voll. Das Essen einer Kontrollmäusegruppe enthielt nur 10 Prozent Fett. Die dicken Tiere litten an einer Vorstufe von Diabetes.

Mit den Spermien aller Mäusemännchen befruchteten die Wissenschaftler Eizellen und ernährten alle Tiere dieser nächsten Mäusegeneration in den ersten sieben Lebenswochen durchweg gleich. Es zeigten sich keine Unterschiede bei der Gewichtszunahme.

Ab der siebten Woche änderte sich das Bild. Die Nachkommen der fetten Väter wiesen auf einmal eine beeinträchtigte Glucosetoleranz und eine Insulinresistenz auf. Beide Stoffwechselveränderungen sind Vorstufen von Diabetes. Weitere sieben Wochen später hatten sich die Störungen noch verstärkt. Die Ernährung der Väter hatte Einfluss auf die Gene der Kinder.

Die Story geht aber noch weiter. Bei den Mäusevätern entdeckten Chen und seine Kollegen Abweichungen bei der Ribonukleinsäure, kurz RNA, im Sperma. Die RNA ist unter anderem dazu da, Gene der DNA abzulesen und die Information von A nach B zu bringen. Im Mäuseexperiment waren Gene für den Stoffwechsel von Zucker und anderen Kohlenhydraten betroffen. Sie wurden seltener abgelesen.

Das zweite Wissenschaftler-Team rund um Oliver Rando kam an der University of Massachusetts Medical School in Worcester zu den gleichen Ergebnissen. Sie bekamen außerdem heraus, wo diese RNA verändert wurde. Es passierte in den Nebenhoden, wo die Spermien nach und nach heranreifen. Die unreifen zeigten keine RNA-Veränderungen, die reifen schon.

Was Väter essen, müssen die Kinder verdauen. So einfach ist das, selbst hochkomplizierte Vorgänge lassen sich auf einen Punkt bringen, den jede Maus versteht. Männer, die noch keine Kinder haben, sollten Speisekarten deshalb mit einem Blick anschauen, der in die Zukunft gerichtet ist. Auch wenn keine Schwangerschaft geplant ist, es kann jederzeit eine passieren, oft geht das über Nacht. Die Väter haben auch ihre Verantwortung.

Wobei ich jetzt nicht wie der mahnende Geist über jedem Restauranttisch schweben möchte, an dem jemand etwas Deftiges bestellen will. Etwas mit viel Glycerin, auf das er Gusto hat, weil ihm vielleicht sein eigener Vater so einen kleinen Methyl-Rest im Erbgut verschoben hat. Die Kette reißt nicht ab.

Falsche Ernährung ist allerdings nicht der einzige Posten im Sündenregister. Da haben wir noch einen anderen Übeltäter: den Stress.

Dazu haben sich Wissenschaftler in Philadelphia schlaugemacht. Kinder von relaxten Vätern haben ein anderes Epigenom als Kinder von Vätern, die bei der Zeugung im Stress sind. Den Rest kennen wir schon: Hypermethylierung bestimmter Gene, Anpassung der Erbsubstanz.

Veränderung. Erbgut. Methylisierung. Erbsubstanz. RNA. Epigenom. DNA. Die Vokabeln sind verwirrend. Um es einmal klar zu sagen: Die Art, wie das Tun und Lassen der Väter vererbt wird, ist keine Änderung des Erbguts an sich, das wäre eine Mutation. Wir bewegen uns hier im Bereich der Epigenetik. Da werden die Informationen zwar vererbt, aber nicht im Erbmaterial der DNA gespeichert. Sie helfen bloß bei der Regulierung der Gene.

Was genau ist der Unterschied?

Die DNA ist eine Doppelhelix. Ihre Stränge bestehen aus vier verschiedenen Bausteinen, welche die vier berühmten Basen beinhalten: Adenin, Thymin, Guanin und Cytosin. Je nachdem, in welcher Reihenfolge diese Basen stehen, ergibt sich eine andere Information, die von der RNA abgelesen wird. Das ist der genetische Code.

Jetzt hat der Mensch aber in jeder Zelle die gleiche DNA. Wie wird aus der einen Zelle dann ein Teil einer Nase und aus einer anderen ein Ohr? Woher weiß ein Gen, ob es für die Leber bestimmt ist oder fürs Gehirn? Das sagt ihm der epigenetische Code. Er ist das Regulativ, das unterschiedliche Gen-Expressionen bewirkt.

Der epigenetische Code kann leichter beeinflusst werden als der genetische, der oft mit einer Perlenkette verglichen wird. Diese Kette kann nur durch Mutation verändert werden. Das ist Sache der Evolution. Dafür bräuchten wir Zigtausende Jahre Geduld. Die Verformung des epigenetischen Codes lässt sich leicht und schnell beeinflussen. Und zwar durch eine Änderung der elektrischen Ladung.

Die Wissenschaft weiß, wie das geht. An bestimmten Teilen des DNA-Fadens können wir die Ladung unterschiedlich modulieren. Hat man die nötige Ladung, zieht sich an der Stelle der Faden zusammen. Man kann sich das vorstellen wie Magneten in dem Moment, wo sie aufeinandertreffen.

Das dort befindliche Gen ist sozusagen eingeklemmt und kann nicht mehr abgelesen werden. Für diese Ladung sind die Methyl-Reste verantwortlich.

Das ist auch die Erklärung dafür, dass in der Nase alle Gene unleserlich sind, die für die Niere notwendig wären. Deswegen haben wir im Ohr kein aktives Gen für die Lunge. Auf die Art sind in der Leber nur die Teile des Strangs leserlich, die die Leber zur Leber machen.

Der epigenetische Code ist auch für die Embryogenese bestimmt. In der Schwangerschaft lässt sich deshalb viel beeinflussen und abfangen. Immerhin bildet sich in diesen neun Monaten alles aus, was den Menschen in seinen Grundzügen ausmacht. Danach lässt sich die Ladung nur noch medizinisch oder mit viel harter Arbeit verändern. Psychisch, durch Training oder mit der Ernährung kann man die Prägungen selbst rückgängig machen. Man kann sich umprägen.

Der Ausdruck »die Münze umprägen« stammt aus der Antike. Mit dem Beginn einer neuen Regentschaft war mit den alten Prägungen auf den Münzen nichts mehr anzufangen. Man prägte sie um. Völlige Änderung? Nein, das Metall blieb ja dasselbe.

Die Münzmaschine der Epigenetik ist die Ladungs- und Funktionsveränderung des Lebensfadens.

Der Grund, warum die Natur das Schnelladaptionsverfahren eingerichtet hat, ist nicht die Ungeduld. Die Natur kann warten. Lebewesen nicht. Ohne Epigenetik könnten sie sich nicht permanent an die schnell wechselnden Umweltbedingungen angleichen. Wären sie mit dem Tempo der Evolution unterwegs, wären sie schon x-mal verhungert und ihre Gattung ausgestorben.

In diesem Schnellverfahren der Epigenetik gibt es noch weitere Adaptationsmechanismen.

Nummer eins: die Transposons.

Im Genom schleppen wir nicht abgelesenes Genmaterial mit, das von Viren stammt. Der Grund, warum wir nicht wie ein Virus aussehen, besteht darin, dass diese virale DNA epigenetisch durch Methyl-Reste blockiert wurde und deshalb keinen Krebs erzeugt. Es ist genetischer Mist. Aber nicht nur. Nichts ist nur so da.

Diese Transposons geben wir ebenfalls an die nächste Generation weiter. Als sogenannte springende Gene, denn sie können ihre Position im Genom verändern. Auch in dieser nächsten Generation werden sie vorerst blockiert und bleiben still im Hintergrund. Sie sind so etwas wie schlafende Riesen, eine Art Reservemannschaft im Genmaterial, die sich im Falle, dass sie gebraucht wird, wieder aktivieren lässt. Dann können wir uns auch vom Genom her schnell anpassen. Das Transposon springt herum, bis wir uns verändert haben und überleben.

Viren-DNA erhält also ganze Spezies am Leben, schützt sie vor dem Aussterben. Auch wir sind mit ihnen in einer Art Holistik verbunden, dessen Funktionsweise noch nicht ganz klar ist. Sie erinnert an die Romantik: Schläft ein Lied in allen Dingen ...

Nur ein ganz kleiner Teil unseres Genoms wird in Proteine umgesetzt. Der Rest sind schwarze Löcher. Gene, die nicht aktiv sind, bis eine Akutsituation eintritt, die in der bisherigen Gen-Konstellation nicht berücksichtigt wurde.

Die Sache ist durchaus originell: Das Gen ist blockiert, weil es sonst Krebs erzeugen würde. Eigentlich ist es da, um zu töten. Trotzdem sichert genau dieses Gen das Überleben. Paradox, nicht?

Was genau die Aktivierung auslöst, wissen wir noch nicht. Wir wissen nur, dass Menschen sich in ihren fundamentalen Anlagen ändern können. Der Körper kann etwas ganz Neues aus sich heraus kreieren. Wie damals, als Viren in die mutige Eizelle gekrochen sind, wodurch die Plazenta, die Säugetiere und letztlich der Mensch entstanden sind. Der Evolutionssprung vollzog sich nicht allein epigenetisch, es war auch virale DNA am Werk.

Das alles ist für uns äußerst beruhigend. Der Homo Deus hat so viel Potenzial in seinen ruhiggestellten Genen, dass die Evolution für ihn nach oben offen ist.

Wenn es hart auf hart kommt, müssen wir vielleicht gar nicht zu Cyborgs werden oder ein Computergehirn bekommen, damit es zu einem Evolutionsschub kommt. Die springenden Gene der Viren in uns tragen schon das Potenzial, eine neue Spezies hervorzubringen.

Für die Entdeckung der Transposons im Mais hat die Botanikerin Barbara McClintock den Nobelpreis erhalten. Im Pflanzenreich ist schnelle Anpassung unbedingt notwendig, dort geht es nicht ohne. Pflanzen können den Äußerlichkeiten nicht davonlaufen, sie müssen sich weit mehr anpassen als andere Lebewesen, die es zuerst einmal mit Flucht probieren können.

Es kann ja sein, dass plötzlich mehr Blei im Boden ist oder weniger Schatten vor der Sonne, weil die UV-Strahlen durch ein schütter gewordenes Blätterdach hindurchstechen. Dann müssen die Pflanzen flink reagieren. Schon ihre Mutationsgeschwindigkeit ist schneller als bei den Tieren, und in der Adaption, auch über die Epigenetik, sind sie wahre Meister.

Aber auch bei Tieren wurde die Epigenetik erforscht:

Fliegen zum Beispiel ändern ihre Augenfarbe mit der Temperatur. Das war einer der ersten Versuche auf dem Gebiet. In einem hitzigen Milieu lagern sie Augenpigmente ein und vererben sie weiter. Die Farbanpassung funktioniert auch noch, wenn es wieder kühler ist.

Verirrt sich ein Wasserfloh mitten in ein feindliches Lager, wächst ihm ein Helm. Eine Dornenschutzhaube verstärkt seinen Schädel. Weil das keine üble Überlebensstrategie ist, verändert der Wasserfloh das Gen in seiner Architektur so, dass es länger abgelesen werden kann, und vererbt es seinen Wasserflohkindern, die die dickere Hautschicht auf dem Kopf eigentlich gar nicht mehr brauchen, weil die Feinde nicht mehr da sind. Aber sie könnten wiederkommen. Deshalb tragen dann sieben Generationen von Wasserflöhen diese Schutzhaube.

Die Wildmeerschweinchen verwenden dieselbe Methode, wenn es draußen zu heiß wird. Steigen die Temperaturen, werden Gene aktiviert, die sie vor der Hitze schützen, indem sie etwa weniger Urin ausscheiden, weil die Flüssigkeit bei der höheren Temperatur gebraucht wird.

Selbst wenn die Temperatur wieder normal wird, bleibt der Mechanismus über Generationen hinweg erhalten, es könnte ja noch eine Hitzewelle kommen.

Außerdem passierte den Wildmeerschweinchen in der heißen Umgebung dasselbe wie einem Mann, der viel in die Sauna geht. Die Hitze ist schlecht für die Hoden. Bleiben sie in der Bauchhöhle, sind sie einer höheren Temperatur ausgesetzt als im Hodensack, und das ist für die Spermien gefährlich. So einen Hodenhochstand muss man operieren.

Die Wildmeerschweinchen lösen das Problem eleganter. Sie induzieren nicht nur Enzyme in der Leber, die das ganze Meerschweinchen schützen, sondern auch noch speziell im Hoden, um sich die Manneskraft zu erhalten.

Ähnlich clever gehen Fische mit der Wassertemperatur um. Lisa Shama vom Alfred-Wegener-Institut hielt auf Sylt Stechlinge zwei Monate lang zur Hälfte in 17 und zur anderen in 21 Grad warmem Wasser. 17 entspricht der heutigen Wassertemperatur der Nordsee, und auf 21 Grad, nehmen die Fachleute an, wird sie sich im Jahr 2100 erwärmt haben.

Nach diesen acht Wochen paarten Shama und ihre Leute die Tiere untereinander und zogen die Nachkommen wieder bei 17 oder 21 Grad auf. Sie wiederholten den Versuch dreimal. Nach der dritten Generation war klar: Die Prachtexemplare unter den Jungfischen waren die aus der Umgebung mit der Wassertemperatur, die auch ihre Mutter erlebt hatte. Die Information war diesmal also von den Müttern an die Kinder weitergereicht worden. Selbst die Großmütter hatten ihren Teil dazu beigetragen.

Shama ging der Sache auf den Meeresgrund und landete bei den Mitochondrien, den Kraftwerken der Zellen, die wie der Zellkern auch DNA beinhalten. Die verbrauchten für die Zellatmung weniger Energie, sofern die kleinen Stechlinge in der Wassertemperatur lebten wie ihre Mütter und Großmütter. Mitochondrien werden nur über die Eizelle weitergegeben und damit über die mütterliche Linie.

Sehr beeindruckend zeigen uns die Stare, was die Epigenetik kann. Auf der Suche nach Nahrung hatten sie noch eine lange Strecke zu fliegen. Die Muttertiere standen unter großem Stress, schafften es aber trotzdem, Eier zu legen. Vor allem aber schafften sie es, dass die Küken mit einer viel stärkeren Flugmuskulatur in die Welt schlüpften, um den Strapazen der langen Nahrungssuche, die vielleicht auch sie erwartete, gewachsen zu sein.

Damit wären wir wieder bei der Verschränkung mit dem früheren Leben angekommen. Immerhin muss diese Adaption ja vor der Zeugung stattgefunden haben.

Dem für den Menschen wahrscheinlich wichtigsten Reaktionsmechanismus ist die Forschung im Weingarten begegnet. Mäuse, die mit einem Pestizid in Berührung kommen, das die Weinstöcke vor Pilzen schützen soll, haben die Reproduktion heruntergeschraubt. An den Hoden der Mäuse stellte man eine Veränderung fest, die Methylierung war anders. Die Jungen der epigenetisch veränderten Maus waren noch in der Lage, sie weiterzuvererben. Selbst die Enkelkinder, die nie etwas mit dem Pestizid zu tun hatten, kamen noch mit demselben Schaden zur Welt. Das Problem vererbte sich im Hoden weiter. Es ist anzunehmen, dass es den Winzern, die das Mittel verwenden, nicht anders geht.

Um den Sünden unserer Väter auf die Spur zu kommen, müssen wir die Tiere beobachten. Bei ihnen lassen sich Studien durchführen, die bei Menschen nicht möglich sind. Wir können nicht prospektiv einen Versuch starten und schauen, wie es in drei Generationen damit steht. Nach zwei Generationen ist der Forscher tot. Nicht zu reden von dem ethischen

Problem. Wir sind also auf die Hilfe der Wasserflöhe und Wildmeerschweinchen angewiesen. Und aufs Glück.

Apropos Pestizide: Syntex war eigentlich eine Firma, die Pestizide herstellte. Sie forschte daran, mit welchem Mittel sich Moskitos davon abhalten ließen, sich zu vermehren, und stieß auf die Yamswurzel. Ein gewisser Carl Djerassi hat das Schwangerschaftshormon Gestagen daraus extrahiert. Er wollte versuchen, den Fertilitätszyklus der Tiere damit zu unterbrechen. Es stellte sich heraus, dass das beim Menschen auch funktionierte, und führte zur Entwicklung der ersten Pille.

Djerassi, der Vater der Pille, war Wiener und hat hier studiert, ich habe ihn noch gekannt. Er floh vor den Nazis, hat sein Studium in Amerika beendet und bei Syntex in Mexico gearbeitet, wo er mit der Pille ein sehr reicher Mann wurde. Später erfand er das Genre der Science-in-Fiction-Romane und schrieb auch Theaterstücke und Gedichte. Vor drei Jahren ist er mit 91 Jahren gestorben.

Ein ebenso erfreuliches Ereignis wie die Erfindung der Pille bescherte uns das Immunsystem. In Quebec gab es am Anfang des 18. Jahrhunderts eine verheerende Masernepidemie, und 15 Jahre darauf folgte eine Pockenepidemie. In den Kirchenbüchern ist dokumentiert, dass viel weniger Kinder an den Pocken starben, die nach dem Masernausbruch geboren waren, als Kinder, die die Masern bereits erlebt hatten. Das hört sich paradox an. Es liegt aber daran, dass die Kinder epigenetisch von ihren Eltern auf kommende Krankheiten vorbereitet worden sind. Und zwar nicht nur auf Masern, sondern auch auf Pocken. Eine großartige Impfung.

Natürlich gibt es auch Beobachtungen, die zwar wichtige Erkenntnisse bringen, über die sich aber niemand freuen kann.

In Südkalifornien grassierte plötzlich Asthma unter den Kindern. Bei den Untersuchungen stellte sich heraus, dass in den meisten Fällen die Großmütter Raucherinnen waren. Die Großmutter raucht und das Enkelkind bekommt Asthma. Man startete einen Versuch mit Mäusen, die mit Tabakrauch und seinen Schadstoffen bombardiert wurden. Die zweite, dritte und vierte Generation hatte noch Lungenprobleme, die dem menschlichen Asthma entsprechen.

Als die Primaten begonnen haben, faulendes Obst zu essen, hatten sie im Körper Alkohol, aber kein Enzym, um ihn abzubauen. Sie konnten nicht viel mit dem Gärstoff anfangen und hatten Probleme. Daraufhin hat der Körper in genialer Weise ein Gen aktiviert, das wahrscheinlich viral herumgelegen ist. Dieses Gen ist bis jetzt erhalten, und heute wird es auch besonders gebraucht. Der Mensch kann Alkohol abbauen. Andere Säugetiere, die kein faulendes Obst gegessen haben, können das nicht.

Ereignisse eines früheren Lebens wirken sich auf die nachfolgenden Generationen aus. In dem Fall das Leben einer Vorfahrin aus der mütterlichen Linie.

Ohne dass wir es wissen, werden wir geprägt. Schon bei der Zeugung sind Dinge vorbestimmt, und eben nicht nur durch die DNA, sondern auch durch die Handlungen unserer Eltern und Großeltern. Die Schwangerschaft beeinflusst uns. Unsere älteren Geschwister beeinflussen uns. Der Körper ist voreingestellt, das Denken wird geprägt. Das alles begleitet uns ein Leben lang, und wir geben es wiederum an unsere Kinder weiter.

Da drängt sich die Frage auf: Wie verträgt sich das mit dem freien Willen, den der Mensch im Gegensatz zu allen anderen Wesen hat? Die Antwort der Wissenschaft fällt da wesentlich anders aus als noch vor ein paar Jahren.

Den freien Willen gibt es beim Homo sapiens im ersten Schritt vielleicht nur beschränkt. Es gibt Forscherstimmen, die meinen, das Unterbewusstsein treffe unsere Entscheidungen und regiere uns mehr als alles andere. Manche Neurophysiologen sagen, dass unsere Reaktionen programmiert sind und wir unbewusst das nachmachen, was das Nervensystem uns vorgibt.

Allerdings: Der Homo sapiens ist das einzige Säugetier, das, selbst wenn es determiniert handelt, im Nachhinein darüber nachdenken kann. War das gescheit oder nicht? Soll ich das beim nächsten Mal lassen? Muss ich mich schuldig fühlen? Soll ich mich schämen? Muss ich die Welt anders sehen? Soll ich mich freuen? Habe ich daraus gelernt? Mit dieser Erfahrung kann er sich für die Zukunft selbst prägen.

Hat sich das in der Evolution zufällig so entwickelt?

Charles Darwin entdeckte nicht den Zufall, sondern einen Plan. Was sind unsere Naturgesetze, von denen wir bei weitem nicht alle kennen, denn anderes als ein Plan? Kann ein Design, das über Milliarden von Jahren genial funktioniert, nicht als intelligent angesehen werden? So etwas zu glauben macht einen noch nicht zu einem Kreationisten, der glaubt, dass alles Wort für Wort so geschehen ist, wie es in der Bibel steht. Die Kombination aus Christentum und einer wissenschaftlichen Holistik macht die Evolution zur Schöpfung und umgekehrt.

Angenommen, der globale Sauerstoff würde sich vermindern, der Mensch würde sich anpassen. Angenommen, die Temperatur steigt an, der Mensch würde sich anpassen.

Ob man das dann schnell genug in einer Generation hinkriegt, ist die andere Frage. Auch das bleibt zu hoffen.

Es ist ein noch unbekanntes Lied hinter allem. Und die Lieder der Natur werden langsam abgesungen.

Der Homo faber als schaffender Mensch der Jetzt-Zeit ist in der Lage und auch dabei, alles rasend zu beschleunigen. Ob da die Natur noch mitkommt mit ihrem langsamen Lied, ist die zentrale Frage.

Die Schwangerschaft, eine Art früheres Leben

Zweieinhalb Zentimeter ist er groß, der kleine Mensch. Und jetzt sieht man ihm auch an, dass er einer wird. Der kleine Schwanz, mit dem in den ersten Wochen der Schwangerschaft alle Säugetiere gleich aussehen, hat sich zurückgebildet. Zehn Wochen schwimmt der Embryo nun in seinem Fruchtwasserpool im Bauch seiner Mutter, ab jetzt darf er sich Fetus nennen. Das findet er ziemlich proper, zum Beweis lässt er seine Muskeln spielen, ein Zeitvertreib, den er erst seit ein paar Tagen beherrscht. Genau wie das Hüpfen.

Die erste Hürde scheint einmal geschafft. Im Gehirn bilden sich in sagenhafter Geschwindigkeit unglaublich viele Nervenzellen, die sich unvorstellbar schnell miteinander verbinden. Bei den Füßen tut sich noch nicht so viel, dafür sind die Finger schon fertig. Der Mensch wächst von oben nach unten, deshalb ist der Kopf gerade so groß wie der gesamte restliche Körper, von dem man bald wissen wird, ob er einmal eine Frau oder ein Mann werden wird. Hat ein Embryo diese zehnte Schwangerschaftswoche gesund überstanden, wird das vermutlich so bleiben. Die gefährliche Zeit, in der Fehlbildungen entstehen, ist jetzt vorbei.

Ab nun ist der Fetus bereit für eine Ansprache.

Die bekommt er auch, und sehr nachhaltig. Von dieser zehnten Schwangerschaftswoche an unterhalten sich Mutter und Kind sozusagen auf Holistisch. Was sie einander zu sagen haben, hallt einige Zeit nach. Das Kind wird davon ein Leben lang geprägt.

Ich nenne diese Kommunikation gerne Ortsgespräche. Total unmedizinisch, dafür ein bisschen poetisch. Genau richtig für Gespräche zwischen geborenem und ungeborenem Menschen. Der Ort, an dem sich Mutter und Kind in der Schwangerschaft zusammensetzen wie später an einem Kamin, ist die Gebärmutter. Einen anderen Ort gibt es ja nicht in diesen Monaten. Hier sind die beiden ungestört. Hier können sie sich unterhalten. Hier finden permanent Diskussionen zwischen ihnen statt.

Worte fallen dabei keine, zumindest nicht in den Gesprächen, die ich meine. Die beiden sind auch gar nicht auf Worte angewiesen. Am besten trifft es die Sache, wenn ich sage: Das Kind erfährt.

Zum Beispiel, wer Mozart ist. Er besteht aus Tönen, mehr weiß der Fetus eigentlich nicht, aber das ist ja auch vollkommen ausreichend bei Mozart.

Dass Babys auf Musik reagieren, ist jeder Schwangeren bekannt. Sie spüren, wie das Kind zu Tschaikowski am Schwanensee tanzt oder zu Rammsteins Brachialsound randaliert. Die meisten probieren es anfangs mit Mozart, in dem vereinen sich Künstlerisches und Kindliches auf so geniale Weise.

In Barcelona wollte man vor ein paar Jahren wissen, was im Mutterbauch vor sich geht, wenn man das Baby mit Musik bekannt macht. Im Ultraschall ist es deutlich zu sehen. Die Spanier sind bekannt als gute Ultraschall-Experten. Entsprechend beeindruckend ist das Bild, das sie lieferten.

Es ist still, das Baby ist völlig entspannt. Dann schaltet jemand die Musik ein, auch hier war es Mozart. Kaum hört das Baby die Klänge, sieht man auf dem Monitor, wie es seine winzige Zunge herausstreckt. Es öffnet den Mund, verzieht das Gesichtchen. Genau so als wollte es mitsingen. Stoppt die Musik, hält das Baby in seiner Mimik inne, die Zunge verschwindet wieder im Mund. Kaum beginnt das Musikstück von Neuem, singt das Kind wieder mit. Die Zunge kommt wieder zum Vorschein, Papageno bekommt Unterstützung aus dem Mutterbauch.

Es ist eine zauberhafte Studie.

Die Königin der Nacht wird dem Kind sein Leben lang nicht mehr egal sein. Vielleicht wird es selbst kein Wunderkind, aber ich bin überzeugt davon, dass die großen Musikerfamilien deshalb so groß wurden, weil die Kinder schon in utero mitbekommen haben, was Mozart und seine Kollegen mit ihren Geigenklängen und Klavierakkorden auslösen können.

Früher sagte man, Talent liege in den Genen. Das ist bestimmt nicht hinfällig, es kommt jetzt nur eine neue Interpretation dazu. Innere Begabung durch äußere Eindrücke. Die Präjudizierung in den Ortsgesprächen. Sie drücken dem Kind einen Stempel ins Buch des Lebens, geben in manchem eine Richtung vor und beeinflussen vieles.

Eine Untersuchung in Frankreich macht deutlich hörbar, was wir vermuten. Schon während der Schwangerschaft werden die Kinder geprägt von dem, was sie mitbekommen. Die Franzosen nahmen die ersten Schreie von Kindern nach der Geburt auf und verglichen sie. Das Konzert schlug ganz neue Töne in der Wissenschaft an.

Die Studie zeigte: Deutsche und französische Kinder schreien nach der Geburt völlig unterschiedlich.

Wie mit einem Stethoskop hört das Kind während der Schwangerschaft die Mutter. Wenn es auf die Welt kommt, richtet es seinen Schrei danach aus. Entscheidend dabei ist die Tonhöhe, die im Deutschen und im Französischen sehr unterschiedlich ist. Die französische Intonation geht zum Ende hin nach oben, die der deutschen Sprache nach unten. Genau nach diesem Muster schreien auch die Kinder. Die kleinen Franzosen strecken sich nach dem hohen C. Die kleinen Deutschen kündigen mit einem in den Bass mündenden Statement an, dass sie da sind.

Der Versuch erstreckte sich nicht nur auf diese zwei Sprachen. Besonders interessant brüllten Kinder aus dem asiatischen Raum, wo viele Sprachen, wie zum Beispiel das Chinesische oder das Vietnamesische, musikalische Akzente haben. Die Melodie hat den gleichen Aussagewert wie bei uns die Buchstaben, was ziemlich schwer zu lernen ist, wenn man es nicht von Geburt an mitbekommt.

Diese singende Art zu sprechen hat übrigens einen erstaunlichen Nebeneffekt: Die meisten Menschen mit absolutem Gehör haben eine solche melodische Muttersprache. Der mütterliche Singsang löst in der Schwangerschaft unterschiedliche Schwingungen aus. Das Kind registriert sie und erwirbt sich die Fähigkeit, die Tonlagen zu unterscheiden.

Im Tierreich ist man dem Menschen da noch einen guten Takt voraus. Als ein Forscherduo der Deakin University im australischen Waurn Ponds Zebrafinken beim Brüten belauschte, bekam es einen weltbewegenden Gesang zu hören. Man kann es die Hymne der Umweltadaption nennen. In den letzten fünf Tagen, bevor die Küken aus dem Ei schlüpften, zwitscherte die

Finkenmutter ihnen vor allem ein Lied vor. Immer dasselbe, aber nur, wenn es mehr als 26 Grad hatte.

Damit bereiten die Vögel ihre Nachkommen schon in der Embryophase auf die wärmeren Temperaturen vor, die Klimaexperten bis zum Ende des 21. Jahrhunderts voraussagen. Wie sich das zu den Zebrafinken durchgesprochen hat, weiß ich nicht.

Tatsache ist: Die besungenen Küken waren am Ende der Nestlingszeit kleiner als üblich. In diesem Fall war das aber kein Nachteil. In warmer Umgebung wächst es sich langsamer nämlich besser, weil dabei weniger oxidativer Stress in den Zellen entsteht. So führt das reduzierte Gewicht zu besserer Gesundheit.

Leider gibt es nicht nur freundliche Töne beim Thema Ortsgespräche. Musik ist das eine, Stress das andere. Das duale System macht auch vor dem Ungeborenen nicht halt. Wenn Mozart Positives bewirkt, deckt Stress die negativen Folgen ab.

Mobbing der Mutter in der Schwangerschaft gehört zu den heftigsten Unruhen, denen ein Kind ausgesetzt sein kann. Wenn eine Frau es in der Schwangerschaft schwer hat, wirkt sich das sehr lange auf ihr Kind aus. Oft fühlen sich Frauen schuldig, dass auch ihr Baby aushalten muss, was sie selbst erleiden. Immerhin gibt es zwei gute Nachrichten.

Die erste: Mutterschutz ist in Österreich und Deutschland und in vielen anderen Ländern gesetzlich geregelt. Es muss alles gemacht werden, um Krankheiten zu verhindern. Keine Schwangere darf am Arbeitsplatz einem Stress ausgesetzt sein, der das Ungeborene schädigen könnte.

Die andere gute Nachricht: Man kann im zweiten epigenetischen Fenster wettmachen, was im ersten epigenetischen Fenster schiefgelaufen ist. Mit sehr viel Zuneigung und Zuwendung lassen sich viele Probleme wiedergutmachen, wir werden noch genauer davon hören. Man kann die Sünden der anderen sozusagen wegstreicheln.

Stress ist ein grundsätzlich ekelhafter Geselle. Aber selbst er hat seine ganz schlechten und seine weniger schlechten Seiten. Es kommt vor allem darauf an, wie lange er andauert.

In Basel hat man herausgefunden, dass kurzfristiger Stress durchaus einen, wenn auch etwas hektischen, Schmetterlingseffekt hat. Ist die Mutter in der Schwangerschaft einer Stresssituation ausgesetzt, die sich bald wieder auflöst, wirkt sich das positiv auf ihr Kind aus. Es lernt, sich zu wehren. Die Aufregung macht es nicht zum Duckmäuser, sondern mutiger und kampfbereiter. Es kann sich sogar wesentlich besser verteidigen als ein Kind, das eine durchweg friedvolle Schwangerschaft erlebt hat.

Die Natur hat außerdem daran gedacht, den kleinen Wicht nicht auf seinem Adrenalinspiegel sitzen zu lassen, sondern ihn von dort wieder herunterzuholen. Mithilfe unseres alten Freundes, des Oxytocins, gelingt es dem Baby, sich selbst zu beruhigen.

Den kontinuierlichen Stress, wie er bei Mobbing gang und gäbe ist, kann ich dagegen beim besten Willen nicht schönreden. Es ist wie in der Physiologie: Eine kurze Belastung ist günstig, eine permanente führt zum Herzinfarkt.

Gewalt ist eine andere Form von Stress. Ein Mann, der seine schwangere Frau schlägt, schadet seinem Kind ebenso wie seiner Frau. Und natürlich nicht nur durch die Schläge selbst, sondern auch durch die psychische Belastung. Die Wahrscheinlichkeit, dass das Kind ebenfalls gewalttätig wird, ist hoch.

Ein Forscherteam in Konstanz überprüfte in einer Studie, ob der Dauerstress bei Müttern mit einer sehr schweren Schwangerschaft den Cortisol-Haushalt des Kindes präjudiziert. Das Ergebnis war wie befürchtet: Die Kinder hatten einen sehr ungünstigen Stresshormonspiegel. Je höher der Spiegel ist, desto aktiver ist das Baby, aktiv im Sinne von völlig überdreht.

Hat nun die Mutter in der Schwangerschaft zu viel Cortisol, kann das Kind später mit hohem Blutdruck, Diabetes und verstärkten Reaktionen in Stresssituationen rechnen. Außerdem weiß die Medizin, dass Nikotin oder Unterernährung die Reaktivierung des Cortisols verstärkt. Es ist eine Kettenreaktion: Je größer die Unterernährung, desto höher das Cortisol der Schwangeren und desto größer das Problem für das Kind.

Mit mehr Wucht trifft der Dauerstress die Mädchen unter den Embryos. Sie reagieren heftig auf alles Erdrückende, was die Mutter in der Schwangerschaft zu bewältigen hat. Die Buben stecken so etwas besser weg. Man weiß, dass beim weiblichen Geschlecht mehr affektive Störungen auftreten, bei denen auch allerlei Hormonschwankungen eine Rolle spielen. Mit jüngstem Wissen steht nun auch zur Diskussion, ob es mütterliche Belastungen sind, die während der Schwangerschaft Mädchen mehr stören als Burschen.

All diese Folgen sind keine Kinkerlitzchen. Auch wenn man sie später mildern kann, sie schlagen sich nieder, nicht zuletzt haben sie Einfluss auf den Charakter. Vor einigen Jahren glaubte man noch, Charakter sei wie das Talent primär durch die Gene bestimmt. Die Gene sind die Hardware, das schon. Heute tendiert man aber mehr in die Richtung, dass Hardware in dem Fall nicht alles sein kann. Charakter ist etwas extrem Komplexes. Es gibt so viele Faktoren, die dabei mindestens genauso wichtig – wenn nicht noch entscheidender – sind als die Gen-Konstellation.

Nehmen wir nur das Gen, das für die Ausschüttung von Cortisol zuständig ist. Es ist bei jedem Menschen gleich. Die Frage ist, ob es abgelesen wird oder nicht, und das entscheiden unter anderem die Marker, die von außen draufgesetzt werden.

Eine andere Untersuchung, bei der die Telomere von Kindern gemessen wurden, bringt weiteres Licht in die Sache. Testpersonen waren Kinder mit Müttern im Stress oder Kinder aus armen Familien. Die Telomere sind die Enden der Chromosomen. Je besser sie ausgebildet sind, desto besser für die Zellteilung. Je kürzer sie sind, desto größer ist, auf jeden Fall bei Kindern, das Problem. Die Ergebnisse untermauerten die Annahme. Stress und Armut der Eltern wirken sich ungünstig auf die kindlichen Telomere aus. Ebenso wie Nikotin und soziales Umfeld.

Es sind immer die elementaren Dinge, die epigenetisch zu Buche schlagen. Überleben, Stoffwechsel und Energie sind die Hauptsysteme. Wie überlebe ich, was fresse ich? Diese beiden Fragen prägen das Kind, auch im Mutterleib.

Dort bekommt das Kind die Ernährung der Mutter fast direkt zu spüren. Isst sie zu wenig, steigt die Sorge ums Überleben und es kommt zu epigenetischen Fehlregulationen. Isst sie zu viel, ist es auch nicht gut. Außergewöhnliche Situationen geben außergewöhnliche Signale weiter.

Inwieweit man es schafft, eigenes oder das Verhalten anderer in den Griff zu kriegen, ist eine Frage von Mentalität, Disziplin, Selbstwert und noch so einigen anderen Helfern, die einem zur

Seite stehen oder auch nicht. Aber äußere Umstände sind nicht alles, was ein Baby in den Ortsgesprächen mitbekommen kann.

Ein anderes Thema, das über die Nabelschnurverbindung von Mutter und Kind zur Sprache kommt, betrifft gewisse Substanzen, von denen man weiß, dass sie da sein müssen, wenn man Nachteile für sein Kind vermeiden will. Diese Stoffe sind Werkzeuge für die epigenetische Steuerung der Embryogenese.

Eine dieser wichtigen Substanzen ist das Vitamin D. Ein Vitamin-D-Mangel der Mutter bedeutet mit signifikanter Häufigkeit, dass das Kind mit dreißig oder vierzig Jahren ein höheres Risiko hat, an Multipler Sklerose zu erkranken. Da reden wir also nicht von einem Schnupfen.

Die Haut bildet Vitamin-D-Vorstufen mithilfe der Sonne, weshalb es logisch ist, dass in Gegenden mit wenigen Sonnentagen auch wenig Vitamin D da ist. In Dänemark zum Beispiel ist man draufgekommen, dass Schwangerschaften im Winter ausgesprochen heikel sind. Fallen sie zeitlich so, dass die Mutter das zweite und dritte Trimenon quasi ohne Licht verbringt, und hat sie dadurch einen sehr niedrigen Vitamin-D-Spiegel, ist das Risiko für MS, wie die Studie zeigte, erhöht.

Auch Folsäure und Cholin steuern das Wachstums des kleinen Menschleins. Und wie machen sie es? Epigenetisch. Die bieten Methyl-Reste.

Sozialer Stress, und nebenbei gesagt auch Drogen wie Kokain, haben einen negativen Einfluss auf die Nervenwachstumsfaktoren, verhindern also das Wachstum von Nerven und Hirn. Das Kind neigt später zu den Depressionen, die es durch die Mutter mitbekommen hat. Da ist es dann schon besser, die werdende Mutter mit Psychopharmaka zu behandeln, die den Methyl-Rest, der das zuständige Gen außer Kraft setzt, wieder zurückpfeifen.

Bei epigenetischen Veränderungen, die durch Traumata entstanden sind, hat man da bereits gute Aussichten. Nach Schlaganfällen verbessert zum Beispiel das Antidepressivum Fluoxetin nicht bloß die Gemütslage. Wie in der Zeitschrift *The Lancet* veröffentlicht wurde, stiftet es auch die Hirnrinde an, Nervenzellvorläufer zu produzieren, damit sich das Gehirn nach dem Sauerstoffmangel wieder regeneriert. Während der Schwangerschaft sollte man es aber nicht einnehmen. Da wird der Arzt andere Mittel verschreiben, die weniger Nebenwirkungen haben.

Antidepressiva unterstützen außerdem die Motorik, die gelitten hat. Schlaganfallpatienten erholten sich sogar von schweren, halbseitigen Lähmungen erkennbar schneller und besser. Bisher ist die Verwendung zur Nervenregeneration nach einem Schlaganfall experimentell, außer die Stimmungsaufheller werden gegen eine Depression gebraucht.

Es gibt sie also, die Möglichkeiten des Reparierens. Die Aussicht gutzumachen, was in der Schwangerschaft schiefgelaufen ist. Auch wenn die Ortsgespräche, die Mutter und Kind so nonverbal miteinander führen, mitunter recht ernste Themen haben.

Einige wird niemand vermeiden können. Bei anderen könnte sich eine Mutter, und ebenso der Vater, in der Schwangerschaft das sagen, was sie nach der Geburt ihrem Kind immer wieder sagen wird: Pass auf! Denn Eltern sind für die Generation, die sie in die Welt setzen, verantwortlich. Und das schon vor der Zeugung und in der Schwangerschaft.

Die Geburt und ihr holistisches Erbe

Gleich wird es sie sehen. Zum ersten Mal. Wenn es erst durch diese Schleuse durch ist. Meine Güte, ist das eng hier. Hat ihm niemand gesagt, dass das so eine Tortur sein wird, sich in diese Welt zu zwängen. Dabei ist es schon so neugierig auf die Mutter.

Wie wird sie ausschauen? Wie wird sie sich anfühlen? Es kennt sie bis in die kleinste Zelle. Es ist mit ihr verbunden. Aber es hat sie bisher nur von innen gesehen. Damit ist es in ein paar Minuten vorbei. Hoffentlich. Dann werden sie sich das allererste Mal wirklich treffen. Anschauen. Spüren. Gleich. Endlich. Bin ich gespannt, würde der Embryo denken, wenn er das schon könnte. Und dann ist es so weit. Vor ihm das erste andere Lebewesen, das er je gesehen hat, samt seiner ganzen Verwandtschaft: Die erste Begegnung eines Neugeborenen ist nicht die Mutter. Es sind ihre Bakterien.

Bevor es noch den Kopf in die Welt hinausstreckt, macht das Kind Bekanntschaft mit diesen so oft missachteten Bewohnern der Erde. Und das ist das Beste, was ihm passieren kann.

Bakterien sind die am meisten unterschätzten Lebewesen, mit denen der Mensch zusammenlebt. Sie sind um ihn herum, über ihm, unter ihm, neben und in ihm. Sie kommen einfach überall vor und deswegen natürlich auch in der Scheide der Frau.

Diese Begegnung des Babys mit den ersten Vorboten seiner Existenz außerhalb der Mutter ist von enormer Bedeutung. Denn die Bakterien, an denen es sich dort vorbeischiebt, decken zwei Hauptkapitel des menschlichen Daseins ab, das da eben im Begriff ist, zu beginnen: Die Abwehr der Feinde, um die Unversehrtheit des eigenen Organismus zu erhalten, und die Energiezufuhr, die den Körper am Funktionieren, in Bewegung und am Leben hält.

Diese beiden riesigen Aufgaben werden von den Bakterien mitgesteuert, und die braucht das Kind sofort. Es bekommt sie quasi im Vorübergehen. Kämpft es sich aus der Gebärmutter durch den engen Gang nach draußen, nimmt es die Bakterien praktisch von der Scheidenwand mit und in sich auf. Damit hat es, noch bevor es geboren ist, Essentielles zu seiner Gesundheit beigetragen. Es hat auf den Einschaltknopf des Immunsystems gedrückt, die zwei Hauptaufgaben des Lebens in sich gestartet.

Ausschlaggebend für das Immunsystem sind eigentlich die Darmbakterien. Allerdings befinden die sich, wie der Name schon sagt, in einer Gegend, wo das Kind bei der Geburt nicht vorbeikommt. Das macht aber nichts, denn die Natur liebt solche Denksportübungen und löst sie allesamt genial.

In dem Fall hat sie sich damit geholfen, die Bakterien in der Scheide zu einer Art Spiegelbild der Bakterien im Darm der Mutter zu machen. Über die mütterlichen Scheidenbakterien kann das Baby daher auch die entsprechenden Bakterienkolonien in seinem Darm etablieren.

Dabei konnten Mutter und Kind weiterhin miteinander verschränkt werden. Denn die Darmbakterien des Babys ähneln zwangsläufig denen der Mutter. Eine Prägung, die dem Kind lang treu bleibt.

Großartige Einrichtung. Die Natur hat alles bedacht, das Kind ist von Anfang an mit dem Wichtigsten versorgt.

Wenn jemand eine Schattenseite davon abbekommt, dann ist das die Mutter. Da die Darmsituation der Frau mit den Bakterien in der Scheide korrespondiert, wandert auch so manche Störung von hier nach dort. Die Bakterien emigrieren quasi in Zweierreihen Hand in Hand vom Darm in die Scheide und toben sich dort ziemlich aus.

Sind schädigende Bakterien im Darm der Frau etwa im Überfluss vorhanden, laboriert sie zeitlebens an Scheidenentzündungen. Dazu braucht sie weder einen Partner noch einen Pool. Manche Frauen haben das Gefühl, bloß an einem Schwimmbad vorbeigehen zu müssen, schon haben sie eine Scheidenentzündung. Sie liegen gar nicht so falsch damit. Dagegen können auch die Milchsäurebakterien nicht immer etwas ausrichten, obwohl sie in erster Linie der Abwehr der Feinde dienen, die von außen kommen.

Der Mensch hat sie überall dort, wo er Körperöffnungen hat. Im Darm, im Mund, in der Nase, beim Mann in der Prostata und sogar in der Lunge. Bei der Frau sitzen sie natürlich auch in der Scheide, wobei die dort vorherrschende Bakteriengruppe nach dem deutschen Frauenarzt Albert Döderlein benannt ist. Überall sind diese Abwehrbakterien dabei, den Körper zu schützen, ihn unverletzt zu erhalten. In der Medizin nennen wir das: seine Integrität zu bewahren. Bataillone von körpereigenen Hilfsbakterien sichern dafür sozusagen die Außengrenzen des Organismus.

Gleichzeitig ist der Darm ohne Unterlass mit der Energiegewinnung beschäftigt. Die Kraft für diese unendlich vielen Vorgänge, die der Körper permanent parallel ausführt, muss ja von irgendwoher kommen. Der Brennstoff ist das Essen. Vor allem die Kohlenwasserstoffe, die dann mit dem Sauerstoff verbrannt werden, den wir atmen. Im Darm wird entschieden, wie viele Kalorien aus der Nahrung aufgenommen werden.

Auch das übernimmt das Kind bei der ersten Begegnung mit den Bakterien. Auch das begleitet es ein Leben lang. Auch das ist eine Prägung durch die Mutter.

Aus diesem Grund geht man jetzt auch in der Mikrobiom-Therapie und der Forschung auf dem Gebiet zusehends in diese Richtung. Der Grundgedanke: Es ist wichtig, dass die Mutter während der Schwangerschaft eine gute Darmflora hat. Eine schlechte Darmflora kann dem Kind einige Probleme verursachen.

Der Mutter kann sie das Leben vor allem unnötig schwermachen. Wörtlich gemeint. Denn es gibt Darmbakterien, die in der Lage sind, selbst noch Zellulose zu spalten, das Grundgerüst von Pflanzen, aus dem Papier gemacht wird. Damit nehmen sie aus Karotten fast so viele Kalorien heraus, als hätte man einen Schweinsbraten gegessen. Sie gewinnen praktisch Energie aus nichts.

Man erkennt solche Supertalente ihres Faches bei der Analyse des Darms. Hat die Frau das Pech, sie in sich zu tragen, nimmt sie trotzdem zu, obwohl sie nur noch Karotten knabbert. Um diese Kalorienbeschaffer unter den Darmbakterien an der Arbeit zu hindern, setzt die Medizin auf verschiedene Maßnahmen, in aktuellen Studien auch auf Antibiotika.

Die Geburt ist nicht unwichtig für das Kind. Es ist ein seltsamer Pleonasmus, aber es stimmt. Eine natürliche Geburt hat ihre Vorteile.

Anders gefragt: Was passiert, wenn ein Baby durch Kaiserschnitt auf die Welt kommt? Wenn es statt der Darmbakterien zuerst auf die Hautbakterien der Mutter trifft? Genau darüber ist derzeit eine große Diskussion im Gange.

Fest steht schon jetzt: Es ist tatsächlich nicht egal, ob ein Mensch per vaginam oder per Sectio caesarea geboren wird. Allerdings gibt es Situationen, in denen der Kaiserschnitt lebensrettend ist, er soll nicht nur schlechtgeredet werden.

Jedenfalls ist der Mensch von Geburt an holistisch geprägt. Sie mag vorbei sein, sobald die Mutter ihr Baby in den Armen hält, aber auf das Kind wirkt sie sich weiter aus.

Erst vor Kurzem hat man herausgefunden, dass die Wehentätigkeit das Immunsystem des Kindes beeinflusst und verändert. Ans Tageslicht kam das bei der Untersuchung von Nabelschnurblut. Man wollte wissen, ob es andere Immunfaktoren enthält, wenn das Baby auf natürliche Weise, also mit Wehen, oder mit Kaiserschnitt, also ohne Wehen, auf die Welt kommt.

Die Antwort war ein eindeutiges Ja. Es gibt ihn, den Unterschied im Immunsystem. Wenn es Wehen ertragen muss, hat das Kind einen erhöhten Spiegel von Hormonen, die für die Regulierung des Immunsystems zuständig sind, also einerseits die Abwehr stimulieren und andererseits Allergien entgegenwirken. Es sind Interleukine und Interferone, die beide zur Gruppe der Zytokine gehören. Diese Zytokine kennen wir schon aus der Samenflüssigkeit, sie werden auch als Wachstumsfaktoren bezeichnet. Eine ihrer Aufgaben ist auch die Regulierung des Wachstums und der Spezialisierung von Zellen.

Die Nachricht ist so neu, dass noch wenig damit anzufangen ist. Dass eine Geburt mit oder ohne Wehen einen Unterschied macht, ist erwiesen. Aber zwischen Unterschied und Bedeutung liegen in der Medizin oft Meilensteine.

Wir dürfen es trotzdem zart vermuten. Denn die Geburt an sich, unabhängig davon, wie sie abläuft, geht am Immunsystem des Kindes nicht spurlos vorüber. Indem sich das Neugeborene ans Licht der Welt wagt, verändert es seine Außengrenze. In so radikalem Ausmaß macht der Mensch das nie wieder durch, bis zu seinem Tod. Auf so etwas muss das Immunsystem natürlich reagieren. Denn eine Verschiebung der Außengrenzen ähnelt im Immunsystem einer Entzündung.

Bei jeder Wunde stürmen Bazillen oder Viren die Außengrenzen und dringen in den Körper ein. Gegen sie geht das Immunsystem mit seinen herkömmlichen Waffen vor. Bei der Geburt wird es dafür konditioniert.

Es gibt im Körper aber auch entzündungsähnliche Vorgänge, die nicht durch Bakterien oder Viren ausgelöst werden. Beim Geschlechtsverkehr dringt Sperma ein. Bei der Menstruation wird Körpergewebe mit Blut abtransportiert. Auch darauf reagiert das Immunsystem. So wie nach den Wehen andere Zytokine im Nabelblut aufscheinen als nach einem Kaiserschnitt.

Bevor mich jetzt noch jemand für einen militanten Gegner des Kaiserschnitts hält: Das ist ein Eindruck, den ich auf keinen Fall erwecken möchte. Das wäre medizinisch völlig unmöglich nach allen Katastrophen, die bei einer Geburt auftreten können. Ich habe im Laufe der Jahre alles erlebt, vom Sauerstoffmangel bis zum Einriss der Gebärmutter bei einer Zangengeburt. Es gibt überhaupt nichts Stressigeres für eine Frau, als 24 Stunden in den Wehen zu liegen, und in der letzten Sekunde schreien alle: Lebensgefahr, Kaiserschnitt! Wenn eine Situation unklar ist, rate ich lieber gleich zu einem Kaiserschnitt, statt später eine Akutsituation zu haben, bei der Mutter und Kind Schaden erleiden könnten.

Generell sind bei der Frage, ob man sich für oder gegen einen Kaiserschnitt entscheidet, zwei Dinge ausschlaggebend: Was ist die höhere Gefahr und wie entscheidet die Frau? Vor zehn oder zwanzig Jahren hat ihr diese Entscheidung noch der Gynäkologe abgenommen.

Darüber hinaus ist die Diskussion über vieles, was mit der Geburt zusammenhängt, eher ein Glaubensstreit, bei dem sich die Fronten unwissenschaftlich verhärten. Es ist aber naheliegend, dass weder ein dogmatisches Pochen auf Natürlichkeit zielführend ist, noch ein Pochen darauf, dass die Geburt am besten absolut schmerzfrei und planbar ablaufen soll, also per Kaiserschnitt.

In der EU kommt jedes vierte Kind per Kaiserschnitt zur Welt, aber es herrscht ein Nord-Süd-Gefälle. Isländerinnen sind mit 15 Prozent keine Kaiserschnittfans, in Zypern legt sich jede zweite Mutter lieber unters Messer als in den Kreißsaal. In Brasilien ist es auch jede zweite. Das alles aus den unterschiedlichsten Gründen. Viele Frauen wollen den Beckenboden nicht verändern. Andere fürchten die Schmerzen. Manche ihren übervollen Terminkalender. Und dann ist es offensichtlich eine Modefrage.

Dabei ist die eigentliche Krux gar nicht so sehr Kaiserschnitt oder Naturgeburt. Immerhin wissen wir ganz gut, was wir tun müssen, damit das Kind von einer Sectio so gut wie keine Nachteile hat.

Die Frage ist vor allem: Wissen das auch die Frauen? Bei der umfassenden Aufklärung auf dem Gebiet bewegen wir uns noch im suboptimalen Bereich. Aber das lässt sich ja ändern. Zum Beispiel jetzt.

Wenn wir ein bisschen in die Natur eingreifen, indem wir sie imitieren, können wir epigenetische Änderungen nach einem Kaiserschnitt durchaus korrigieren.

Die dominanten Bakterienkulturen, die das Kind bei der vaginalen Entbindung aus der Scheide mitnimmt, sind Milchsäurebakterien. Bei der Kaiserschnittentbindung bekommt das Kind Hautbakterien mit, unter anderem Corynebakterien, Staphylokokken, Propionibakterien.

Kaiserschnittbabys sind anfälliger für bestimmte Erkrankungen. Allem voran Asthma und allergische Rhinitis, also Nasenschleimhautentzündung. Die Scheidenbakterien, die ihnen fehlen, wären eine stille Feiung. Eine Impfung. Das Kind bildet sofort Abwehrzellen gegen die Bakterien, und das verhindert überschießende Reaktionen gegen eigenes Gewebe. Asthma- oder Allergieerkrankung sind solche überschießenden Reaktionen.

Dann gibt es natürlich einen Zusammenhang zwischen Kaiserschnitt und Stillproblemen. Aber das kann man üblicherweise mit einer Portion Geduld, viel Hautkontakt zur Oxytocin-Ausschüttung und Unterstützung durch die Hebamme ausgleichen. Anlegen sollte man das Kindlein ohnehin sowohl nach dem Kaiserschnitt als auch nach der natürlichen Geburt so schnell wie möglich.

Und so kommen wir zum erfreulichen Teil. Beim Stillen setzt sich so etwas wie eine bakterielle Völkerwanderung in Bewegung. Die Darmbakterien machen sich auf in die weibliche Brust.

Verfolgen wir den Weg. Normalerweise nehmen die dendritischen Zellen mit ihren Ausläufern und Ästen Bakterien auf, präsentieren sie den Immunzellen, und dann werden die zerstört. Die dendritischen Zellen können aber noch etwas anderes. Sie nehmen im Darm die guten Darmbakterien auf und transportieren sie in die Brust, wo sie das Kind über die Muttermilch aufsaugt.

Wie einfach, wie genial. Auf einem Umweg durch den Körper der Mutter bekommt das per Kaiserschnitt geborene Kind dasselbe Grundschutzprogramm wie ein Baby, das durch den von der Natur vorgesehenen Geburtskanal gerutscht ist.

Funktioniert das mit dem Stillen nicht, was ja durchaus vorkommen kann, gibt man dem Kind probiotische Präparate. Man verabreicht ihm die Darmbakterien einfach im Fläschchen.

Noch so ein Stoff, aus dem der Schutz fürs Baby besteht, sind die berühmten Omega-3-Fettsäuren. Wenn eine Frau sich früh für eine Sectio entscheidet, kann sie sich schon einmal auf viel Lachs einstellen und sich einen Vorrat an Fischölkapseln anlegen. Von denen profitiert dann auch das Kind. Die Fettsäuren konditionieren die Immunzellen schon im Bauch der Mutter so, dass überschießende Reaktionen eingebremst sind. Damit ist das Reaktionsmuster, das zum Asthma führt, etwas unterdrückt.

Ein Team um Maria Dominguez-Bello hat 2016 im Magazin *Nature* eine Studie über eine Art Nahrungsergänzungsmittel für Kaiserschnittkinder veröffentlicht. Gemeint war damit allerdings kein pharmazeutisches Präparat. Im Gegenteil. Eine natürlichere Methode für den Transfer der Scheidenbakterien von der Mutter zum Kind wird man kaum erfinden können.

Die Idee ist: Man nimmt die Bakterien aus der Scheide, die das Kind bei der Geburt mitbekommen würde, und schmiert den Säugling unmittelbar nach der Geburt damit ein. So einfach kann es manchmal sein, wenn man die Natur nachahmt. In Wahrheit ist das hohe molekularbiologische Wissenschaft.

Ein bisschen Vorbereitung braucht die Prozedur deshalb schon. Einen Tag vor der festgesetzten Geburt untersucht man das Scheidenmilieu der Mutter auf Streptokokken, um zu vermeiden, dass das Neugeborene mit schlechten Keimen beschmiert wird. War das Ergebnis zufriedenstellend, kann es losgehen. Knapp vor der Geburt faltet man aus einem Gazestreifen einen Tampon, der eine Stunde lang in der Scheide alles ansaugt, was das Baby bei der Geburt von der Scheidenwand aufnehmen würde.

Ist das Neugeborene da, wird nicht mehr getrödelt. Innerhalb von drei Minuten muss das Kind mit der kostbaren Creme eingeschmiert werden. Am ganzen Körper, im Gesicht und am Mund. 15 Sekunden genügen. Dann ist das Kind ebenso geschützt, als hätte es gerade seinen Weg durch die Scheide hinter sich.

Eines der schönsten Geräusche auf der Welt ist der erste Schrei eines Babys nach der Geburt. Egal, in welcher Sprache es brüllt, es ist eine Arie, die jeder gern hört.

Anfangs, so glaubten die Eltern, war es die Ankündigung: Ich bin da! Dann, so glaubten die Hebammen, war es die Mitteilung: Ich lebe! Später, so glaubten die Ärzte, war es der Ruf der Lunge: Ich kriege Luft!

Der erste Schrei hatte schon viele Deutungen, und keine davon ist wirklich falsch. Im Februar 2016 hat eine Forschergruppe an der Wiener Akademie der Wissenschaften einen weiteren Grund herausgefunden:

Der erste Schrei ruft seinem Immunsystem Befehle zu.

Seither ist der erste Schrei des Neugeborenen der letzte Schrei in der Medizin.

Was genau steht nun hinter dem erfreulichen Gebrüll?

Eigentlich passiert das Gleiche, was sich ein paar Sekunden vorher bei der ersten Begegnung mit fremden Lebewesen in der Scheide ereignet. Das Kind startet sein Immunsystem. Aber diesmal ganz allein, ohne die Mutter. Es ist die erste selbständige Handlung des Säuglings, und sie ist keine halbherzige. Wenn das Kind das erste Mal schreit, ist das kein verhaltenes Winseln. Es reißt den Mund auf, so weit es nur geht. Dabei schnappt es nach Luft und saugt die Bakterien der Umwelt ein wie ein lebendiger Staubsauger. Die Verve ist auch vonnöten. Denn mit diesem Brüller, diesem Luftschnapper und diesem Einsaugen muss es eine wahre Kaskade in seiner Lunge auslösen.

Kein anderes Organ verändert sich durch die Geburt so stark wie die Lunge. Es ist ein fulminantes immunologisches Konzert, das da von der Natur dirigiert wird.

Wir können uns das so vorstellen:

Der kleine Mensch ist aus dem Schutz des Mutterleibs geschlüpft. Er ist jetzt an der Luft. In einer völlig anderen Umgebung, als er es neun Monate lang gewohnt war. Er muss schreien, damit die Luft in die Lunge gelangt und sie sich entfalten kann.

Aber das ist eben nicht alles. Die Entfaltung der Lunge ist nicht isoliert zu betrachten. Es gibt einen holistischen Zusammenhang.

Überall sind Fremdkörper. Zum ersten Mal kommt der Säugling mit diesen Dingern in Berührung, die ab nun ständig um ihn sein werden, die er von nun an immer atmen wird. Und das sind nicht nur Bakterien, sondern auch diverse Schadstoffe. Mit so etwas hatte das Kind bis jetzt noch nie zu tun. Das hat bislang alles die Mutter abgefangen. So klein es noch ist, es ist erstmals für sich selber zuständig.

Es weiß trotzdem genau, was es machen soll: eine Hochrechnung.

Die Natur ist da so pragmatisch wie brutal. Du hast es auf die Welt geschafft, du rechnest dir aus, wie dein Immunsystem auf die Umwelt reagieren soll.

Schon läuft eine Drei-Schritte-Kaskade ab. Sehr präzise und genau getaktet.

Erstens. Wenn mit dem ersten Lufteinsaugen auch nur ein einziger Schadstoff, ein einziger Fremdkörper, ein einziges Bakterium aus der Luft in der Lunge ankommt, wird es als Feind registriert.

Zweitens. Innerhalb von Sekunden setzt die Lunge ein Signalmolekül, das Interleukin 33, frei. Es ist ein allgemeiner Hilferuf an die weißen Blutkörperchen, die in der Milz des Kindes schon vorhanden sind: Alle ab in die Lunge! Da tut sich was!

Drittens. Das Interleukin 33 überprüft die Feinde und entwirft den Gegenangriff. Mit welchen Antikörpern reagieren wir gegen welchen Feind in welcher Dosierung?

Die Abwehrreaktion muss maßgeschneidert sein. Sanft, aber ausreichend. Eine plötzliche, überschäumende Entzündung könnte das ganze Atemsystem so durcheinanderbringen, dass das Kind keine Luft mehr bekäme. Wenn sich in der kindlichen Lunge ein Ödem bildet, erstickt das Kind. Es ist ein richtig schwieriger Balanceakt, den der kleine Organismus da in seinen ersten Sekunden des Lebens meistern muss.

Nach dieser ersten Aufregung ist das Immunsystem auf die Umwelt eingestellt. Das diffizile Gleichgewicht dort wurde mit einem einzigen Atemzug angelegt. Nun muss es sich so festigen, dass es ein Leben lang relativ gleich in moderat getakteter Weise auf die Bestandteile der Luft reagiert.

Ganz fertig ist die Lunge aber immer noch nicht. Sie muss noch das Fruchtwasser resorbieren, das in ihr geblieben ist, und die kleinen Lungenbläschen brauchen noch ein wenig, um völlig auszureifen. Aber der Gasaustausch findet natürlich schon statt.

Damit dieser hochkomplizierte Mechanismus funktioniert, ist in etwa in der 38. Schwangerschaftswoche schon alles ausreichend vorbereitet.

Holistisch sind Lunge und Immunsystem mit dem Organismus übrigens noch viel mehr vernetzt als gedacht. Ganz neue Studien aus München zeigen, dass Diabetiker, also Menschen mit einem gestörten Zuckerstoffwechsel, besonders anfällig auf Luftverschmutzung reagieren. Je mehr Feinstaub oder Stickoxiden sie ausgesetzt sind, desto häufiger lassen sich Ansätze einer Insulinresistenz im Blut feststellen. Dieser Alterszucker ist das Ende einer Kette von Schädigungen, an denen Immunsystem, Leber, Fettgewebe und zentrales Nervensystem beteiligt sind.

Hinweise für die Stationen der Kette liefert ein Experiment unter der Leitung von Laura Fonken vom Ohio State's Department of Neuroscience. Wenn Mäuse der Großstadtluft ausgesetzt werden, steigt die Konzentration von Zytokinen in ihrem Gehirn, was zu einem entzündungsähnlichen Zustand führt. Die Mäuse lernen schlechter, merken sich nichts, ja, werden sogar depressiv. Außerdem aktivieren Schadstoffe, die ins Lungengewebe eingedrungen sind, die Immunabwehr. Geschieht das immer wieder, ist die Konzentration an Zytokinen dauerhaft erhöht und die Insulinrezeptoren reagieren nicht mehr so zackig, wie sie sollten.

Angesichts solcher Zusammenhänge erscheint es umso erstaunlicher, was sich in so einem winzigen Körper, der gerade ans Licht gekommen ist, alles tut. Es ist so entscheidend für das restliche Leben und läuft fast unbemerkt ab. Wenn man von dem ersten Schrei absieht, der uns für immer verändert.

Die vererbbare Liebe

Irgendwann ist es vorbei mit der Geborgenheit der ersten neun Monate. Irgendwann muss der Mensch die geschützte Werkstätte verlassen. Irgendwann ist der mütterliche Bauch zu eng für die weitere Entwicklung, und das Kind muss sich aus der Deckung wagen. Es ist nicht unbedingt der Zeitpunkt, an dem es das selber will.

Der Homo sapiens kommt extrem unreif auf die Welt. Er ist dem Leben noch nicht gewachsen, und das nicht nur, weil er noch so winzig ist. Sehr vieles an und in ihm ist noch nicht fertig. Würde man darauf warten, bliebe er auch die nächsten paar Jahre in seinem Wassernest oder in einem Brutkasten.

Na gut, hat Mutter Natur gesagt, als sie sich uns ansah, die Sprösslinge ihrer besten Arbeit. In der Mutter könnt ihr nicht bleiben, irgendwann macht das weibliche Becken nicht mehr mit, und sie könnte nicht mehr im aufrechten Gang gehen, weil sie umkippen würde, aber ich habe schon eine Idee, ihr sollt ihn haben, euren Brutkasten, er heißt Mama.

Die Geburt ist also nicht das Ende des Austragens von neuem Leben. Das Austragen geht weiter, allerdings nicht mehr in dieser herrlichen Höhle im Körperinneren der Frau. Sondern draußen und auf andere Art. Die Natur legt uns der Mama an die Brust. Und ans Herz.

Die Idee war: Während es behütet heranwächst, stillt die Mutter das Kind und verabreicht ihm mit ihrer Zuneigung ein Anti-Stress-Mittel, das kein Ablaufdatum hat.

In diesem äußeren Brutkasten verbringt das Kind mit Sicherheit seine ersten zwei, wahrscheinlich sogar die ersten drei, vier Lebensjahre. Verlaufen die gut, mit viel Körperkontakt, viel Nähe, viel Zuwendung und Liebe, prägt das die nächsten Dekaden. Die Mutterliebe wirkt Wunder. Und die Vaterliebe natürlich auch, weil der Vater in der Phase des äußeren Brutkastens endlich auch wieder seinen Teil beitragen darf. Geht alles gut, dann kann das Kind nun, mit einem gesunden Selbstwertgefühl ausgestattet, erwachsen werden und die Liebe weitergeben.

Diese liebevolle Prägung hat übrigens schon bei der Zeugung begonnen, wir haben uns schon damit beschäftigt. Der Schmetterlingseffekt in der Sexualität vernetzt nicht nur Mann und Frau, sondern auch das Kind mit den Eltern. Der Flügelschlag erweckt die Liebe. Sie wird quasi vererbt.

Mit exakten Studien lässt sich das selbstverständlich nicht nachweisen. Es ist eine Hypothese. Holistisch ist die Frage allerdings mehr als gerechtfertigt: Trägt ein Kind, das in großer Zuneigung gezeugt wurde, diese Liebe als Erbe mit sich? Im Unterschied zu den Kindern, die unter furchtbaren Umständen wie einer Vergewaltigung gezeugt wurden?

Selbst einen so schlechten Start können liebende Hände für das Kind zum Guten wenden, wenn nicht wettmachen.

Die Korrektive sind keine komplizierten Übungen, die man erst lernen muss. Keine langwierigen Verfahren, die Geld kosten. Es ist das, was man von Natur aus tut mit seinem Kind, nur etwas mehr davon. Indem das Baby schön gehegt und gepflegt wird, kann das traumatische Ereignis abgeschwächt, ausgeglichen werden. Holistisch gesehen ist es völlig logisch: Zuneigung kann das Kind nicht nur prägen, sondern auch umprägen. In den ersten Jahren und dann noch einmal in der Pubertät.

Das Instrumentarium sind die sogenannten taktilen Reize, Berührungen. Streicheln, küssen, kosen, an sich herumtragen und natürlich stillen. Was immer mit Berührung und Körperwärme zu tun hat, ist für das Kind ein psychologischer Urknall. Da spürt es ihn, den äußeren Brutkasten, die Nestwärme, den Stallgeruch.

Dass das nichts mit Sentimentalität am Rande der Esoterik zu tun hat, zeigt auch die Schulmedizin. Die Werkzeuge zur Korrektur von vorgeburtlichem Stress sind nämlich im Gehirn daheim. Die Neurone tragen dort die Informationen für das, was wir erleben, und dann gibt es noch eine weitere Gruppe von Zellen, die sogenannten Mikrogliazellen.

Sie sind keine Neurone und haben auch nichts mit der Hirnsubstanz zu tun, sie sind Fress- und Immunzellen. Eigentlich gehören sie überhaupt nicht zum Gehirn, sie sind bloß Einwanderer. Während der Schwangerschaft kommen sie zunächst aus dem Dottersack und später aus der Leber ins Gehirn und üben dort ihre Berufe aus: Sie arbeiten als Polizisten, Müllmänner und Architekten.

Ihr Job als Immunzellen ist es, kaputte Nervenzellen aufzuspüren und sie zu entsorgen. Sie gehen auf Streife und kontrollieren Nervenzellen. Wenn sie nützliche Mitglieder des Organismus sind, klopfen sie ihnen auf die Schulter und unterstützen sie. Die Neurone, die tatenlos herumhängen, werden identifiziert und gefressen. Sehr ökonomisch.

Was für uns interessant ist: Auch die Ausbildung des geschlechtlichen Dimorphismus hängt wahrscheinlich von den Mikrogliazellen ab.

Hüpfen wir kurz in die Schwangerschaft zurück.

Im letzten Drittel vor der Geburt spielen die Mikrogliazellen Architekt und arbeiten an der Synaptogenese mit, der Vernetzung der Neurone. Nach demselben Prinzip wie nach der Geburt: Da sind beschäftigte Nervenzellen geschützt, unterbeschäftigte werden gefressen.

Bei dieser Vernetzung haben die Geschlechtshormone einen Großeinsatz. Geschlechtsdifferenzierung heißt die Mission.

Der weibliche und der männliche Körper haben sehr unterschiedliche Konzepte, die holistisch weit über Busen, Scheide und Penis hinausgehen, und die brauchen sie auch, um unsere Art zu erhalten. Mann und Frau sind genau das, was die Verfechter eines einzigen »sozialen Geschlechts« bezweifeln: eine Idee der Natur. Die hat eine Verfassung, und in der steht nichts davon, dass ein Geschlecht dem anderen überlegen wäre, aber gleich sind sie definitiv nicht. Genauso wenig wie eine Konvention, eine Modeerscheinung, eine Tradition. An dem Unterschied wird schon gegen Ende der Schwangerschaft fieberhaft gearbeitet.

Die Sexualsteroide sind dabei über die Mikrogliazellen in die Gehirnentwicklung involviert. Männliche und weibliche Feten haben unterschiedlich viele Mikrogliazellen und damit eine andere Aktivität, und sie sind auf verschiedene Art vom Östrogen und vom Testosteron abhängig. Da, im Bauch, ist lang noch nichts zu erkennen von den »kulturellen Akten, die einen Mann zum Mann machen«, wie die Germanistin und Gender-Forscherin Franziska Schößler in ihrem Buch *Einführung in die Gender Studies* schreibt.

Mikrogliazellen sind allerdings auch Entzündungszellen und daher im Gehirn überall zur Stelle, um Feinde abzuwehren.

Nehmen wir einmal an, im Gehirn des Kindes entsteht während der Schwangerschaft ein Entzündungsherd. Dann müssen die Mikrogliazellen plötzlich antreten, um die Infektion abzuwenden. Gleichzeitig sind sie aber gerade als Architekten dabei, das Geschlecht des Kindes auszubilden.

Das ist ungefähr so, als müsste sich ein Architekt, während er gerade ein Kinderzimmer für ein Mädchen und eins für einen Buben skizziert, OP-Kluft anziehen und am Reißbrett eine Notoperation durchführen.

Gut möglich, dass dann mit den Kinderzimmern etwas schiefgeht. Es kann sein, dass die geschlechtsdimorphe Ausreifung gestört ist.

Das könnte einige Verwirrung zur Folge haben. Es kommt zu Normabweichungen, die bis zur Veränderung der Sexualität gehen können. Deswegen überlegt man derzeit, ob diese Entzündungszellen, die sonst eine andere Aufgabe haben, bei verschiedenen Erkrankungen mit schuld sein könnten. Die Liste ist gar nicht einmal so kurz: verändertes sexuelles Benehmen, Dopamin-abhängige Dysfunktionen, Autismus, Schizophrenie und neurologische Erkrankungen. So viel zur Anatomie der Mikrogliazellen in der Schwangerschaft.

Springen wir wieder zurück in den äußeren Brutkasten des Kindes, in die ersten Lebensjahre, wo es seine Zeit außer mit Trinken und Schlafen vor allem damit verbringen soll, gestreichelt, geherzt und geküsst zu werden.

Es sind zwar die Gehirnzellen des Kindes, die auf Sympathie und Geborgenheit der Mutter reagieren, aber von den Mikrogliazellen werden sie unterstützt, ausgebaut und kultiviert. Wird ein Kind nicht gehätschelt, dann fehlen die taktilen Reize und im Gehirn kommen keine Impulse von Zuneigung an. Die Mikrogliazellen halten die Neurone, die dann nicht bespielt werden, für überflüssig und eliminieren sie. Brauchen wir nicht, Abmarsch, weg mit dem Schrott. Die Folge für das Kind ist ein lebenslanges psychologisches Liebesdefizit.

Diese Umbauarbeit des Gehirns ist in den ersten paar Lebensjahren entscheidend. Sie sind der Grund, warum sich die Dinge, die das Kind erlebt, elementar widerspiegeln. Schließlich ist das Gehirn ja ein Spiegelbild dessen, was sich außen ereignet. Auch anatomisch. Die Feinarchitektur des Gehirns wird erhalten oder eliminiert, je nachdem, wie viele Impulse von außen hereindringen.

Die Botschaft an die Eltern, die sich hier für die Erziehung herauskristallisiert, ist in Leuchtschrift geschrieben. Nützt die ersten Jahre eures Kindes.

Je mehr Reize der Mensch in der Zeit bekommt, desto besser. Und nicht nur taktile. In dieser Phase des Gehirns fallen auch die Entscheidungen für Intelligenz und Begabung, Ausrichtung und Möglichkeiten. In Wahrheit ist es im Kindergarten schon zu spät, in der Schule sowieso. Das ist eine ganz neue Erkenntnis.

Wenn die Mutter nach drei Monaten schon wieder arbeiten will oder muss, braucht sie eine gute Kinderkrippe. In der ist die meiste Arbeit für die Zukunft zu leisten. Es ist gut, wenn die Kinder andere Kinder kennenlernen, aber das allein macht sie noch nicht zu umfassend interessierten Erwachsenen. Leider sind die Betreuerinnen nicht immer so ausgebildet, wie es das Gehirn eines Kleinkindes brauchen würde, und meistens auch noch schlecht bezahlt, weil der Job und die Verantwortung unterschätzt werden. Sind ja nur Kinder, die man ein bisschen im Auge behalten muss.

Ein kleines Gehirn gehört gefördert. Es sollte ständig mit Neuem konfrontiert, mit vielem bekannt gemacht und für vieles interessiert werden. Ja nichts den Müllmännern vom Mikrogliazellen-Trupp überlassen, denn dann ist es weg. Nervenzellen, die jetzt nicht genutzt werden, kommen auf die Deponie. Jetzt ist es leicht, Synapsen zu bilden. Versäumt man die Gelegenheit, ist das später nur mit viel mehr Mühe nachzuholen.

Mit der neuen Mode, dass jedes Kind, das ein paar Wochen früher als ein anderes weiß, wie die Kuh macht, nach Harvard muss, hat das nichts zu tun. Dabei möchte ich auf keinen Fall jemanden dazu anstiften, sich die Schuhe von Eislaufeltern anzuziehen. Auf Leistung kommt es überhaupt nicht an. Sie zu fordern verdirbt mehr, als es nützt. Leistung kommt ganz von allein. Das Geheimnis ist: beschäftigen, aber nicht Druck ausüben. Fördern, aber nicht überfordern. Das Wichtigste ist, sich Zeit zu nehmen.

Bis ins dritte Lebensjahr hinein lassen sich Neurone wunderbar überreden, aus dem Kind ein Allroundtalent zu machen, das sich später aussuchen kann, wo genau seine Interessen liegen. Viel klassische Musik macht noch keinen Rachmaninoff und ein Aquarium neben dem Gitterbett keinen Jacques Cousteau. Nach einer Gute-Nacht-Geschichte von Janosch wird niemand Schriftsteller, und ein Strich in einem Malbuch ist noch keine Lebenslinie, die im Louvre endet. Aber alles zusammen macht ein reges Gehirn.

Zweisprachig aufzuwachsen ist ein Fest für die Neurone. Es können ruhig auch mehr Sprachen sein, in denen man dem Kind etwas erzählt. Wenn die Neurone dafür aktiviert werden, unterstützt die Mikrogliazelle das Unternehmen. Dann lernt man auch im Erwachsenenalter leichter.

Dazu gibt es viele Studien. Die Neuropsychologin Brigitte Röder nennt die Impulse, die das Gehirn unmittelbar nach der Geburt erhält, Impulse für das ganze Leben.

Wenn nach einer schwierigen Schwangerschaft ein Gen inaktiviert ist, kann die Mutter den Methyl-Rest von dem Gen wegküssen. Mit den Sinnesorganen registriert der Körper des Babys jede Streicheleinheit und teilt sie dem Gehirn mit. Da wird eine Menge Oxytocin ausgeschüttet, und je größer die Überschwemmung mit dem Hormon des Zutrauens, desto besser. Unser Genom wird förmlich zu einem Neuroarchiv, in dem Gutes und Schlechtes abgespeichert wird.

Dasselbe passiert später noch einmal. Wenn das Kind selbst zu schmusen beginnt. Den Geschlechtspartner zu streicheln ruft das gleiche System ab. Das Oxytocin tritt wieder auf den Plan. Der Teenager wird es nicht gern hören, aber er erlebt noch einmal seine Säuglingsphase. Wenn die Mutter sich damals Zeit genommen hat, wird das beim Kind mit einer gesunden Freude am Sex belohnt. Dann ist die Sexualität nicht so gestört, und man kommt leichter durch die zweite Geburt, die Pubertät.

Eigentlich kommt man leichter durchs ganze Leben. Für den Neurobiologen Michael Meaney ist frühkindlicher Stress nicht nur ein Übeltäter, sondern vor allem ein Wiederholungstäter. Er führt später zu einer derartigen Stressanfälligkeit, dass sie sogar im Burn-out enden kann. Das sind dann die Fälle, bei denen keiner sagen kann, wo die Belastung überhaupt herkommt.

Stress in dieser prägenden Phase kann für das Kind toxisch werden. Toxisch, so nennt es der Psychosomatiker und Bindungsexperte Ulrich Egle, wenn Kinder daheim links liegengelassen werden. Das verändert das System zur Stressregulation unter Umständen auf Dauer. Er setzt noch die Aufmerksamkeitsdefizit-Hyperaktivitätsstörung ADHS und das Fibromyalgie-Syndrom mit chronischen Muskelschmerzen und Mattigkeit auf die Liste der Folgeerkrankungen.

Stress, den weder die Eltern noch sonst wer verhindern kann, sind zum Beispiel Kriegserlebnisse. Eine dänische Studie beschäftigte sich mit Kindern, die in den ersten vier, fünf Lebensjahren mit Bomben- und Granatenlärm leben mussten. Man kann sich vorstellen, dass ihnen jedes Mal, wenn es irgendwo in ihrer Nähe krachte, das Herz stehenblieb. Ein paar Silvesterkracher und alles war wieder da. So sorgen Herzrhythmusstörungen, Panikattacken und das posttraumatische Stresssyndrom mit verlässlicher Regelmäßigkeit dafür, dass die Neujahrsfeiern im Krankenhaus verbracht werden müssen.

In eine ähnliche Kerbe müssten auch die Erfahrungen von sogenannten Verdingkindern schlagen. Verdingkinder sind Schweizer Bergbauernkinder, die die Behörden im 19. Jahrhundert von ihren Eltern wegholten. Man vermittelte sie zur Arbeit oder zur Erziehung an Pflegefamilien. Dasselbe war auch in Tirol, Südtirol und Vorarlberg gang und gäbe. Hier nannte man sie Schwabenkinder, weil man sie zur Kinderarbeit über die Alpen nach Deutschland schleuste. Es gab sogar echte Kindermärkte. Auch in Schweden wurden Armeleutekinder vermittelt, Astrid Lindgren hat darüber in ihrem Buch *Sonnenau* geschrieben.

Schweizer Forscher untersuchten diese Verdingkinder, die allesamt durch die Trennung von Eltern und einem regelrechten Sklavendasein traumatisiert waren. Die schwere Arbeit war da fast noch am leichtesten zu ertragen. Viele der Kinder wurden physisch, emotional und sexuell misshandelt.

Trotzdem ergab die Studie, dass ein Teil der Kinder mit ihrem Schicksal einigermaßen zurechtkam. Erstaunlich, was der Mensch alles aushält. Depressionen und posttraumatische Belastungsstörungen waren zwar kaum vermeidbar, aber weit unter dem, was man befürchten würde.

Durch Resilienz, ein Schlagwort, das man neuerdings häufig hört, ist es möglich, traumatische Erlebnisse, Krisen oder Stress für die Entwicklung zu nutzen. Eine besondere Variante davon ist das Steeling, also Stählen im Sinne von Starkmachen. Ein altes Sprichwort formuliert es griffiger: Was nicht tötet, macht hart.

Dass sich eine Trennung von den Eltern in so jungen Jahren als Stärkung entpuppt, funktioniert nur, wenn sie nicht zu lange dauert. Es ist wie beim Stress in der Schwangerschaft: Die Dosis ist ausschlaggebend. Laborratten machen es uns vor. Holte man sie für lange Zeit von ihren Müttern weg, waren sie später ängstlicher und schneller gestresst. War es nur eine kurze Trennung, waren sie neugieriger und selbst in fremder Umgebung gelassener. Die Theorie dazu ist: Kurzer Stress in der Kindheit ist ein Lehrmeister für schwierige Situationen.

Es ist beruhigend, dass nicht alles, was sich in der Schwangerschaft und den ersten Lebensjahren an Katastrophen ereignet, als Kugel mit einer Eisenkette am Bein hängen bleibt. Es kann korrigiert und sogar ganz weggestreichelt werden. Gäbe es diese Korrektive nicht, müsste jeder Mensch, in dessen jungem Leben etwas schiefgelaufen ist, ein Verbrecher sein.

Das alles soll nicht Tür und Tor für große Ausreden öffnen, dass man schlimme Dinge tun müsse, weil man ja als Kind zu wenig Streicheleinheiten bekommen hat. Aber wenn ein Kind Zuneigung vermissen musste, tut es sich als Erwachsener wirklich um einiges schwerer. Daran ist nicht zu rütteln.

Die Großbaustelle namens Pubertät und ihre Nachhaltigkeit

Die Pubertät, so kommt es mir vor, ist in der Medizin irgendwie unter den Tisch gefallen.

Die Medizin, wie wir sie heute betreiben, zerlegt den Menschen in winzigste Einzelteile. Fast für jedes davon gibt es spezielle Ausbildungen. Die Pubertät spielt in viele hinein, und doch ist oft keiner wirklich zuständig. Ein von den Umbauarbeiten in seinem Körper geschüttelter Heranwachsender kann nicht sagen, ich geh jetzt zum Pubertätologen. Würde er vermutlich auch nicht. Vielleicht liegt es daran.

Worauf ich hinauswill: Bei allem, was die Forschung heutzutage im Stundentakt an den Tag bringt, ist nur verständlich, dass es zum Beispiel einem Kardiologen gar nicht immer möglich ist, sich mit allen Herzensangelegenheiten zu beschäftigen. Die einen kümmern sich um den Blutdruck, andere um die Blutfette, wieder andere um die Durchblutung. Es ist auch durchaus beruhigend, dass jemand auf seinem Gebiet bis ins Kleinste Bescheid weiß. Andererseits trübt die Spezialisierung den Blick auf die Gesamtheit.

Die holistische Sicht ist abhandengekommen. Die Weisheit des Aristoteles, dass das Ganze mehr als die Summe seiner Teile ist, wird nicht mehr als gültig angesehen.

Die Erkenntnisse, die neuerdings schon mit dem Zaunpfahl winken, um die Richtung zum holistischen Menschenbild zu weisen, sind noch sehr jung. Wir sagen zwar gern dahin, dass der Mensch ein Gesamtkunstwerk ist, aber die Betonung liegt dabei mehr auf dem Kunstwerk. Wie umfassend die Gesamtheit ist, schleicht sich nur sehr langsam ins Bewusstsein. Selbst unter Ärzten.

Es ist nicht lange her, da war ich bei Osteologen eingeladen und freute mich, dort über einen brandneuen holistischen Zusammenhang aus der Forschung berichten zu können, nämlich dass der Knochen ein hormonbildendes Organ ist, eine Drüse, die sogar bis in den Hoden des Mannes hineinwirkt. Erst langsam setzt sich die Erkenntnis durch, dass Osteoporose nun wirklich nicht nur Beinbruch ist. Das Fach des Osteologen konzentriert sich vor allem darauf, wann der Knochen bricht und welche Medikamente das verhindern können. Das ist von Interesse. Die Gesamtsicht macht keinen Knochen stabiler. Was so nicht stimmt, aber dazu später.

Ich kann mir vorstellen, dass sich jetzt jemand fragt: Holismus gut und schön, aber wieso sollen Knochen und, ausgerechnet, die Hoden einen Gynäkologen derart tangieren, und was hat das alles mit der Pubertät zu tun?

Alles, was mit Reproduktion zu tun hat, ist in meinem Fach von Belang. Wenn also die Wissenschaft etwas entdeckt, das irgendwie mit der Fortpflanzung zu tun hat, darf ich in meiner Kompetenz als Gynäkologe darauf aufmerksam werden. Wie zum Beispiel auf den Zusammenhang, dass der Knochen ein Hormon produziert, das in die Hoden des Mannes geht und dort die Spermien aktiviert. Die Pubertät steht allein schon deshalb damit in Zusammenhang, weil das die Phase ist, in der sich die Geschlechtsreife des Menschen ausbildet.

Alles hängt mit allem zusammen.

Sozialkritisch und philosophisch betrachtet ist die Pubertät nicht nur unter den Tisch gefallen, sie bleibt dort auch liegen. Augen zu und durch, irgendwann ist jeder Spuk vorbei.

Die Eltern bemühen sich, dass das Kind eine gute Ausbildung bekommt, dass es sich für einen Beruf entscheidet, der ihm nicht nur ein Auskommen einbringt, sondern vor allem Freude und vielleicht sogar Erfüllung, und dass es auch sonst glücklich wird. Die Lehrer tun, mehr oder weniger, das ihre dazu. Alle miteinander hoffen, dass sie die Nerven behalten werden.

Aber man übersieht eines: Nach der Geburt und in der Pubertät wird das Gehirn umgebaut. Wir reden da nicht davon, dass ein paar Möbel umgestellt oder ein paar Wände gestrichen werden. Das sind keine kleinen Korrekturen an einem an sich schon fertigen Haus. Eigentlich ist noch gar nichts da, was man wirklich Haus nennen könnte. Es geht da oben zu wie auf einer Großbaustelle, und zwar durchgehend.

In der frühen Kindheit beginnen die Ordnungsarbeiten. In der Zeit herrscht im Gehirn ein gewaltiger Kabelsalat, in dem sich noch niemand so richtig auskennt. Den zu entwirren ist eine unfassbar komplexe Aufgabe. Es wird entschieden, welche Kabel später noch gebraucht werden könnten, der Rest wird weggeschafft.

Etwa zwischen vier und zehn Jahren wird im kindlichen Gehirn die Hardware ausgebildet.

Nach der ersten Lebensdekade, ab neun, zehn Jahren, geht es in der frühen Pubertät an die Entwicklung der Software, die in der eigentlichen Pubertät in die ganz heiße Phase kommt. Jetzt werden die Kabel verlegt. Es werden keine

Synapsen gebildet, es wird nur noch vernetzt. Es kommt ein neues Betriebssystem.

Die ersten Jahre und die Pubertät sind dabei die großen Lebensphasen der Prägung. Zusammen mit der Zeit im Mutterbauch sind das die drei epigenetischen Fenster, in denen nicht nur das Gehirn, sondern auch die epigenetische DNA geformt wird.

In dem Moment, in dem die Geschlechtshormone im Gehirn ankommen, und genau das passiert in der Pubertät, lässt sich die DNA noch einmal durchkneten. Vor allem wird auch all das festgelegt, was für die Fortpflanzung wichtig ist. Unter anderem, was ein Mensch als erotisch ansieht und wahrscheinlich auch, wie er sexuell ausgerichtet sein wird.

Das sind Prägungen extremen Ausmaßes. Praktisch wird das ganze bisherige Leben über den Haufen geworfen. Gestern war man noch ein Kind, heute stürzt das Erwachsenenleben mit einer Wucht über einen herein, die alles wegfegt, was davor gegolten hat. So gesehen wundert man sich sogar, wie cool ein Teenager das überhaupt übersteht. Eigentlich müsste der Mensch bei dem, was da alles in ihm vorgeht, so durcheinander sein, dass er nicht einmal mehr geradeaus schauen kann.

Entsprechend verletzbar ist er auch. Seelisch verletzbar. Er erlebt sich zum ersten Mal als ein Individuum in der Gemeinschaft. Die Kinder betreten ein Terrain, auf dem sie alle paar Meter ungeschützt in einen Schwarm winziger Pfeile geraten, mitunter sind auch Lanzen dabei. So fühlt es sich zumindest an.

Im Grunde lässt sich das vergleichen mit dem, was in einem Baby im Alter von 6 bis 18 Monaten vorgeht, wenn es sich zum ersten Mal selbst erkennt. Die Psychologie nennt diese Entwicklungsphase das Spiegelstadium.

Davor, das werden viele Eltern kennen, krabbelt das Baby x-mal am Spiegel vorbei, ohne sich groß dafür zu interessieren. Nimmt es schließlich wahr, dass da noch wer ist, der ihm bekannt vorkommt, ist das noch keine Selbsterkenntnis, es trifft ja sonst auch auf Lebewesen seiner Art. Oft kommt es vor, dass die Neugier es übermannt und das Kind unter den Spiegel kriechen will, weil es das andere Wesen hinter ihm vermutet. YouTube ist voll von solchen Filmchen.

Aber eines Tages kommt Licht in die Sache, und der kleine Mensch erkennt: Wer mir im Spiegel in die Augen schaut, das bin ich. Wollen Eltern wissen, ob es schon so weit ist, machen sie den Rouge-Test. Sie malen unauffällig einen Fleck auf die Stirn des Kindes und halten ihm den Spiegel vor. Versucht es, sich den Fleck wegzuwischen, haben die Eltern die wissenschaftliche Gewissheit, dass ihr Kind nun weiß, wer es ist. Genauer gesagt, es weiß, dass es ist. Das Wer kommt später. Jedenfalls schleicht sich das Wörtchen Ich erstmals in den Sprachschatz des Kindes, davor hat es in der dritten Person von sich gesprochen, wenn es denn schon gesprochen hat.

Das eigene Spiegelbild ist also prägend für unser Selbstbild. Aufregend genug. Für das Verständnis vom eigenen Ich braucht es aber noch viel mehr. Nicht einmal Psychologen und Neurologen sind sich sicher, was das letztendlich ist, das Ich. Mancher von uns weiß es am Ende seines Lebens noch nicht. In der Pubertät geht es erst einmal um die soziale Anerkennung. Die Frage ist gar nicht so sehr, wer bin ich? Sondern: Wie sehen mich die anderen? Gehöre ich dazu? Mögen sie mich?

Die schlimmste Antwort darauf ist das Mobbing.

Werden junge Menschen gemobbt, dann behindert, stört oder stoppt das viele der Abläufe, die gerade im Gange sind. Die Aufräumarbeiten in der Hard- und Software geraten aus dem Gleichgewicht.

In der Pubertät wird die Eingliederung ins gesellschaftliche Gefüge komplett irritiert. Während der Teenager gerade dabei ist, seine soziale Stellung auszuloten, wird er zu einem schlechten Menschen gestempelt, der keine Daseinsberechtigung hat. So empfindet er es. Ich bin euch nicht wert genug, also bin ich nichts wert. Die Gesellschaft lehnt mich ab. Alle lehnen mich ab. Alle sind gegen mich. Ich bin nichts.

In der Tat hat ein Team um Suzet Tanya Lereya in einer 2015 veröffentlichten Studie nachgewiesen, dass Mobbing zu schweren psychischen und körperlichen Folgen führt.

In dem großen Zusammenspiel, mit dem das pubertierende Gehirn die Kabel verlegt und die Synapsen baut, um alles zu vernetzen, wird nicht überall zur selben Zeit im selben Tempo gearbeitet. Das heißt: Die verschiedenen Gehirnareale reifen auf unterschiedliche Art. Die Dinge entwickeln sich, die einen schneller, die anderen langsamer.

Und vor allem, es werden auch Brücken abgerissen.

Etwa mit dem zehnten Lebensjahr werden die Dopamin-Rezeptoren im Präfrontalen Cortex, also im vorderen Lappen der Großhirnrinde, abgebaut. Während das Kind sich selbst und seine Handlungen noch so gut wie ausschließlich über Belohnung und Strafe definiert hat, soll das jetzt anders werden. Der Mensch soll eigenständig denken lernen. Deswegen soll er auf das Belohnungshormon Dopamin erst einmal nicht mehr so gut ansprechen. Aber jeder ist ja immer auf das Glück angewiesen, das ändert sich nicht.

Man kann sich vorstellen, nein, man weiß sehr gut, wie die Jugendlichen darauf reagieren. Wenn die Belohnungen durch die Eltern nicht mehr so viel Glück bringen, dann müssen neue Belohnungen her, und zwar heftige, sonst droht die Depression. Und alles, was früher zur Ausschüttung des Belohnungshormons geführt hat, wird jetzt hinterfragt. Nur müssen die Alternativen noch gefunden werden. Freunde sind jetzt besonders wichtig.

Es ist die Suche nach dem großen Kick. Immer und immer wieder. Wenn die Belohnungsreize dem System nicht genügen, müssen eben stärkere her.

Große Kicks sind vonnöten, die Risikobereitschaft steigt, Drogen, schnelles Autofahren, alle möglichen Experimente werden ausprobiert. Die meisten tödlichen Unfälle passieren in diesem Alter. Aber auch die Kreativität erhält einen guten Schub.

Im Frontallappen sind auch die Kontrollmechanismen für die Impulskontrolle untergebracht. Die funktioniert jetzt nicht mehr so gut, und das hat seine unangenehmen, aber: Stichwort Kreativität, auch seine sehr guten Seiten.

Doch nicht alle Jugendlichen werden zu Risikofreaks. Manche ziehen sich in sich selbst zurück. Das hängt damit zusammen, dass man in der Pubertät nicht nur zu wenig Glück erleben könnte, weil ja das Dopamin nicht so gut aufgenommen werden kann, sondern zugleich auch reizüberflutet ist. Im selben Maße, wie die Dopamin-Rezeptoren abgebaut werden, wird das Gehirn neu verkabelt, besser verkabelt, mit Hochgeschwindigkeitsfasern.

Was da im Gehirn abgeht, kann man als »Verweißung« bezeichnen. Die grauen Teile des Gehirns, die aus den Nervenzellkörpern bestehen, werden weniger, die weißen, leitenden Teile nehmen zu. Diese leitenden Teile sind die Axone, die Verbindungen zwischen den Nervenzellkörpern. Sie sind von den weißen Myelinscheiden umgeben. »Verweißung« ist also Vernetzung. Und Vernetzung führt zu schnellerer Reizrezeption.

Geräusche, Gerüche, Licht, alles wird intensiver. Beeindruckender. Schöner. Aber eben auch bedrohlicher.

Die beiden Sexualhormone, das weibliche Progesteron und das männliche Testosteron, unterstützen die Bildung des Myelins. Je höher also die Bereitschaft zur Sexualität ist, desto mehr Reize stürzen über die Jugendlichen herein. Geist und Körper hatten aber noch keine Zeit, sich an die Sexualhormone und diese Reizüberflutung zu gewöhnen.

So viel wir diesem Testosteron auch zu verdanken haben, in einem pubertierenden Körper ist dieses Hormon zugleich einer der ganz großen Unruhestifter in Sachen Belohnungsreiz. Sollte irgendjemand im Organismus den vernünftigen Gedanken haben, dass das mit den Belohnungen schon werden wird und keiner unnötig auf die Tube drücken müsse, hat er schon vom Testosteron einen Maulkorb umgehängt bekommen und ist als Spaßverderber von der Spielwiese der Abenteuer des Lebens geschickt worden.

Als wäre das noch nicht genug, hat das Testosteron noch einen Verbündeten im Gehirn: den Frontallappen, der in der Pubertät streikt. Bei den Mädchen ist dieser Stirnlappen früher fertig als bei den Burschen, was ihnen den Ruf einbringt, reifer und deshalb gescheiter zu sein, wie man das oft so locker dahinsagt angesichts des Aggressionspotenzials der männlichen Pubertierenden.

In Wahrheit sind all die für Erwachsene oft schwer erträglichen Verhaltensweisen der Pubertierenden per se nichts Schlechtes. Auch die Wut und die Aggression, ja sogar die Depression sind im gewöhnlichen Ausmaß ein Teil des Erwachsenwerdens, ein Teil der Umstellung. Zu viel ist aber natürlich immer zu viel, und gerade in der Pubertät kann es für die Psyche schnell gefährlich werden.

Zu dem Mix aus Geschlechtshormonen und verminderter Impulsregulation gesellen sich unheimlich viele weitere Hormone, die wie wild produziert und rezipiert werden und alles andere als im Gleichgewicht sind.

Das Hormon Oxytocin, für das in der Pubertät zunehmend Rezeptoren entstehen, sorgt in dieser Zeit auch für Unruhe. Wie wir schon wissen, ist Oxytocin das Kuschel- und Treuehormon. Aber es hat auch seine Schattenseiten. Treu den eigenen Leuten gegenüber zu sein bedeutet auch, sich anderen gegenüber abzugrenzen. Nur wem soll man treu sein, wenn noch die Erfahrung fehlt und die Eltern nicht mehr die einzigen Bezugspersonen auf der Welt sind? Mal ist man euphorisch, weil sich bei der kleinsten Berührung mit dem kleinen Finger, beim kleinsten Blickkontakt am Schulhof schon das Oxytocin meldet und einen belohnt. Aber im nächsten Augenblick muss man feststellen, dass das alles nicht viel zu sagen hatte, und schon ist man auf Oxytocin-Entzug. Und das bedeutet Liebeskummer.

Und zum Schluss ist es dann doch das Oxytocin, das in der Pubertät Rettung verschafft. Es mindert den Stress. Es beruhigt. Es hilft, das viele Scheitern nicht zum Weltuntergang werden zu lassen. Es unterstützt uns dabei, Krisen zu bewältigen. Und die Pubertät ist natürlich auch eine Krise.

Ein fast schon harmloser Beteiligter an den Vorgängen der Pubertät ist das Melatonin. Und ebenso wie der Frontallappen beteiligt es sich dadurch, dass es streikt. In der Kindheit ist der Melatoninspiegel hoch, damit keine Sexualhormone ausgeschüttet werden. Doch das muss sich in der Pubertät ändern. Nur ist das Melatonin auch für die Wahrnehmung des Tag-Nacht-Zyklus verantwortlich. Es wird in der Nacht ausgeschüttet, in der Pubertät aber zwei Stunden später als bei Erwachsenen. Somit gehen die Jugendlichen später schlafen und sind am Morgen erst später aufnahmefähig, sie sind in einer Art Jetlag. Die Zeit ist für sie ständig verschoben.

Dass die Pubertät die schwierigste aller Prägephasen ist, ist keine Frage. Durch das dritte epigenetische Fenster können die positiven Einflüsse zwar in Massen hereinwehen, aber sie sind wie Pollen im Frühjahr, die Jugendlichen reagieren oft allergisch. Das ist nicht zu vergleichen mit dem Säuglingsalter, in dem man es mit einem winzigen, hilflosen Wesen zu tun hat, für das die Eltern die Welt sind und das alles aufsaugt, nachahmt und annimmt, was sie vorleben.

In der Bedeutung für das gesamte spätere Leben übertrifft die Pubertät die ersten Lebensjahre sogar noch. Aber anstatt sich dieser hochinteressanten Zeit ausgiebig zu widmen, hoffen die Erwachsenen, also auch die Mediziner, dass sie so schnell wie möglich vorbei ist.

Die holistische Einbettung ins Sonnensystem

Was ist der Unterschied zwischen einer toten und einer lebendigen Hand? Das haben wir uns im Anatomieunterricht immer gefragt. Hier der Arm, den wir sezieren sollten, da ein Studentenarm, voller Leben.

Was ist es eigentlich, dieses Leben?

Die Antwort, die wir damals fanden, begleitet mich bis heute: In einer toten Hand fließen keine Elektronen mehr, in einer lebendigen Hand schon. Der Fluss des Lebens ist der Elektronenfluss.

Angefangen hat das mit der Photosynthese. Sie hat mich, den damaligen Studenten der Theologie und der Medizin, aus der einen wie aus der anderen Sicht fasziniert. Wie immer man es deuten will, aber das Prinzip der Photosynthese stimmt mit der biblischen Erschaffung der Welt überein.

Die Erde aber war wüst und leer. Tohuwabohu ist das Wort dafür im Hebräischen. Finsternis lag über der Urflut, aber Gottes Geist schwebte über dem Wasser. Gott sprach: Es werde Licht. Und es wurde Licht. So kennt es die Theologie.

Dasselbe gibt es in der Natur. Wasser und Licht. Das sind die Hauptakteure der Photosynthese. Und die Erde wollen wir hier einmal mit dem Kohlenstoff vergleichen.

Wenn die Sonne ihre Photonen schickt, spendet sie die Energie, die in den Blättern der Pflanzen nötig ist, um aus Wasser und Kohlendioxid neue Energie, neues Leben zu schaffen. Diese Veränderung geht mit einem Austausch von Elektronen einher. Das eine Atom nimmt sich Elektronen von einem anderen, das andere gibt sie gern her, hält sich aber noch fest, und so entsteht eine Verbindung, ein Molekül.

Alles Leben auf der Erde besteht aus Kohlenwasserstoffverbindungen. Stickstoff spielt zum Beispiel in Eiweißen auch eine wichtige Rolle. Und für die Energie gesellt sich noch der Sauerstoff hinzu, der zum Verbrennen vonnöten ist. Jedes Verbrennen ist eine Umwandlung von Energie, und jedes Verbrennen ist Oxidation.

Darum sollte man es auch in der Ernährung mit den Antioxidantien nicht übertreiben. Wir müssen oxidieren, damit in uns etwas passiert.

Zurück zur Photosynthese.

Das Wasser und das Kohlendioxid spalten sich zu Wasserstoff, Kohlenstoff und Sauerstoff auf. Sauerstoff bleibt übrig, und der Rest wird zu einer Kohlenstoff-Wasserstoff-Sauerstoff-Verbindung, zu Glucose, also Traubenzucker. Und die schmeckt den Pflanzen. Und aus der können sie sich den Kohlenstoff und den Wasserstoff holen und wachsen.

Die Atome müssen sich ihre Elektronen teilen, um glücklich zu sein. Alles fließt. Alles will sich festhalten.

Es braucht Wasser, er schwebte über dem Wasser, und es braucht Licht, es werde Licht. Na ja, und den Kohlenstoff braucht es eben auch.

Irgendwann auf diesem Weg ereignete sich etwas, das mit der Vertreibung des Luzifers und seiner Kumpanen aus dem Himmelreich vergleichbar ist. Es war plötzlich zu viel übrig gebliebener Sauerstoff da.

Sauerstoff gehört in die sechste Gruppe des Periodensystems und ist sehr reaktionsfreudig. Er will Elektronen haben, um glücklich zu sein, er will sich mit anderen Atomen verbinden und ihnen ihre teuren Elektronen wegnehmen. Ohne Sauerstoff gibt es kein Leben, nur ein paar Mikroben kommen ohne aus.

Da sagte der Sauerstoff: Ich werde gern weiter beim Verbrennen von allem Möglichen mithelfen und so das Leben und den Fluss der Energie am Laufen halten, aber dafür will auch ich gefüttert werden. Ich will Elektronen, denn alle Welt ist mir Untertan.

Und so wäre es fast zum Stillstand gekommen, weil der Sauerstoff drohte, einfach alles aufzufressen. Es war so wie in einem Raketenantrieb. Da ist in einer Flasche Wasserstoff, in der anderen Sauerstoff. Kommen beide zusammen, stürzt sich der Sauerstoff auf den Wasserstoff, reißt ihn an sich. Dabei schießt es die Rakete zum Mond, und übrig bleibt Wasser. Absolute Ruhe. Der Sauerstoff ist zufrieden, und es gibt nichts mehr, das verbrannt werden könnte. Kein Leben mehr.

Da sagte die Evolution: So kann das nicht weitergehen. Wir brauchen eine Erlösung. Wenn der Sauerstoff so weitermacht, frisst er alles. Er rast herum wie ein Irrer und zündet alles an. Und wenn er es übertreibt, bleibt nur eine Aschewüste übrig, und die Erde wird wieder wüst und leer sein. Dabei ist er nicht nur überdominant, sondern vor allem viel zu schnell. Er muss gebremst werden, er muss die Dinge langsam verbrennen.

Mutter Natur seufzte und erschuf die Atmung.

Eine Kette des Überlebens. Heute geht das so: Wir nehmen Sauerstoff auf, tragen ihn mit unseren roten Blutkörperchen in unseren Körper hinein und geben ihm die Elektronen des Kohlenstoffs aus unserer Nahrung, aber so moderat und kontrolliert, wie es die Natur wollte. Der Fluss der Elektronen von der Nahrung zum räuberischen Sauerstoff setzt so etwas wie Rotationsblätter in Gang. Es ist wie das Feuer in einem Kohlekraftwerk.

Nur wird in uns keine Kohle verbrannt, sondern vor allem Glucose. Das, was bei der Photosynthese passiert ist, geht in die andere Richtung los: Aus Sauerstoff und Glucose wird Kohlendioxid und Wasser. Und die Pflanzen haben wieder was zu atmen und zu knabbern. Es war die Geburtsstunde der Lunge.

Es wurde ein Speditionsunternehmen gegründet, eine Art Kanalsystem. Seither fließt dort Blut. Es enthält Eisen, das den Sauerstoff wie auf winzigen Flößen überallhin transportieren kann. Das Herz-Kreislaufsystem pumpt ihn in jede Zelle. Sie macht den räuberischen Sauerstoff zum kultivierten Energiespender.

Natürlich ist das noch eine Spur komplizierter. In den Zellen muss die Energie über ein passendes Molekül transportiert werden. Der Hauptenergieträger dort ist das Adenosintriphosphat, eine Verbindung aus Kohlenstoff, Wasserstoff, Sauerstoff, Stickstoff und Phosphor. Wie schön, dass Phosphoros auf Altgriechisch dasselbe bedeutet wie Lucifer auf Lateinisch: Lichtträger.

Das eigentliche Kraftwerk sind die Mitochondrien, kleine Organellen, die in jeder unserer Zellen enthalten sind. Dort findet das eigentliche Wunder statt. Der Sauerstoff aus dem Adenosintriphosphat darf wieder fressen, er bekommt die

Nahrung, die wir gegessen haben. Dadurch wird das Adenosintriphosphat wieder aufgespalten und setzt die nötige Energie frei, die wir brauchen, um einen Tisch zu heben oder eine Wunde heilen zu lassen.

Die Natur hat mit dem König der Diebe, dem Sauerstoff, einen Deal gemacht. Du kriegst die Elektronen der anderen Atome, aber das gibt es nicht umsonst, dafür tust du was.

Der Sauerstoff hielt sich an die Abmachung, bis heute. Wie verrückt. Mutter Natur hatte die Ursünde des Raubes der Elektronen genützt, um Energie für das gesamte biologische Leben im Fluss zu halten.

Und diese Energie fließt dann auch tatsächlich über unsere Nervenbahnen wie über Hochspannungsnetze.

Wenn ich heute meine Hand neben eine tote Hand lege, würde ich immer noch sagen: Der Fluss des Lebens ist der Elektronenfluss.

Für mich liegt eine Antwort in uns selbst. Im Menschen. In seiner Bauart. Seiner Entstehung. Seiner Zusammensetzung. In der Tatsache, dass wir ein Abbild der uns umgebenden Welt sind. Dass ein Gespräch mit der Umwelt stattgefunden hat und noch lange nicht alles ausgeredet ist. Daraus leitet sich für mich eine weltanschauliche Überzeugung ab. Der Holismus der nächsten Dimension, wenn man so will.

Das hat noch nichts mit dem lieben Gott zu tun. Es ist nur eine andere holistische Sicht des Ganzen. Ähnlich wie in der Physik sich Subjekt und Objekt zusehends verschränkter präsentieren, wird auch die belebte Welt immer mehr zum Spiegel der unbelebten.

Die chronobiologische Prägung unseres Körpers durch Sonne und Mond ist ein gutes Beispiel von vielen.

Wie evident zeigen gerade in diesen Tagen die drei amerikanischen Wissenschaftler Jeffrey Hall, Michael Rosbash und Michael Young, die eben den Nobelpreis für die Erforschung der Mechanismen zum Tag-Nacht-Rhythmus zugesprochen bekamen. Alles Leben auf der Erde sei an die Rotationen unseres Planeten angepasst, heißt es in der Pressemitteilung des Nobelpreiskomitees. Die Entdeckung der drei Forscher erkläre, wie Lebewesen ihr Dasein mit der Drehung der Erde synchronisieren.

Jede Zelle hat den Rhythmus, den die Sonne uns vorgibt. Der Körper hat in sich gleichsam ein Spiegelbild der Sonne gemacht. Jedes Organ lebt mit ihr. Das Herz, der Stoffwechsel, das Immunsystem richten sich nach Tag und Nacht. Wir sind holistisch in das Sonnensystem eingebettet.

Mehr als jedem beweglichen Wesen zwingen die zwölf Stunden Sonnenlicht den Pflanzen den sogenannten zirkadianen Rhythmus auf. Sie brauchen die Photonen des Lichts, um in der Photosynthese aus Wasser Schöpfung zu kreieren. Und die sind eben nur am Tag da.

Etwas komplizierter ist die Abhängigkeit von Sonne und Mond bei den Tieren. Auch ihre Zellen sind vom zirkadianen Rhythmus geprägt. Für uns ist die Sonne nämlich nicht nur ein Energiespender. Sie ist wie eine Schleuder von freien Radikalen, und diese belasten den Organismus.

Die Natur hat eine clevere Lösung dafür. Sie verlegte die Zellteilung kurzerhand in die Nacht. Die DNA-Replikation sollte im Dunkeln stattfinden. Gerade, wenn die Gene sich vermehren, sind sie besonders sensitiv und brauchen keine Sonne, die ihnen da ins Handwerk scheint.

Sehr einfach dargestellt entsteht der Rhythmus mit einer Art zeitversetztem Weckmanöver in den Zellen, das anfangs leicht verwirrend klingt. Denn schon wenn der Tag angebrochen ist, beginnt die Zelle langsam, die Gene wachzurütteln, die sie in der Nacht braucht. Im Lauf des Tages werden immer mehr Faktoren aktiv. Nach zwölf Stunden Licht sind dann so viele von ihnen für die Nachtschicht bereit, dass der Wechsel stattfinden kann: Die Tages-Gene werden aus- und die Nacht-Gene eingeschaltet.

Kaum bricht die Nacht an, geht das Ganze von vorne los. Nur dass jetzt nach und nach die Tages-Gene auf den Plan gerufen werden. Nach zwölf Stunden Nacht sind so viele Tages-Gene parat, dass der Körper wieder auf den Tag umschaltet.

Es wird keine Überraschung sein, dass diese Gene Clock-Gene heißen. Die ersten zwei Buchstaben der Abkürzung stehen für Circadian Locomotor. Sie sind unsere zirkadiane Lokomotive.

An sich ist die Struktur für den Tag-Nacht-Rhythmus und die Anpassung an die Sonne in den Zellen inhärent. Als sich bei den Tieren ein Gehirn entwickelt hat, ist auch dort ein zirkadianer Rhythmus eingebaut worden. Er tickt im Hypothalamus und in der Epiphyse. In dieser Zirbeldrüse wird das Melatonin geboren. Das Hormon ist quasi der Wächter über Tag und Nacht im Körper. Bei Dunkelheit steigt es an, untertags sinkt es ab.

Warum es trotzdem Frühaufsteher und Nachtmenschen gibt, liegt an der Toleranz der Evolution. Sie lässt viel mit sich machen. Ob man gegengleich zu Tag und Nacht aufgewachsen ist, sich einen gegenläufigen Zyklus antrainiert hat oder ein prägendes Erlebnis schuld ist, es ist immer ein menschlicher Eingriff in den natürlichen Ablauf. Das Kulturwesen Mensch greift in die Gesetze der Natur ein. Und die Natur lässt es bis zu einem gewissen Grad zu.

Sie hat ja auch nachtaktive Tiere entwickelt.

Aber beim Menschen freut sich die Natur nicht so sehr, wenn er wie eine Eule zu sein versucht.

Besonders streng ist das Fettgewebe, weil es immer noch in der Steinzeit lebt. Immer noch, obwohl wir unsere Feinde längst nicht mehr mit einem Stein auf den Schädel, sondern mit einem Hashtag auf Twitter erledigen. Allerdings ist das extrem ungerecht. Wir haben an die zwei Millionen Jahre in der Steinzeit verbracht und sind ihr gerade einmal seit 4000 Jahren entwachsen, wenn man Metallverarbeitung mit dem Erwachsenwerden vergleichen will. Schneller ist man in Silicon Valley auch nicht.

Jedenfalls sollte das Fettgewebe lange kein so ungeliebtes Anhängsel sein. Abgesehen davon, dass es Energie speichert, hat es eine andere verantwortungsvolle Aufgabe, die wir als Kinder der Zentralheizungsära überhaupt nicht mehr zu schätzen wissen. Es wärmt.

Millionen von Jahren lang war das oft genug die Rettung vor dem Erfrieren. Um den Körper in gutem Zustand durch die Nächte zu bringen und ihn in seinen Vitalfunktionen energetisch zu versorgen, baut er in der Zeit das weiße Fettgewebe ab. Es musste sich gefallen lassen, aufgelöst zu werden.

Man ahnt schon, was passiert, wenn man den zirkadianen Rhythmus durchbricht und am Abend oder in der Nacht essen will oder muss, anstatt zu schlafen. Dann ist dieser Abbau des weißen Fettgewebes gestört. Anstatt dass die Pizza aus dem Fettgewebe langsam zu schönen Träumen verbrannt und neuen Zellen umgebaut wird, kommt eine neue Pizza und macht es sich in unserem Körper gemütlich, ohne für schöne Träume zu sorgen.

Das Hormon Leptin wird in der Nacht freigesetzt und verhindert, dass man Hunger hat. Außer man hat es mit Alkohol benebelt, dann erledigt es seinen Job ein bisschen nachlässiger. Wacht man in der Nacht auf, hat man vielleicht Durst, aber Hunger meldet sich trotz leeren Magens keiner. Den lässt das Leptin erst wieder vor dem Frühstück zu Wort kommen.

Wenn man in der Nacht nicht schläft, wirkt es sich auch auf die Leber aus. Es ist, als würde man sich stopfen lassen wie eine Stopfgans, ohne dass man gestopft wird. Die Leber, die eigentlich kein Fett speichern sollte, ist überfordert und wird zur Fettleber.

Gemeinhin wenig bekannt ist das braune Fett im Körper. Es sitzt an einer Stelle, wo man überhaupt nie ein Gramm Fett vermuten würde. Im Bereich des Brustkorbs. Das ist das richtige Wärme-Fett. Säuglinge haben besonders viel davon. Babys waren in der Steinzeit nicht in Daunen gebettet. Und da sie sich nicht einfach selbst zudecken können, sind sie auch heute noch vom Auskühlen bedroht.

Darum ist es auch heute angenehm, bei niedrigeren Temperaturen zu schlafen. Je kälter im Schlafzimmer, desto besser. Sogar zum Abnehmen.

Selbstverständlich geht es im Tag-Nacht-Rhythmus auch um Wichtigeres als nur ums Körpergewicht und Wärme. In der Nacht wachsen wir. Zellen regenerieren sich. Das Hormon Somatropin, das dafür zuständig ist, sollte in seiner Arbeit nicht gestört werden. Das betrifft gleichzeitig den Insulinspiegel. Der ist es gewöhnt, gegen Mitternacht dichtzumachen, er sinkt ab. So macht er dem Somatropin gleichsam Platz.

Auch das Gehirn muss sich in der Nacht sammeln. Es lässt uns träumen, es lernt, verarbeitet den Tag. Man könnte sagen, dass die Nacht für das Gehirn so wichtig ist wie die Zeit nach der Geburt. Nicht umsonst brauchen Säuglinge so viel Schlaf. Das Gehirn muss sich entwickeln.

Ich habe mich immer über Thomas Edison gewundert, der die Verseuchung mit dem ganzen Licht, das den natürlichen Rhythmus durcheinanderbringt, ermöglicht hat. So müsste ich das als Arzt ja eigentlich sehen. Seit 1879 ist nichts mehr, wie es von Natur aus gehörte. Und dann stellte er sich hin, der Edison, und sagt, der Doktor der Zukunft brauche nicht unbedingt eine Medizin zu verschreiben, er soll das gesunde Leben, die Diät und den normalen Zyklus respektieren, um Präventionen von Krankheiten zu verhindern. Ausgerechnet. Wenn der gewusst hätte, was sein Licht für Probleme im Körper auslösen kann.

Von Satelliten aus kann man die am meisten beleuchteten Gegenden der Welt sehen. Genau dort sind auch Malignome am häufigsten. Das künstliche Licht ist sicher nicht die einzige Erklärung dafür. Abgesehen davon, dass das Ballungszentren sind, spielen die Ernährung und noch so einige andere Faktoren eine Rolle.

In der Nacht ist auch das Östrogen ruhiger gestellt. Es wird erst wieder ein paar Stunden nach Mitternacht vermehrt abgegeben. Das Gleiche gilt für das Cortisol, das wir als Stresshormon kennengelernt haben.

In den skandinavischen Ländern gab es da unter Frauen im Schichtbetrieb niederschmetternde Daten. Nachtarbeit erhöht das Risiko für Brustkrebs.

Die industrielle Revolution hat nicht nur die Außenwelt des Menschen verändert, sondern auch die Welt in seinem Inneren. Die digitale Revolution hat in der Richtung noch viel mehr vor.

Teil 2

Gott und die Wand

Der holistische Mensch will eines: verstehen. Das große Ganze. Zusammenhänge. Querverbindungen. Berührungspunkte. Achsen und Tangenten. Verknüpfungen. Nicht nur Segmente aus dem Kreis der Wahrheit freilegen und Scheuklappenweisheiten nachbeten. Dazu braucht es mehr als das freie Auge und das kleine Einmaleins.

Es braucht den Mut zu mehr. Eine feinsinnige Sensorik, die mehr wahrnimmt als das Offenkundige. Oder zumindest theoretisch zulässt. Lasst uns alle an einem Tisch Platz nehmen und reden. Philosophie. Theologie. Physik. Medizin. Die ganze Rasselbande des Wissens. Jeder soll seine Meinung kundtun. Niemand muss auf sein Recht pochen. Niemand muss laut werden. Keiner muss befürchten, sich der Häme auszusetzen.

Vielleicht gibt es einen Weg, der alle zufriedenstellt. Einen Ton, der alle eint. Einen kleinsten gemeinsamen Nenner. Eine größtmögliche Schnittmenge.

Auch das ist, wie ich meine, ein Vermächtnis von Kardinal König. Offenheit im Geist zu zeigen, Wachheit im Vertrauen und Ehrlichkeit im Dialog. Dazu gehört natürlich die Größe, Fehler einzugestehen.

Das Thema war heikel und aus katholischer Sicht besonders brisant. Es ging um die Rückständigkeit der Kirche in Bezug auf wissenschaftliche Neuerungen. Überspitzt formuliert, um die verbohrte Haltung im Namen des Herrn.

Kardinal König meldete sich damals im Fernsehen zu Wort. Am 8. November 1992 sprach der zu diesem Zeitpunkt seit zwölf Jahren emeritierte Erzbischof von Wien in der Sendung »Christ in der Zeit« zu einem Thema, das in der Welt der Naturwissenschaft immer schon großes Aufsehen erregte: 1979 hatte Papst Johannes Paul II. die Päpstliche Akademie der Wissenschaften beauftragt, die von Papst Urban VIII. im Jahr 1632 ausgesprochene Verurteilung der Lehre Galileo Galileis durch die Kirche zu untersuchen. Den schon lange anstehenden und inzwischen berühmt gewordenen Fall möge man bitte schön nicht verdrängen, sondern akkurat aufarbeiten.

Dieser Fall galt in den Zeiten des Kulturkampfes als Synonym für die Wissenschaftsfeindlichkeit der Kirche, als Mahnmal für kreuzbrave Engstirnigkeit.

Galilei unterstützte die Auffassung von Nikolaus Kopernikus, der von dem griechischen Philosophen und Astronomen Aristarchos den Gedanken übernommen hatte, dass nicht die Erde, sondern die Sonne im Mittelpunkt des Weltalls steht. Kopernikus war Astronom, Arzt und Domherr, das heißt, er bewegte sich sowohl auf geistlichen wie auf profanen Pfaden.

38 Jahre lang ließ er sein Werk »Über die Umdrehungen der Himmelskörper« unveröffentlicht liegen. Allerdings keineswegs aus Furcht vor seinen kirchlichen Vorgesetzten, sondern aus Angst, von den Universitätsprofessoren ausgelacht und von der Bühne gezischt zu werden.

Erst auf Bitten seiner kirchlichen Vorgesetzten, insbesondere von Papst Clemens VII., entschloss sich Kopernikus dann doch, sein Werk mit der Welt zu teilen.

Galilei knüpfte an seine Theorien an und erhärtete sie mit seinen Beobachtungen durch das Fernrohr. Er spähte in den

Nachthimmel und entdeckte die Jupitermonde, die ihm zeigten, dass das auf den Beobachtungen des antiken Astronomen Claudius Ptolemäus basierende geozentrische System nicht in allem stimmen konnte. Denn die Monde drehen sich nicht um die Erde, sondern um den Jupiter. Wenig später sah er mit seinem Teleskop, dass die Venus sich ähnlich verändert wie der Mond. Auch sie zeigt verschiedene Phasen, von der schmalen Sichel bis zur vollen Scheibe. Was nur damit zu erklären war, dass sie um die Sonne läuft.

Nicht die Erde steht im Mittelpunkt, sondern die Sonne. Um sie drehen sich die Planeten. Das heliozentrische System war wiedergeboren.

Galilei war schlagartig berühmt, 1611 wurde er von Papst Paul V. in Audienz empfangen und vom Jesuitenkollegium, das sich zu jener Zeit intensiv mit astronomischen Fragen befasste, ehrenvoll ausgezeichnet. Niemand dachte damals auch nur annähernd daran, dass hier ein Widerspruch zur Bibel konstruiert worden wäre. Im Gegenteil, Galilei wurde für seine Berechnungen von der Kirche bejubelt und geehrt.

Dann allerdings kamen seine Kollegen. Physiker aus Mittelitalien, die ihn nicht nur um seinen Ruhm, sondern auch um seinen finanziellen Erfolg beneideten. Der Verkauf der Fernrohre lief prächtig und spülte haufenweise Geld herein. Auch in der Wissenschaft sieht man es nicht gerne, wenn jemand durch Zufall oder gar Können reich wird. Der Neid, sagte Wilhelm Busch, ist die aufrichtigste Form der Anerkennung.

Diese Kollegen und Fachkonkurrenten jedenfalls waren es dann auch, die die Existenz der Jupitermonde und die Phasenverschiebung der Venus leugneten. Orthodoxer als die

Vertreter der Kirche hielten sie am ptolemäischen System fest. Galilei, Kepler und auch die römischen Jesuiten betrieben dagegen empirische Wissenschaft. Im Streit mit den Professoren, die sich sogar weigerten, durch ein Teleskop zu schauen, erklärte der beleidigte Galilei alle, die Kopernikus widersprachen, für »geistige Pygmäen, die es kaum verdienten, menschliche Wesen genannt zu werden«.

Trotz aller Unterstützung durch Papst Urban VIII. wurde Galilei ins Visier der Inquisition genommen und letztlich bei einem Prozess durch sechs von zehn Kardinälen verurteilt.

Kardinal König bezeichnete das in besagtem Fernsehbeitrag als Fehler der Kirche, was es auch war.

Er war gleichzeitig aber zu nobel, um darauf hinzuweisen, dass die Datenlage in Wirklichkeit, nach Studium aller Akten, viel facettenreicher und komplexer war, als sie von Kirchenfeinden dargestellt wurde. Sie wollten letztlich nur eines damit bezwecken: die Wissenschaftsfeindlichkeit des Katholizismus zu illustrieren.

Am 22. Juni 1633 wurde Galileo Galilei, nach mehr als zwanzigjähriger Auseinandersetzung mit der Inquisition, gezwungen, von seinen angeblichen Irrlehren abzulassen. Erst am 2. November 1992, aber immerhin, wurde Galileo Galilei übrigens von der römisch-katholischen Kirche formal rehabilitiert.

Und noch heute gibt es ein Bemühen, die Unvereinbarkeit zwischen Wissen und Glauben zu postulieren. Die Kirche als verkrustete Denkschmiede darzustellen, altväterisch und stur, die Ketzer am liebsten auf dem Scheiterhaufen verbrennt.

Dass dem nicht so ist und der Glaube zwar nicht beweisbar ist, aber als vernünftig angesehen werden kann, war ein Anliegen Kardinal Königs:

»Die Theologie unterscheidet heute schärfer, was inhaltlich göttliche Offenbarung und was philosophische Konstruktion oder spontan naive Auffassung der Wirklichkeit ist.«

Inkarnation der Information

Jede Zeit hat ihr Vokabular, dessen sie sich bedienen muss, wenn über Dinge geredet werden soll, die unser Gehirn übersteigen.

Unser menschliches Bewusstsein, die conditio humana, prägt zwar Gottesvorstellungen, sie erfindet sie aber nicht.

Angenommen, wir haben eine Projektionswand. Wie in einem Kino. Der Philosoph und Anthropologe Ludwig Feuerbach hat mit seiner sogenannten Projektionstheorie eine atheistische Erklärung über den Sinn von Religion und Gott abgegeben. Er ging davon aus, dass Gott nicht existiert und nur die Summe aller Wünsche nach Unsterblichkeit, Vollkommenheit, Gleichberechtigung und Glückseligkeit eines Menschen ist. Hoffnung als Kinofilm. Gott als Hauptdarsteller. Ein Abbild, auf die Wand gestrahlt.

Ich bin nicht seiner Ansicht.

Meine Antithese zu Feuerbach: Es gibt diese Projektionswand sehr wohl. Dieses Kino existiert, ja. Aber angenommen, die Leinwand wird nicht nur von vorne angestrahlt, durch Hoffnung oder Wünsche, sondern es gibt etwas, das wir im Augenblick nicht sehen. Und die Wand wird von hinten bespielt. Von einer Macht, die uns prägt, sodass wir den Gottesgedanken in uns tragen.

Alles eine Frage der Perspektive. Das ist meine Sicht auf das Leben. Und darüber hinaus. Das Kino des Lebens ist mysteriös, und der Projektor zeigt nur einen Teil.

Versucht man Vermutungen über Ereignisse, die jenseits unseres Mesokosmos liegen, zu formulieren, stößt der Mensch schnell an seine Grenzen. Deswegen kann jede Religion nur menschlich sein. Nur menschlich. Es scheint, als würde ein Dreijähriger mit Bauklötzen die Mona Lisa nachbilden wollen. Immer fehlen zwei Dinge: das Verständnis und das Vermögen.

Das klärt auch die Schwierigkeiten bei der Institutionalisierung des nicht Institutionalisierbaren. Jede religiöse Vorstellung benützt nur die Sprache und das Kleid des »Fleisches«, des Menschen. Das nicht Institutionalisierbare kann nur »inkarnieren«.

Was ist und was sein könnte, darüber hat sich der Mensch seit Menschengedenken den Kopf zerbrochen. Es geht nicht darum, recht zu haben, sondern vielmehr darum, Möglichkeiten aufzuzeigen. Wissenschaftlich, aber auch religiös. Wenn wir so wollen musikalisch, poetisch.

Den religiös-musikalisch Denkenden wird immer wieder vorgeworfen, vorwissenschaftliche Weltbilder zu kultivieren, wenn sie in menschlicher Weise von Gott singen und reden. Anders geht es allerdings nicht. Über das Transzendentale können wir nur in Gleichnissen sprechen. Sinnbilder dienen dem leichten Verständnis.

Dieses Problem der relativen Erkenntnis hat schon Platon im Höhlengleichnis erklärt.

Was wir sehen und deuten, sind nur Abbilder der Realität, die uns letztendlich verborgen bleibt. Gefesselt sitzen die Menschen in der Höhle mit dem Rücken zum Ausgang und sehen an der Höhlenwand nur Schattenbilder der Wirklichkeit. Einem Philosophen gelingt es, sich aus den Fesseln zu befreien und die Höhle zu verlassen. Das Sonnenlicht tut natürlich weh. Als er wieder zurückkehrt und den Menschen die Kunde von den wirklichen Dingen überbringt, glauben sie ihm nicht. Sie wollen es gar nicht hören, wollen nicht verstehen, dass es einen Unterschied gibt zwischen dem, was wir wahrnehmen, und dem, was tatsächlich Wahrheit ist.

Platon lehrt uns, dass es mehr gibt, als uns die Sinnesreize übermitteln.

Riechen wir die Zeit? Schmecken wir den Wind?

Was ist der Urgrund eines Tisches? Wofür ist er da? Wieso erkennen wir, dass es ein Tisch ist?

Was ist der Urgrund der Gerechtigkeit? Was ist die Gerechtigkeit? Woran erkennen wir sie? Gibt es Gott?

Forschen heißt zu fragen und Antworten zu suchen. Und sie vielleicht nie zu finden. Oder nur teilweise. Oder nur ansatzweise.

Das Leben ist ein mehrdimensionales Labyrinth.

Die Welt erklärt sich aus ihren Zusammenhängen.

Die Kluft zwischen dem Kohlenwasserstoffgebilde des menschlichen Gehirns und dem, was Metaphysik beinhaltet, ist unglaublich groß. Eine Laborratte versteht nicht, warum ihr ein Medikament injiziert wird. Ein Feldhase wird sich nicht überlegen, puh, also bei Kant bin ich mir nicht so sicher, wenn er sagt: »Habe Mut, dich deines eigenen Verstands zu bedienen.« Einzeller streiten nicht über Politik. Sandflöhe juckt es nicht, was das Dasein sein soll. Eintagsfliegen brauchen keinen Jahreskalender.

Alles eine Frage der eigenen Grenzen und Gesetzmäßigkeiten.

Werden den Menschen theologische Botschaften überliefert, so kann das nur auf anthropomorphe Weise erfolgen, also in

Menschengestalt. Anders würde der Mensch es nicht kapieren. Der Begriff einer Inkarnation wird notwendig und entpuppt sich als einziger Weg, Metaphysik mitzuteilen.

Wunder brauchen Gesichter.

Dabei unterwirft sich die Gotteserscheinung der Relativität von Fleisch und Blut. Sei es in Personen oder auch in den einzelnen Entwicklungsphasen einer Glaubensgemeinschaft, die entsprechend dem Gesetz der Inkarnation psychologischen und soziologischen Gesetzen folgt. Gott kann sich uns nur entsprechend unseren Gehirnwindungen mitteilen.

Wenn man daher in der Entstehung und in der Entwicklung von Religionen und religiösen Gemeinschaften »Menschlichkeiten« entdeckt, so spricht das keineswegs gegen sie. Es ist eine Folge des Prinzips, dem zufolge göttliche Weisheiten nur in Menschengestalt, mit aller dazugehörigen Relativität, offenbart und umgesetzt werden können.

Auch dieser Aspekt muss respektiert werden bei den zwei Theorien, die erklären sollen, warum der Homo sapiens den Begriff »Gott« in seinem Bewusstsein fand.

Entweder hat der Mensch das Leben betreten und war schon vorgeprägt, schon empfänglich für Gott, weil Gott schon da war. Oder der Mensch hat Gott erfunden, weil er sich vor dem Tod geängstigt hat.

Intelligenz bringt Stress mit sich. Das Hirn sagt: Hey, du bist am Leben, großartig, aber hast du dir schon einmal überlegt, wie lange? Bald ist es aus, mein Freund, und was dann? Was kommt nach dem Rendezvous mit dem Sensenmann?

Im Rahmen der Neuronenexpansion im Gehirn und der damit einhergehenden Veränderung des menschlichen Bewusstseins hat der Mensch erschüttert begreifen müssen, dass sein Ich mit dem Tod für immer erlischt.

Nur die Hoffnung auf ein Fortbestehen nach dem Tod, so argumentieren die Verfechter dieser Theorie, habe dem Menschen Trost spenden können. Anders hätte er die Last der gewonnenen Erkenntnis nicht ertragen. Demnach wäre das Gottesmodell des Gehirns ein Überlebensvorteil im Darwinschen Sinn gewesen. Die Natur hätte das Gehirn zum Zweck der religiösen Empfindungsfähigkeit mit eigenen Schaltkreisen ausgestaltet, was den Menschen den Vorteil gibt, mit dem Tod umzugehen.

Selbst wenn dem so wäre, würde das dem Inkarnationsmodell, der menschlichen Gottesvorstellung, nicht widersprechen. Gott ist schon da. Die Welt ist schon auf eine uns nicht völlig nachvollziehbare Art geordnet. Und wir verpassen nur Gott eine Gestalt, die zumindest ihn für uns nachvollziehbar macht.

Allerdings sollte man nicht vergessen, dass der Mensch durchaus fähig ist, auch ohne Religion zu leben: Etwa die Hälfte aller Bewohner der neuen deutschen Bundesländer bekennen sich zum Atheismus, viele von ihnen inzwischen in dritter Generation.

Ihnen fehlt es offensichtlich an jener religiösen »Hysterie«, die bemüht wird, um das eigene Existenzgefühl an eine starke Bedeutungsquelle anzuschließen.

Aber wenn die Religion einfach ausschließlich »Valium für das Volk« wäre, was ist dann das Geld?

Religion gilt aber immer noch als Richtschnur für die Moral. Wer wirklich glaubt, wird nicht nur selig. Hoffentlich denkt er auch nach. Und hoffentlich setzt er seinen Glauben und seine Gedanken in Taten um, die im Einklang sind mit jener Melodie, die hinter allen Dingen schläft.

Der Glaube ist kein Bekenntnis zum Nihilismus.

Der Glaube ist kein Gebrüll eines Selbstmordattentäters.

Der Glaube ist eine Herzensangelegenheit.

Der Tod ist nicht der Grund für Gott, sondern das Leben.

Gott wird nicht des Todes wegen erfunden, sondern ist um des Lebens willen schon da.

Er steht hinter der Wand des Sichtbaren und entsteht nicht aus Todesangst, sondern mindert sie.

Und es gibt noch viel mehr zu entdecken.

»Zwischen Himmel und Erde«, formuliert es Sloterdijk in seinem »Schelling-Projekt«, »bewegen sich grenzenlos Mengen an Energien, mit denen für uns keine gemeinsamen Frequenzen existieren. Der phänomenale Raum ist ein schmaler Schlitz im Sein. Da ist ein Auge, das diese und jene Dinge bemerkt, dort sind Wellen, die durch das Unendliche vagabundieren. Zwischen Auge und Welle besteht kaum eine Begegnungschance.«

Und dann fügt er noch hinzu: »Die wirkliche Welt ist alles, was außerhalb der Wahrnehmung der Fall ist.«

Materie als geformte Energie. Und die Energie dahinter ist nicht wahrnehmbar. Und diese Materie-Energie führt einen metastabilen, mehr oder weniger lang dauernden Tanz auf, den wir Körper und Leben nennen.

Da wird die Energie sichtbar, greifbar, sie wird das Leben. Dann sinkt sie ab und sackt wieder in das Hintergrundfeld zurück.

Pulvis es et ad pulverem reverteris. Staub bist du, und zu Staub wirst du werden. Kohlenwasserstoff bist du und zu Kohlenwasserstoff wirst du werden. Oder: Energie bist du und zu Energie kehrst du wieder zurück. Energie wird nur umgewandelt. Sie vergeht nicht. Sie wird nicht erzeugt.

Es ist wie bei Platon: Die Ideen, die die Welt bewegen, sind selbst unbewegt. Wenn man lebt, hat man die Idee des Lebens an sich. Und wenn man stirbt, stirbt nicht auch die Idee, nein, sie verlässt uns nur.

Was ist das anderes als die Seele?

Leben und Tod, zwei Quantenzustände? Mal wäre das Photon mit dem Leben verschränkt, mal nicht.

Und das ist letztendlich die christliche Kernbotschaft: Nicht aus Angst vor dem Tod wurde Gott gefunden, sondern aus der holistischen Ahnung, dass unsere irdischen Jahre Teil eines Ganzen sind. Einer Ganzheitlichkeit, aus der wir kommen und in die wir gehen. Die christliche Botschaft täte gut daran, genau das, aus Panik vor dem Spott der Atheisten, nicht unter den Tisch fallen zu lassen und ausschließlich und defensiv mit Nächstenliebe glänzen zu wollen. So wichtig die edukativen und caritativen Engagements der christlichen Kirchen auch sind, das innerste Herz der biblischen Botschaft ist: Wir Menschen sind in dieser Welt im Exil.

Wir kehren dorthin wieder zurück, von wo wir gekommen sind. Dass diese Glaubensvariante nicht unvernünftig ist, zeigte die spekulative Physik des 20. Jahrhunderts auf.

Letztendlich trennen wir in anthropomorpher Weise Zukunft, Gegenwart und Vergangenheit. Einstein nannte diese Trennung eine Illusion. Offensichtlich gibt es jenseits von

Raum und Zeit ein anderes holistisches Band, das das noch nicht Gewesene mit dem Seienden und dem Gewesenen verbindet.

Helmut Rauch, Kernphysiker und langjähriger Leiter des österreichischen Atominstituts, denkt ähnlich: »Bewusstsein entsteht durch die Akkumulation von Informationen, die in Zellen gespeichert werden können. Von dort können sie sich separieren, woraus Sir Roger Penrose auf ein Weiterleben der Information schließt. Diese Schlussfolgerung wird zumindest teilweise durch das Cheshire-Katzen-Experiment unterstützt.«

Er meint damit einen skurrilen Quanteneffekt: So wie die Grinsekatze, die im Original von Alice im Wunderland Cheshire Cat heißt, verschwindet und nur ihr Grinsen zurücklässt, ist es Forschern gelungen, Teilchen von einer ihrer Grundeigenschaften räumlich zu trennen. In ihrem Experiment separierten sie ein Neutron vorübergehend von seinem magnetischen Moment. Als ob eine Kompassnadel und ihr Magnetismus nebeneinanderstehen würden. Das klingt paradox, ist aber in der Welt der Quanten möglich. Es sind winzige Magier in einem ganz kleinen Las Vegas der Unendlichkeit.

Demnach könnte es wirklich so sein, wie Sloterdijk salopp meint, dass der Mythos vom Jüngsten Gericht die Logik eines Leihvertrages besitzt: »Bei der Rücknahme der entliehenen Seelen wird geprüft, ob diese vollständig und unbeschädigt erstattet werden.«

Was aber würde passieren, wenn die Seele zurückgegeben wird wie ein Leihwagen ohne Räder? Keine Rücknahme? Reparaturkosten? Ein paar Extrarunden im Exil namens Leben? Wie hoch, zum Teufel, ist die Pönale? Und warum gibt es keine Versicherung?

Glaube. Leben. Hadern mit dem Glauben und dem Leben. Zuversicht versus Vorsicht. War Religion aus der Perspektive der Evolution ein Überlebensvorteil? In weiten, vor allem in den ersten Strecken menschlicher Entwicklung sei die Religion eine soziologische Notwendigkeit gewesen, so sagen manche Naturforscher. Sie habe jenen gesellschaftlichen Kitt zur Verfügung gestellt, der eine immer komplexer werdende Gesellschaft zusammenhielt. Der Glaube, ein sozialer Superkleber.

Denn mit dem Größerwerden und mit der besseren Vernetzung des Gehirns entstand eine Form von Gemeinschaft, wie es sie nie zuvor auf dem Planeten gegeben hatte.

Das Verhältnis der Geschlechter, die Versorgung des Nachwuchses, die Rolle der Jugend, die Machthierarchie, all das wird in einer Büffelherde, einem Wolfsrudel oder in einem Vogelschwarm vom Instinkt gesteuert. Der Instinkt bestimmt die Richtung. Der Instinkt lenkt das Tun.

Ganz anders beim Menschen: Ihn hat die Natur von der Kette des Instinkts befreit. Zwar findet sich in vielen seiner Verhaltensweisen noch das Erbe aus grauer Vorzeit: Selbst in der Großstadt-Bar, beim Einstellungsgespräch und bei vielen anderen Ereignissen des Alltags ertappen ihn die Biologen als ein von Trieben gesteuertes Wesen.

Trotzdem ist die Form, in der sich diese Triebe äußern, beim Menschen nicht mehr so festgelegt wie beim Tier. Denn ob der Mensch monogam lebt, ob er Kranke pflegt, wem er sich unterwirft, wie er seinen Nachwuchs unterrichtet, ob er ein Buch liest, nichts von alldem ist so unverrückbar im Erbgut eingraviert, wie es selbst bei den Primaten noch eher der Fall ist.

Das bedeutete für das frühe menschliche Geschlecht aber nicht nur eine Stärke, sondern vor allem eine enorme Gefahr. Denn in jeder Gruppe, in der vom Instinkt entbundene Individuen miteinander leben, stellt sich die Frage, wie der Einzelne veranlasst werden kann, sich an die in dieser Gruppe geltenden Normen zu halten. Irgendetwas musste den Instinkt ersetzen, und möglicherweise war das die Religion.

Um solcher Vorteile willen hat die Evolution ein Gehirn hervorgebracht, das den Instinkt ersetzen konnte. Und wo das vor Eindrücken explodierende menschliche Gehirn mit den sich verabschiedenden instinktiven Regelungen nicht mehr auskommen konnte, wurde das Vakuum mit Religion aufgefüllt.

Die Notwendigkeit der Religion hat sich nach dieser Theorie als Folge der Gehirnentwicklung ergeben. Sie schuf neue Codices im Verhalten und auch in der Interpretation von Umwelt und Mitmenschen. So wie die Entstehung der Lunge in der Evolution entscheidend war, so auch die der Moral. Und die Moral kam zunächst zu einem guten Teil über den Umweg der Religion.

Kann man glauben. Aber auch diese Theorie widerspricht nicht der Vorstellung, dass Gott nicht erfunden, sondern vielmehr gefunden wurde.

Natürlich hat alles Gute auch seine Schattenseiten. Was eine Gruppe zusammenhält, kann sich auch gegen ihre Mitglieder richten oder gegen andere Gruppen. Moralische Normen sichern das Überleben in der Gruppe, aber können auch zu Massenfeindseligkeit werden, zu wahnsinniger Kriegstreiberei, in der sich doch jeder geborgen fühlt.

Die Gerechtigkeit und die Moral dürfen deshalb nicht als etwas Veränderbares, Relatives angesehen werden. Sie sind da, und wir suchen sie oder eben nicht, oder wir irren uns. Selbst wenn noch so viele Menschen einen Völkermord gutheißen, er ist und bleibt falsch. Er entspricht nicht der Gerechtigkeit.

In den einfachen Worten der ersten Kapitel der Genesis hat die Offenbarung entsprechend dem geistigen Konzept der Menschen von damals es so formuliert: Gott hat die Menschen aus Kohlenwasserstoffen geformt und ihnen den Lebensodem und damit auch die Gottesvorstellung eingehaucht. Er schuf den Menschen nach seinem eigenen »Ebenbild«. Wenn der lehmgezeugte Mensch sich dann nach seinen Gedanken ein Bild vom Schöpfer macht, schließt sich der Kreis.

Dass Jenseitiges eben nur in menschlicher Weise mitgeteilt werden kann, verleitet oft zu einer anderen Hypothese: nämlich dass dieses Jenseitige vom menschlichen Geist erfunden wurde.

Die Gegenthese lautet: Das Jenseitige hat sich des menschlichen Geistes, seiner Geschichte und seiner Gesetze bedient, um sich vorstellbar zu machen. Hier sind wir wieder bei der Projektionswand, die nicht von vorne, vom Menschen, bespielt wird, sondern von hinten, vom großen Unbekannten.

Hinter der Wand steht Gott.

Das heißt, der Mensch wird einerseits geprägt von der Umwelt, möglicherweise aber auch von etwas, das sich menschlichen Augen entzieht. Einem kosmischen Konzept, in das der Mensch holistisch eingebunden ist. Und in dem er andererseits wieder nur in dieser Prägung von Jenseitigem erzählen kann.

Wir erzählen in Bildern. Bilder zeigen Botschaften. Botschaften schaffen Sichtweisen.

Schauen wir uns einmal das Neue Testament an. Wenn religionsgeschichtlich erwiesen wird, aus welchen Elementen das Neue Testament entstand, wo es Anleihen nahm und sich schon bestehender religiöser Vorstellungen bediente, dann spricht das keineswegs gegen den Offenbarungscharakter, sondern entspricht vielmehr der Inkarnation, die das Unvorstellbare denkbar macht.

Zahlreiche Erzählungen aus dem Neuen Testament, vor allem der Evangelisten, benützen Bausteine, die es in der damaligen Welt schon gab, religiöse Vorstellungen, die auch andere Kulte gebrauchten. Das kann man mit geradezu kriminalistischer Präzision darstellen.

»Wenn ich mit einem Satz den Inhalt des Neueren Testamentes zusammenfassen müsste«, so Sloterdijk in *Nach Gott*, »würde ich sagen: Es umschließt das Archiv all dessen, was die in Kulturen zersplitterte Menschheit nicht vergessen darf, wenn sie ihr weiteres Schicksal unter den emphatischen Begriff der Zivilisation stellen will.«

Philosophischer hätte man die Inkarnation nicht erklären können.

Denn »Fleischwerdung« bedeutet hier die Verpackung von bereits existierenden Vorstellungen zu etwas Neuem, das gar nicht so neu sein muss. Es wäre ja selbst für den religiösesten

Menschen verrückt anzunehmen, dass Gott erst mit seiner Religion entstanden sei.

Sehr schöne Parallelen ergeben sich zur Lichterscheinung in der Nacht, wie sie bei der Geburt des göttlichen Kindes von den Evangelien formuliert werden. So heißt es im Isis-Kult:

»Mitten in der Nacht sah ich die Sonne strahlend im leuchtenden Licht.«

Der Kult von Isis und Osiris war zu der Zeit um Christi Geburt sehr populär. Auch in ihm geht es um Wiedergeburt und Inkarnation. Osiris wurde von seinem Bruder Seth ermordet, in Würfel geschnitten und in den Nil geworfen. Die Frau des Osiris, Isis, sammelte ihn ein und setzte ihn zusammen. Da das Glied fehlte, schnitzte sie es aus Rosenholz und setzte es ihm ein. Dann verwandelte sie sich in einen Raubvogel, den Schwarzmilan, kam aus der Höhe geflogen und schlief mit Osiris. Dadurch erweckte sie ihn wieder zum Leben. Er war von den Toten auferstanden.

Darum ist auf den Gesichtern von ägyptischen Sarkophagen aus der Zeit auf das Gesicht des Verstorbenen immer ein feines Netz eingezeichnet. Es erinnert an die Zerstückelung in Würfel, auf die Wiederzusammensetzung, auf die Wiederbelebung.

Der Sohn von Isis und Osiris ist der Sonnengott Horus. Es gibt Statuetten, die Isis mit dem kleinen Horusknaben auf dem Schoß zeigen. Eine klare Parallele zur Jungfrau Maria und dem Jesuskind.

Ein anderer Kult, der die Wiedergeburt hervorhebt und zu der Zeit populär war, sind die Mysterien von Eleusis, einem Ort unweit von Athen. Dort war die Wiedergeborene eine Frau: Persephone, die Tochter der Fruchtbarkeitsgöttin Demeter. Hades hatte sie in die Unterwelt entführt. Die traurige Mutter ließ alle Pflanzen verdorren, und so entstand der Winter. Schließlich wurde ausgehandelt, dass Persephone das halbe Jahr in der Unterwelt herrscht und das andere halbe Jahr bei ihrer Mutter sein darf.

Als Helfer und Gottes Sohn erscheint Jesus ähnlich wie die meisten Erlösungsgötter, die sich seit dem Hellenismus neben der trockenen Staatsreligion durchsetzten. Da die Griechen und Römer kein Problem damit hatten, Götter fremder Religionen in ihre Vorstellungen aufzunehmen, erscheint Jesus anfangs oft als Sohn eines Theos Hypsistos, eines höchsten Gottes, wobei das Beiwort Hypsistos auch für Zeus gebraucht wird. Jesus wurde ohne weiteres mit Herakles oder Dionysos assoziiert und in weiterer Folge gleichgesetzt.

Viele der neutestamentlichen Wundergeschichten stammen aus dem Sagenkreis um Asklepios, dessen Heilungsberichte die ganze Welt kannte. Wie Asklepios heilt Jesus mit seiner ausgestreckten oder aufgelegten Hand oder mit dem Finger. Beide machen keinen sozialen Unterschied, heilen Jung und Alt, Arm und Reich, Mann und Frau, Sklaven und Freie, Freunde und Feinde.

So übernimmt Jesus auch die Titulatur des Asklepios, er ist der »Arzt« schlechthin, Bezwinger der Krankheitsmächte.

So könnte man den Anfang des Hebräerbriefes abwandeln:

»In vielerlei Weise hat Gott in der Vergangenheit zu den Menschen gesprochen.«

Die heiligen Bücher sind also keine Geschichtsdokumentationen, sondern möchten Botschaften verkünden. Nicht alles ist neu an der Offenbarung. Sie verwendet Dagewesenes.

Jesus sagt in Kapernaum zu Simon:

»Du bist Petrus, auf deinen Stein will ich bauen meine Gemeinde.«

Stein heißt sowohl auf Lateinisch als auch auf Altgriechisch petra. Aber daraus ergibt sich nicht nur ein leeres Wortspiel.

In Kapernaum war eine römische Garnison stationiert, und der ursprünglich iranische Gott Mithras ist als Sonnengott vor allem von Soldaten verehrt worden. Geboren wurde dieser Gott aber von einem mütterlichen Felsen, von einer Petra Genetrix.

Fast kaltblütig hat das junge Christentum diese Mithrasgeschichte kopiert, allerdings mit dem Unterschied, dass aus dem Felsen nicht Mithras geboren wird, sondern Simon, der dafür den Namen Petrus annehmen sollte.

Diese inkarnatorischen Hintergründe gilt es zu beachten, wenn man einen Schöffensenat über die Entstehung religiöser Quellen einberuft.

Ein Wort des Paulus lässt sich holistisch uminterpretieren:

»Alles ist euer, ihr aber seid Christi, Christus aber ist Gottes.«

Wenn sich Religion »inkarnieren« soll, wenn sie verständlich werden will, dann kann sie die Bildersprache der Gegenwart, der Vergangenheit und der Zukunft nicht außer Acht lassen.

Mechanismus und Holismus

Heute sind wir so weit, dass die Wissenschaft das Übersinnliche entdeckt und sukzessive akzeptiert, während die Religion auf jede wissenschaftliche Neuigkeit über die Schöpfung gespannt wartet. Sie reichen sich die Hand. Hallo, schön, dass es dich gibt. Lass uns einmal über das große Ganze reden, mein Freund.

Es ist nicht Aufgabe der Naturwissenschaft, Gott zu beweisen, und sie soll dafür auch nicht instrumentalisiert werden. Allerdings darf sie angerufen werden, wenn gefragt wird, ob es vernünftig ist, sich für den Plan A in sinnstiftenden Antworten zu entscheiden: für die Existenz eines transzendentalen Weltenbaumeisters. In diesen Fragen kann man nämlich nicht warten, bis die postmortale Gewissheit auf dem Tisch liegt. Wenn man stirbt, ist der Spaß des Lebens schon vorbei. Man muss vorher seine Wahl treffen. Und diese Wahl soll nicht unvernünftig sein.

Als Johannes Kepler, übrigens auch Theologe, und nach ihm Isaac Newton Gesetze formulierten, die nicht nur auf das Fallen eines Steins, sondern auch auf die Bewegungen der Gestirne anwendbar waren, folgerte man daraus, dass die Welt eine einzige große Maschine wäre, die nach mechanischen Gesetzmäßigkeiten abläuft und in der es, so die spätere Interpretation, für eine transzendentale Intervention keine Notwendigkeit gäbe. Der alte Gott war tot. Der neue Gott hieß Physik.

Gedanken dieser Art gab es ja schon seit der Scholastik, ohne dass daraus ein atheistischer Materialismus wurde.

Schon der geniale Nikolaus von Kues, Kardinal und Erzbischof, hatte das ptolemäische Weltbild hinterfragt und gemeint, dass die Welt eigentlich gar kein wirkliches Zentrum haben kann. Also auch nicht die Erde. Die Weltsicht eines Beobachters wird durch seinen Standpunkt bestimmt, den er im Universum einnimmt.

Seit Johannes Kepler und verstärkt noch seit Isaac Newton prägte also die mechanische Physik unser Weltbild. Das Weltall glich einer großen Maschinerie, die nach Regeln funktionierte, die letztlich alle kosmischen Ereignisse zu erklären vermochten. So meinte man lange. Bald schloss man daraus, dass auch unser Körper eine Maschine wäre, wie übrigens auch der Staat, mit vielen einzelnen Rädchen, bezaubernd und entzaubert zugleich.

In dieser erklärbaren Weltmaschine schwand die Notwendigkeit, die Existenz Gottes anzunehmen. Ja, die Annahme eines Weltenbaumeisters schien zunehmend unvernünftig. Wer braucht ein Überwesen, wenn alles, was hier ist, schlüssig erklärt werden kann?

Der interpretative Transfer dieser mechanischen Physik des 17. und 18. Jahrhunderts in die Philosophie fand an einem Spätherbsttag 1865 in einem Leipziger Antiquariat statt, wo Friedrich Nietzsche in Arthur Schopenhauers Hauptwerk mit dem Titel *Die Welt als Wille und Vorstellung* stöberte und dort den prägenden Teil im ersten Kapitel las:

»Im unendlichen Raum zahllose leuchtende Kugeln, von welchen um jede etwa ein Dutzend kleinerer, beleuchteter sich wälzt, die inwendig heiß, mit erstarrter, kalter Rinde überzogen sind, auf der ein Schimmelüberzug lebende und erkennende Wesen erzeugt hat: Dies ist die empirische Wahrheit, das Reale, die Welt. Jedoch ist es für ein denkendes Wesen eine missliche Lage, auf einer jener zahllosen, im grenzenlosen Raum frei schwebenden Kugeln zu stehen, ohne zu wissen woher noch wohin, und nur Eines zu sein von unzählbaren ähnlichen Wesen, die sich drängen, treiben, quälen, rastlos und schnell entstehend und vergehend, in anfangs- und endloser Zeit.«

Der Mensch nur ein Wimpernschlag des Kosmos? Flapflap und futsch?

Und so formulierte es später Nietzsche selbst:

»In irgendeinem abgelegenen Winkel des in zahllosen Sonnensystemen flimmernd ausgegossenen Weltalls gab es einmal ein Gestirn, auf dem kluge Tiere das Erkennen erfanden. Es war die hochmütigste und verlogenste Minute der Weltgeschichte; aber doch nur eine Minute. Nach wenigen Atemzügen der Natur erstarrte das Gestirn, und die klugen Tiere mussten wieder sterben. Es gab Ewigkeiten, in denen sie nicht waren; wenn es wieder mit ihnen vorbei ist, wird sich nichts begeben haben.«

Aus diesem kosmologischen Empfinden, das keinen Schöpfer mehr fand, träumte Nietzsche von einer »antichristlichen Revision der abendländischen Geschichte«. Welchen Traum hätte er wohl gehabt, wenn ihm das transzerebrale Weltbild des 21. Jahrhunderts bekannt gewesen wäre?

Dieser pessimistische Nihilismus, aus der mechanistischen Physik des 18. Jahrhunderts kommend, prägt bis heute den geistesgeschichtlichen Streit, der bestrebt ist, alles Transzendentale von der Platte zu fegen. Der Unterschied in der Denkart ist natürlich nicht einfach.

Maschinen kann man angreifen, Gott muss man begreifen.

Selbst Nietzsche wären vermutlich die Augen aufgegangen, wenn man ihm bei einer schönen Flasche Wein erzählte, was wir heute wissen, wie stark sich das Weltbild geändert hat. Was die Quantenphysik vermag, dass Raum und Zeit relativ sind und um wie viel komplizierter die »Maschinen« Mensch und Welt doch sind.

Genauso wenig wussten ja auch die Theologen etwas von epigenetischen Prägemechanismen, die uns heute klar sind. Holistik war damals ein Mysterium, schon nahe an der Scharlatanerie. Also entstand die Feuerbachsche Leinwandtheorie, über die wir hier schon nachgedacht haben und die Konrad Liessmann so auf den Punkt brachte:

»Ludwig Feuerbach entlarvte die Religion als die Projektion der unerfüllten Sehnsüchte des Menschen und Gott als sein eigentliches Wesen. Religionskritik und mit ihr Ideologiekritik wird von nun an stets nur diesen Gestus haben: den des hemmungslosen und lustvollen Entlarvens. Religion ist nach der Entfaltung dieser Kritik nichts anderes als die inverse Projektion der Sorgen und Nöte des Menschen auf die Leinwand einer imaginären Ewigkeit. Faust wusste auf Gretchens Frage keine rechte Antwort. Den Glauben wollte er ihr nicht nehmen und aufklären wollte er sie so oder so nicht. Das erinnert an die Haltung, die man heute gerne als tolerant empfindet.«

Denn die Physik des 20. und 21. Jahrhunderts zeigt in einem rasanten Tempo auf, dass es einen unglaublich großen, eigentlich immer wachsenden Rest gibt, den wir eben nicht erklären können. Weder mechanistisch noch sonst wie.

Das Menschenwerk des Homo faber wird als Hypergenesis angesehen. Der Mensch wird zum Gott der zweiten Schöpfungswoche, der allerdings auch nur aus den Elementen des Periodensystems besteht. Dass es hinter dem Periodensystem noch eine tiefere Welt gibt, lehrt uns die moderne Physik. Diese tiefere Welt gibt uns Hoffnung, dass Gott auch nach der zweiten Schöpfungswoche, für die der Mensch zuständig ist, sehen wird, »dass es gut war«.

»Newton verzeih mir«, soll Einstein gerufen haben.

Denn die alte Weltmaschine macht heute nur noch einen sehr kleinen Teil der Gesamtwirklichkeit aus. Der weitaus größere Teil des Weltalls ist unsichtbar. Dunkle Materie und Dunkle Energie werden postuliert, weil sich sonst die Gravitation nicht vollständig erklären ließe. Die Maschinerie der Sterne scheint fast ein Nebenprodukt der Dunkelheit zu sein, die Galilei und Kepler und Newton nicht wahrnehmen konnten. Überhaupt sind Materie und Energie ineinander verschränkte Erscheinungsformen. Und die Zeit existiert auch nur in materialisierter Form der Realität. Geht die Materie in Energie über, so wird sie wahrscheinlich zeitlos. Reisen mit Überlichtgeschwindigkeit wären Zeitreisen. Die Zeit, wie wir sie uns vorstellen, gäbe es nicht mehr.

Manchen Physikern bereiten mittlerweile sogar die eigenen Berechnungen Kopfzerbrechen. Die Theorien sind so kompliziert, dass sie die Möglichkeiten unseres Gehirns überschreiten.

Jim Baggott schreibt in seinem Buch *Farewell to Reality* über die neuesten Entwicklungen in der Physik. Sie sei zu weit gegangen und in das Stadium einer postempirischen Wissenschaft ohne Bodenhaftung übergetreten. Man könnte auch sagen: ins Stadium der Metaphysik.

Der amerikanische Nobelpreisträger Sheldon Glashow schlug schon 1986 in einem Artikel für die Zeitschrift *Physics Today* in dieselbe Kerbe:

»Zum ersten Mal seit dem Mittelalter sehen wir, wie unsere noble Forschung enden könnte, nämlich damit, dass der Glaube die Wissenschaft erneut ersetzt.«

Es ist ja schon kaum möglich, die Quantenmechanik zu begreifen. Atome lassen sich noch locker nachvollziehen, über die haben wir alle in der Schule gelernt. Aber die noch viel kleineren Teilchen, die Elementarteilchen der Materie, die noch kleiner sind als Protonen, Neutronen und Elektronen, übersteigen schon unsere Vorstellungskraft. Darum neigt selbst die Wissenschaft zu Theorien, die noch schwerer nachprüfbar und nachvollziehbar sind. So gibt es etwa die sogenannte Stringtheorie, der zufolge die kleinsten Teilchen der Materie keine Punkte sind, sondern vibrierende Saiten.

Dazu meint Eduard Kaeser:

»Die mathematische Rabulistik der Stringtheoretiker, wie sie sechs Dimensionen in einem Raumgebiet der Größenordnung von 10 bis 33 Metern zerknautschen können, übertrumpft tatsächlich die Spekulationen mittelalterlicher Theologen, wie viele Engel auf einer Nadelspitze Platz haben.«

Die Frage, ob alles auf Strings und/oder auf den anerkannten Elementarteilchen fußt, muss die Physik entscheiden. Der Spielraum aber, den die Theorien bieten, müsste einen holistischen Dialog zwischen Physik und Philosophie und Theologie anregen.

Doch Stephen Hawking wird nicht müde, »den Tod der Philosophie« zu verkünden. Und der Astrophysiker Neil de-Grasse Tyson erklärte, dass die Beschäftigung mit tiefgründigen Fragen nur zu einer sinnlosen Verzögerung wissenschaftlichen Fortschritts führe.

So berichtet es Sibylle Anderl 2014 in der *Frankfurter Allgemeinen Zeitung*. Und sie stellt dem folgende wehmütige Worte voran: »Was waren das für Zeiten! Damals, als Einstein sein Denken in einem philosophischen Lesekreis schärfte, als Heisenberg sich beim Verständnis der Materie von den antiken Philosophen inspirieren ließ und dessen Schüler Carl Friedrich von Weizsäcker philosophierend den Aufbau der Physik zu verstehen versuchte. Das Bestreben, die Welt physikalisch zu beschreiben, und der Anspruch, diese Unternehmung philosophisch kritisch zu reflektieren, zu interpretieren und zu hinterfragen, erschienen als zwei Seiten ein und derselben Medaille.«

Und sie fügt noch ein Zitat Schopenhauers hinzu:

»Empirische Wissenschaften, rein ihrer selbst wegen und ohne philosophische Tendenz betrieben, gleichen einem Antlitz ohne Augen.«

Man könnte auch sagen: Die Wissenschaft ist blind, wenn sie sich nur auf die eigene Beweislast stützt. Wie eine Echokammer. Die eigene Weltsicht wird bestätigt, keine andere zugelassen.

Ähnlich sieht es auch Hans-Peter Dürr, der schreibt:

»Physik und Transzendenz stehen in der Vorstellung der heutigen Physik nicht mehr in einem antagonistischen, sondern eher in einem komplementären Sinn einander gegenüber.«

Physik und Glaube ergänzen sich. Die Zeit prägt das Gefühl für Holistik.

Als Gynäkologe kann man der Welt nicht die Quantenphysik erklären, und das möchte ich auch nicht, gemäß der Meinung Albert Einsteins:

»Manche bemühen sich ein Leben lang, das Wesen der Frau zu verstehen, andere befassen sich mit weniger schwierigen Themen, zum Beispiel der Relativitätstheorie.«

Deswegen beschränkt sich der Geburtshelfer auf die Meinungsäußerungen von akkreditierten Physikern und stellt nur noch fest, dass der wissenschaftliche Erkenntnisakt selbst durch die moderne Physik relativiert wird. Die Unschärfe in Theorie und Empirie erlaubt es kaum mehr, exakte Angaben über physikalische Größen zu machen, eine Unschärfewolke überzieht alles. Wir reden über die Lichtgeschwindigkeit wie über einen fahrenden Zug, trotzdem überfordert sie unser begriffliches Denken.

Damit wird die Lichtgeschwindigkeit nicht nur zu einer physikalischen Größe, sondern letztendlich auch zu einem philosophischen Begriff.

Die starre Trennung zwischen Objekt und Subjekt verschwindet. Der Beobachter wird im Akt der Beobachtung ebenso verändert wie das Beobachtete. Objekt und Subjekt beginnen sich zu vereinen, der Unterschied zwischen Beobachtetem und Beobachtendem verschwimmt. Erst von einem Objekt, das beobachtet wird, weiß man, dass es da ist und in welchem Zustand und wo. Und dadurch treten wir in eine Beziehung.

Durch die »Wende zum Subjekt entpassiviert sich die Offenbarung«, schreibt Peter Sloterdijk in *Nach Gott*.

Wir sind mehr als nur ein einziges Individuum, wir sind eingebettet in einen holistischen Kosmos, der unsere Vorstellungsgaben übersteigt, aber den wir zu verstehen und zu beobachten versuchen. Ein Kosmos, mit dem wir verschränkt sind und der uns auch prägt.

Nicht wir schaffen uns die Wirklichkeit oder die Vorstellung eines Weltenbaumeisters, sondern die Wirklichkeit, die primär uns umgibt, schafft uns. Unser Erbgut, unser Bewusstsein und unsere Vorstellungen.

Das Denken ist nicht Erfindung von realen oder irrealen Möglichkeiten, sondern Denken ist Teilhaben am Wirklichen.

»Ich sehe, weil die absolute Sicht in mir ist«, hat Nikolaus von Kues im 15. Jahrhundert geschrieben.

Wir sehen, weil die absolute Sicht in uns ist. Und für den Weltenbaumeister gilt dasselbe: Gäbe es ihn nicht, wir hätten von ihm keine Ahnung.

Johann Wolfgang von Goethe wusste genau, was er schrieb:

Wär nicht das Auge sonnenhaft,
die Sonne könnt es nie erblicken.
Läg nicht in uns des Gottes eigne Kraft,
wie könnt uns Göttliches entzücken?

Teil 3

Wir sind mehr als die
Summe unserer Organe

Der Knochen

Stütze des Menschen. Einzelteile seines Skeletts. Das innere Gerüst, das den Körper aufrecht hält. Wenn er sich keinen davon bricht, zerbricht sich der Mensch kaum den Kopf über seine Knochen. Irgendwann beginnt man zu spüren, dass die Zeit an ihnen mit mehr Appetit nagt als in Jugendtagen, aber sonst weiß man recht wenig über diese stabilsten aller menschlichen Bestandteile.

Dabei hat die Natur ein paar kleine Wunder im Knochen versteckt, ohne die der Rest des Körpers nicht so arbeiten könnte, wie sein Baukonzept es vorsieht. Um zu begreifen, wie ausgeklügelt der holistische Plan von Anfang an war, mischen wir uns kurz einmal unter die Dinosaurier. Dort finden wir den Ursprung eines genialen Mechanismus. Die Dinos litten nämlich auch an Knochenschwund. Auch sie hatten Osteoporose.

Das mag jetzt auf Anhieb nicht als die Nachricht des Jahrhunderts erscheinen. Die meisten von uns kratzt es heute herzlich wenig, was eine längst ausgestorbene Spezies in den Knochen hatte. Und doch hat die Osteoporose der Dinosaurier essentiell mit uns Menschen zu tun. Denn demselben Mechanismus verdanken wir es, dass es uns immer noch gibt.

Hüpfen wir also in der Evolution mehr als 200 Millionen Jahre zurück und werfen einen Blick ins Tagebuch unserer Entwicklungsgeschichte.

Die Funde von Saurierknochen lassen sich sehr gut analysieren. Die DNA, die sich darin findet, liest sich für Wissenschaftler wie ein Handbuch fürs Leben. Wenn dort nun steht, dass Dino-Weibchen zum Zeitpunkt der Fortpflanzung Osteoporose hatten, bedeutet das: Immer wenn sie Eier gelegt haben, hat ihr Organismus massiv Kalzium mobilisiert, und sie konnten Schalen für die Eier ihrer Nachkommen bilden. Dass dieses Kalzium aus dem Knochen kam, bedeutet einwandfrei: Der Knochen steht mit anderen Organen in Verbindung.

Der Zusammenhang zwischen Knochen und Fortpflanzung war also ganz offensichtlich schon bei den Dinosauriern voll etabliert. Und er ist erhalten geblieben. Was sich die Natur damals ausgedacht hat, funktioniert heute noch.

Natürlich legen die Menschen keine Eier mehr. Aber das Kalzium wird trotzdem auch weiterhin im Zuge der Fortpflanzung gebraucht. Nämlich dann, wenn die Mutter das Kind zu stillen beginnt. Vorsorglich sendet die Brust deshalb lange vorher die Nachricht an den Knochen: Hey, wir richten uns da auf einen neuen, kleinen Menschen ein, der auf sein Kalzium wartet, bitte um ausreichende Lieferung.

Dass der Lieferservice funktioniert, sichert letztlich die Fortpflanzung. Ohne diese Kalziumbeschaffung aus den Knochen wären wir womöglich auch eine längst ausgestorbene Spezies.

Auch für den Blasensprung und den Beginn der Wehen, folglich also für den Beginn der Geburt, ist das Kalzium zuständig. Ein hochintelligenter Vorgang, den die Evolution in holistischer Perfektion konzipiert hat.

Die Natur lässt das Kalzium aus dem Knochen in die Membran der Fruchtblase transportieren, die, wenn das Kind reif dazu ist, ihre Elastizität verliert und springt. Im Organismus von Kindern, die pünktlich zum Geburtstermin in die Welt drängen, finden sich Kalkeinlagerungen, die dem entsprechen, was in der Fruchtblasenmembran fehlt.

Bei Frühchen entdeckten die Forscher eine besonders starke Kalziumkonzentration. Man darf also annehmen, dass diese den vorzeitigen Blasensprung auslöst. Als prominentes Beispiel dafür gilt der amerikanische Musiker Stevie Wonder. Seine Blindheit geht auf eine Augenkrankheit zurück, die nur bei zu früh Geborenen auftritt.

Derzeit versucht man, diese schädlichen vorzeitigen Einlagerungen von Calciprotein-Partikeln auf verschiedene Arten zu verhindern.

Was macht nun der Mensch mit dem vielen Kalzium, seit er nicht mehr aus dem Ei schlüpft und sich auch nicht mit Nachwuchs beschäftigt?

Kalzium ist so etwas wie ein Multifunktionär unter den Elementen und in jeder Zelle vorhanden. Man braucht es, um Knochen, Zähne, Nerven, Muskeln und ein gesundes Herz aufzubauen, um Entzündungen und Allergien abzuwehren und um die Fähigkeit der Blutgerinnung zu entwickeln. Es kann also eine Menge, dieses Kalzium.

Frauen brauchen generell mehr Kalzium als Männer, und zwar lange vor dem Stillen. Sie brauchen es mehrmals im Monat, für den Eisprung und die Menstruation.

Beides keine seltenen Ereignisse im Zyklus des Lebens. Seit Anbeginn der Menschheit erlebt sie jede Frau, alle vier Wochen und über ein paar Jahrzehnte hinweg. Die Hormone teilen ihr Leben in Perioden. Aber dass die Hälfte der Menschheit diesen Vorgang als normale weibliche Routine kennt, soll nicht darüber hinwegtäuschen, welch sensationeller Ablauf sich da jedes Mal in Gang setzt. Beim Eisprung platzt nicht einfach nur ein Ballon. Und wenn der Zeitpunkt nicht für eine Befruchtung genutzt wird, ist auch die Menstruation nicht einfach nur der Entsorgungstrupp von allem, was diesen Monat nicht gebraucht wurde.

Eisprung und Menstruation sind hochkomplizierte Vorgänge, bei denen eine ansehnliche Riege an Helfern ein komplexes Szenario veranstaltet, dessen konzertante Präzision ans Unglaubliche grenzt. Im evolutionär besten Fall entsteht neues Leben. Und wenn nicht, handelt es sich um eine regulierte Abstoßung von eigenem Gewebe. Das ist für den Körper keine Kleinigkeit. Und in beiden Fällen braucht er dazu extrem viel Kalzium.

Unmittelbar vor der Ovulation oder eben dann auch vor der Menstruation herrscht also Hochbetrieb im Kalziumdepot im Knochen. Um das grüne Signal für den verstärkten Abbau zu bekommen, muss allerdings erst ein Wörtchen mit dem Östrogen geredet werden. Denn das Hormon ist der Knochenwächter.

Die Natur hat dafür gesorgt, dass es im entscheidenden Moment von seinem Wachtposten zurückgepfiffen wird. Der Östrogenspiegel sinkt, und das Kalzium kann im Knochen abgebaut und auf den Weg geschickt werden.

Wie vorausschauend die Dinge miteinander verwoben sind, zeigt sich, sobald sich entscheidet, ob ein Mädchen oder ein Bub erwartet wird. Das Geschlecht ist nämlich schon in der Schwangerschaft in der Lage, die Kalziumkonzentration zu bestimmen, die erst nach der Geburt gebraucht wird. Also Monate später. Kommt ein Mädchen auf die Welt, enthält die Brust der Mutter viel mehr Kalzium, als für einen Buben nötig ist. Der braucht mehr Proteine.

So genial der Vorgang ist, wenn er funktioniert, so gefährlich ist jede Störung im Betrieb. Der holistischen Logik nach haben die meisten Substanzen, Stoffe, Hormone, Zellen oder Mechanismen im Körper nicht nur einen einzigen Auftrag. Sie sind auch in andere Prozesse eingebunden, müssen an mehreren Orten mitunter gleichzeitig Erkleckliches leisten. Was dabei für den einen Zweck gut ist, kann für einen anderen fatal sein. Und manchmal sind die Protagonisten auch nur mit Übereifer am Werk. So wie mitunter das Kalzium in der weiblichen Brust.

Übertreibt es seine Pflicht und regt es die Stammzellen in der Mutterbrust dazu an, weit mehr milchproduzierende Zellen zu bilden, als für das Kind nötig ist, wird der Segen zum Fluch. Denn dann verwendet die Brust das Kalzium, um ihre Zellen aufzubauen. Untersucht man dann die Frau auf Brustkrebs, sieht man, was so ein Überangebot anrichten kann. Erkennt man bei der Mammografie viele kleine Kalkspritzer in einem Areal, bedeutet das mitunter nichts Gutes. Sie sind das verdächtige Muster von Brustkrebs.

Auf den ersten Blick wirkt das wie ein Fehler im Bauplan. Ein bisschen mehr Produktion der Milchzellen und schon droht Krankheit? So ein Pfusch schaut der Natur gar nicht ähnlich. Und tatsächlich es ist auch keiner.

Denn alles hat seine Schattenseiten, auch das ist als holistisches Gesetz zu betrachten. Ohne das Böse nichts Gutes. Ohne das Dunkle nichts Helles. Ohne Yin kein Yang, wenn man so will. Die Welt wird vom dualistischen System regiert.

Vor allem anderen aber wird sie vom Gesetz der Erhaltung der Art regiert. Reproduktion ist das oberste Gebot. Ihr haben die Abläufe im Organismus zu dienen. Sie hat Vorrang vor allem. Das Leben kommt vor dem Tod. Egal, wie man es dreht und wendet. Egal, von welcher Seite man es betrachtet.

Und schon treten wir mit einem Fuß in die Menopause. Der Lebensphase der Frau, in der die fruchtbaren Tage gezählt sind. Die Bestimmung, die ihr die Natur zugedacht hat, ist erfüllt, die Zeit, in der sie Nachkommen in die Welt setzen kann, vorüber. Keine Reproduktion mehr. Sämtliche Geburtshelfer im Körper haben ihre Arbeit getan und werden für diesen Job nicht mehr gebraucht. So auch das Östrogen. Ab nun richtet es sich langsam auf seine Pension ein und zieht die Knochen mit in den Ruhestand.

Das funktioniert, vereinfacht gesagt, so:

Der Östrogenspiegel fällt ab, steigt aber nicht wieder an wie nach dem Eisprung oder nach der Menstruation. Es gibt ja keinen Eisprung und keine Menstruation mehr. Das Tor zum Knochendepot bleibt damit sperrangelweit offen. Nun wird den Knochen permanent Kalzium entzogen, sie sind schutzlos.

Man fragt sich: Warum lässt die Natur das zu? Warum lässt sie das Östrogen in der Menopause nicht wenigstens in seiner Funktion als Torwächter des Knochens gegen die Osteoporose weiterarbeiten?

Die Antwort ist so simpel wie strikt: Weil das nichts mehr mit der Erhaltung der Art zu tun hat. Auf dem Gebiet ist die Natur unerbittlich. Fressen und vermehren. Das ist der biologische Sinn des Lebens. Und sonst gar nichts.

Es ist nicht die erste Aufgabe des Östrogens, die Frau vor der Osteoporose zu schützen. Das ist sekundär, bloß eine Nebenaufgabe. Wenn die oberste Mission, alles für die nächste Generation bereitzustellen, erfüllt ist, dann mag sie halt kommen, die Osteoporose. Dann mögen die Knochen brüchiger werden, so ist das Altern, so ist das Leben. So denkt die Natur.

So muss aber der Mensch nicht denken. Schon gar nicht, wenn er die medizinischen Möglichkeiten hat, sich länger gesund am Leben zu erhalten denn je. Immerhin gibt es zahlreiche Mittel gegen Osteoporose. Ein interessantes ist der Antikörper Denosumab. Denn man darf noch weiterdenken: Wenn dieses Mittel das Entfernen des Kalziums aus dem Knochen verhindert, dann müsste es doch auch das Mammakarzinom-Risiko reduzieren. Und genau so ist es auch.

Das Denosumab, das zur Behandlung der Osteoporose eingesetzt wird, schützt in bestimmten Fällen auch vor Brustkrebs. Eine ganz neue Erkenntnis.

Die Korrespondenz mit der Brust ist aber nicht die einzige holistische Verbindung des Knochens. Er ist mit vielen Organen vernetzt. Genau genommen bis in den hintersten Winkel des Körpers.

Knochen sind die harten Kerle im menschlichen Organismus. Logisch, denkt man landläufig, sie müssen den Körper im aufrechten Gang tragen. Vor ein paar Jahrhunderten war das noch leichter, die Menschen waren kleiner und die Last keinen Zentner schwer. Heutzutage, da der Mensch immer größer wird, leistet so ein Knochen Schwerarbeit. Falsch ist diese Erklärung nicht. Aber der eigentliche Grund für die Härte der Knochen ist ein anderer.

Der Knochen ist ein Tresor.

Deswegen ist er mit Kalzium einzementiert. Er ist hart, weil er nicht zu knacken sein darf. Weil er kostbares Gut birgt. Weil er im Knochenmark auch Stammzellen aufbewahrt.

Sicher untergebracht in dieser kleinen Festung warten die Stammzellen auf ihr Stichwort. Bis die Reihe an ihnen ist, helfend einzugreifen, und der Körper sich ihrer bedient, um sich zu regenerieren. Wie mit einer inneren Ambulanz sausen sie dann durch die Blutbahnen an ihren Einsatzort, zu den Organen.

Nehmen wir einmal an, im Herzen tritt ein Problem mit der Durchblutung auf. Der Organismus ist in Aufruhr, wie immer, wenn irgendwo eine Läsion auftritt. Beim Herzen ist der Aufruhr nur eine Spur erheblicher. Wenn dort etwas zu reparieren ist, spurt alles im Körper. Ganz besonders die Stammzellen, die in dem Fall die Notfalltruppe Nummer eins sind. Man darf sich das so ähnlich vorstellen wie die weibliche Brust, die Kalzium zum Stillen ordert. Nur sehr viel dringlicher.

Das beeinträchtigte Herz schlägt Alarm. Und den ersten Hilferuf sendet es an den Knochen: Bitte Tresor aufmachen, ich brauche Stammzellen! Der Knochen zögert nicht. Der Tresor geht auf, die Stammzellen machen sich an die Arbeit.

Und auch hier ist die Medizin zur Gegenprobe angetreten: Wenn der Knochen mit dem Herzen korrespondieren und es regenerieren kann, dann müsste das ja auch schon funktionieren, bevor das Problem eintritt. Also bevor das Herz um Hilfe japst. Entnimmt man Stammzellen aus dem Knochenmark und injiziert sie einem herzkranken Menschen intrakardial, müsste es ihm bessergehen. In klinischen Studien hat man das gemacht, und prompt hat sich das als richtig erwiesen.

Es ist naheliegend, und inzwischen auch nachgewiesen, dass sogar die Stammzellen, die an sich schon im Körper zirkulieren, so etwas wie hauseigene Kardiologen sind, die das Herz permanent regenerieren. Je mehr Zellen, desto weniger Herzkrankheiten beziehungsweise Infarkte.

Die körpereigene Regeneration ist also ein prächtig ausgeklügeltes Prinzip, und bei Männern läuft sie auch ohne allzu vorzeitiges Ablaufdatum. Bei Frauen kann sich die Lage in der Menopause ändern, wenn sich das Östrogen in seine Rente zurückzieht. Leidet eine Frau dann nämlich an Osteoporose, tut sich auch was im Knochentresor: Bei den Stammzellen lagern sich auch Fettzellen ein, und das führt zu einer Verfettung des Knochenmarks.

Vor allem deswegen ist es wichtig, etwas gegen die Osteoporose zu unternehmen, und nicht nur wegen einer Fraktur, dem Schreckgespenst, vor dem man sich bei Knochenschwund ja vorwiegend fürchtet. Der Oberschenkelhalsbruch hängt wie ein Damoklesschwert über dem älteren Menschen. Aber die wirklichen Zusammenhänge, die man in der Medizin jetzt erst so richtig begreift, führen uns auf neue Spuren.

Erstens: Die Stammzellen im Blut korrelieren mit der Gesundheit des Herzens. Zweitens: Wir können sie direkt im Herzen zur Reparatur verwenden. Holistik vom Feinsten.

Vermutlich stellt sich langsam eine gewisse Hochachtung vor dem eigenen Schienbein ein. Womöglich zollt jetzt jemand seinen Rippenbögen erstmals so richtig Respekt, bedankt sich einmal beim Schlüsselbein und tätschelt sich selber die Schulter. Sie hätten es verdient, unsere Knochen. Und dabei sind wir mit dem, was sie können, noch lange nicht am Ende. Verblüffend ist nämlich auch:

Der Knochen hat ein Hormon.

Das Hormon heißt Osteocalzin und wird von den Osteoblasten freigesetzt, den Zellen, die für den Knochenaufbau verantwortlich sind. Und dieses Osteocalzin macht etwas fast Unglaubliches:

Es geht in die Hoden des Mannes und aktiviert dort die Spermien.

Erstaunlich, nicht? Der Knochen ist demnach ein hormonbildendes Organ. Eine Drüse, die bis in die Hoden reicht. Wer es medizinisch haben will: Die Spermatogenese hängt vom Knochen ab, weil das Osteocalzin in den Leydigschen Zwischenzellen im Hoden die Testosteronsynthese anregt.

Womit sich ein weiterer Zusammenhang aufdrängt: Ein Mann, der zu wenig Testosteron hat, hat mit hoher Wahrscheinlichkeit auch schlechte Knochen. Verlust der Libido. Osteoporose. Der Weg von einem zum anderen ist möglicherweise recht kurz. Umgekehrt ist die Nachricht verheißungsvoller. Um beim Mann den Testosteronspiegel zu erhöhen, tut man einfach etwas für seine Knochen. Erstaunliches erzählt man sich auch vom Vitamin D. Nimmt man es ein, verbessert sich die Knochensubstanz und gleichzeitig steigt das Testosteron an, was mitunter auch der Libido guttut.

Ich nehme an, dass Männer das Knochenhormon und das Vitamin D ziemlich sympathisch finden.

Das Osteocalzin ist ein umtriebiges Hormon. Folgen wir ihm, führt es uns zu immer neuen Verflechtungen.

Zum Beispiel von Knochen und Bauchspeicheldrüse. Dort bewirkt das Hormon, dass Insulin freigesetzt wird. Zumindest, wenn alles so läuft, wie es die Natur vorgesehen hat. Wenn nicht, hat das üble Folgen. Stellt nämlich der Knochen zu wenig Osteocalzin bereit, kann die Bauchspeicheldrüse nicht genügend Insulin herstellen. Völlig unmedizinisch lässt sich das vergleichen mit einem maroden Lieferbetrieb, der eine Herstellerfirma in den Bankrott reißt. Nur dass das in der Medizin nicht Pleite, sondern Diagnose heißt. In dem Fall Diabetes.

Es hängen also nicht nur Diabetes und Knochen zusammen, sondern auch Diabetes und Osteoporose. Trotzdem kümmern sich Osteologen um Osteoporose, und Diabetologen sind für Diabetes zuständig. Hier der Knochen, dort die Bauchspeicheldrüse. Es wird separat behandelt. Obwohl sich das eine mit dem anderen so wunderbar kombinieren lässt.

Mittlerweile belegen das schon große Studien. Uns Ärzten legt das die Pflicht auf, immer in mehrere Richtungen zu schauen. Wie oft hören wir: »Herr Doktor, seit ich die Osteoporose habe, habe ich auch einen leichten Diabetes.«

Hat man Patienten mit Osteoporose, misst man ihre Zuckerwerte. Und umgekehrt. Bei Patienten mit Diabetes schaut man sich die Knochendichte an.

Dasselbe gilt für den Cholesterinspiegel. Denn auch der Einfluss, den der Knochen auf den Stoffwechsel hat, ist gewaltig. Der Missing Link dabei sind die Peroxisom-Proliferator-aktivierten Rezeptoren, kurz PPARs. Sie sind einerseits dafür verantwortlich, dass der Cholesterinspiegel sinkt, andererseits, dass der Knochen aufgebaut wird. Ein hoher Cholesterinwert kann damit ein Hinweis darauf sein, dass der Zustand der Knochen nicht allzu zufriedenstellend ist.

Nächste Station des Osteocalzins: die Muskeln. Na ja, könnte jetzt jemand sagen, auch schon was. Immerhin umgibt der Muskel den Knochen, die beiden sind quasi Nachbarn, da hat man schon mal was miteinander zu tun. Der Gedanke ist nicht unsinnig. Je mehr der Muskel arbeiten kann, desto besser ist es für den Knochen. Dadurch wird er trainiert, dadurch wird er gestärkt und gehalten.

Die Frage ist nur: Wie genau geht das vor sich? Und was ist für das gute Zusammenspiel der beiden verantwortlich?

Auch dieser Mechanismus hat etwas mit dem Insulin zu tun. Genauer gesagt mit der Insulin-Sensitivität. Im Knochen wird die Verwertbarkeit des Insulins verbessert, das dann mehr Zucker in die Muskelzelle einschleust. Dadurch kann der Muskel um ein Vielfaches mehr leisten und ist eine bessere Stütze für den Knochen.

Das Gleiche passiert im Gehirn, das ja in der Hauptsache vom Zucker lebt. Kommt das Osteocalzin im Gehirn an, macht es dort dasselbe wie im Muskel. Es verbessert die Insulin-Sensitivität und damit die Versorgung des Denkorgans mit dem Stoff, den es am meisten braucht. Die Folge ist eine wesentlich bessere Wahrnehmung von Sinneseindrücken. Wir Mediziner nennen das Perzeption. Der Zusammenhang erklärt übrigens auch, warum Insulinsprays bei Alzheimer helfen sollen.

Gestatten wir uns noch einen kleinen Hüpfer von einem Gehirn, das schon ein gewisses Alter erreicht hat, zu dem, das noch sein gesamtes Leben vor sich weiß. Schon in ganz jungen Jahren sind der Knochen und sein Osteocalzin von enormer Bedeutung. Denn das Gehirn eines Kindes hängt davon ab, wie viel Knochenhormon die Mutter dem Kind von ihrem Skelettsystem zur Verfügung stellt.

Und selbst Gemütsdinge gehen dem Menschen bis ins Knochenmark. Mit Antidepressiva sollte man aus Rücksicht auf den Knochen vorsichtig umgehen. Sie können ihn extrem stören. Schlafmittel fördern mitunter die Osteoporose.

Eine Liaison, die der Knochen mit anderen Organen eingeht, ist für seine Stabilität, seine Stärke und seine Gesundheit von extremer Wichtigkeit. Es ist die mit der Niere. Dass er gerade mit ihr so eng verbunden ist, liegt an dem schon erwähnten Hormon, das der Knochen bitter braucht: dem Vitamin D.

Wer jetzt über das Wort Hormon gestolpert ist, kann sich wieder fangen. Vitamin D ist tatsächlich kein richtiges Vitamin. Um genau zu sein, ist es ein Pro-Hormon. Salopp gesagt ist es die Vorstufe eines Hormons, das in einem Vitaminkostüm steckt. Diese Vorstufe wird, anders als die anderen Vitamine, in nahezu ausreichender Menge vom Körper selbst produziert. In Zusammenarbeit von Haut und Sonne.

Die UV-B-Strahlen landen auf der Haut und veranstalten dort ein biochemisches Remmidemmi. Cholesterol wird in Vitamin-D-Vorstufen umgewandelt, die Leber macht daraus Calcidiol, die Niere erweitert es zum fertigen Hormon Calcitriol: Die Endfassung verdankt der Knochen also der Niere.

Erkrankt die Niere, geht es auch dem Knochen schlecht. Es kommt zu einer Osteoporose. Ohne die Niere kann der Körper die fertige Version des Vitamin D nicht mehr herstellen.

Da kann man noch so viel in die Sonne gehen, es bleibt bei der Vorstufe.

Unabhängig davon treibt eine Nierenerkrankung auch das Phosphat im Blut in die Höhe und behelligt damit die Knochenmineralisierung. Diese Störung ist empfindlich. Der Knochen leidet, die Folgen können erheblich sein. Es kann zu Verkalkung und Atherosklerose kommen.

In ihrer Komplexität betrachtet ist dieses Zusammenspiel nicht bloß eine Liaison von Knochen und Niere. Es ist eine Ménage-à-trois von Knochen, Niere und Blutkreislauf.

Und dann gibt es im Knochen noch ein Element, dem Verblüffendes zuzutrauen ist: das Silicium.

Ich darf es einmal mit seinen Eckdaten vorstellen:

In der Erdhülle ist Silicium das zweithäufigste Element. Es ist ein Halbmetall und mit der Ordnungszahl 14 in der vierten Hauptgruppe des Periodensystems daheim, der Kohlenstoffgruppe. Was für den Menschen insofern wichtig ist, weil auch er aus Kohlenstoff besteht und es in dieser Gruppe keinen Elektronenraub gibt. Silicium ist also neutral. An sich ist uns das Silicium kein Unbekannter, wir bringen es nur nicht auf Anhieb mit uns selbst in Verbindung. Dass es uns in den Knochen sitzt, fällt uns erst im zweiten Moment ein, manchen auch nie. Bei den meisten funkt es beim Stichwort Mikrofon.

Ja, wir kennen Silicium vom Mikrofon. Sprechen wir hinein, bewirkt der Schall, dass die kleinen Silicium-Kristalle kontrahieren. Über den sogenannten piezoelektrischen Effekt wird eine geringe Ladung erzeugt, die wiederum Schall ergibt. Die elektrische Ladung wird in Töne umgesetzt. So funktioniert ein Mikrofon.

Im Knochen passiert etwas Ähnliches. Nur wird die Kontraktion des Siliciums nicht durch Schall ausgelöst, sondern durch Belastung. Mit anderen Worten: Wenn wir uns bewegen, wenn wir Sport treiben und den Körper trainieren, erzeugen wir Stromstöße. Diese elektrischen Impulse regulieren das im Knochen eingelagerte Silicium, und das wiederum regt die Regenerationskräfte im Knochen und sogar die Hormonbildung an.

Anzunehmen, dass nicht viele den Grund, warum sie brav ins Fitnesscenter gehen, so erklärt hätten. Würde aber sicher Eindruck schinden.

Das Silicium in uns hat also eine recht fitte und gesunde Seite. Außerdem noch eine sehr schöne. Es ist nämlich auch im Bindegewebe enthalten. Wie alles im Körper hält das dem Lauf der Zeit nicht ewig stand, das Gewebe wird schlaff. Was nicht heißt, dass dem nicht von außen nachgeholfen werden kann.

Man nimmt an, dass sich schlaffes Gewebe mit ein bisschen Silicium von außen straffen lässt und empfiehlt es oft in Form von Kieselerde. Ein echter Geheimtipp sind Schüsslersalze. Kombiniert man die mit regelmäßigem Training, jauchzt das Bindegewebe.

So viel zum Silicium und seinen Verbindungen innerhalb des Körpers. Denkt man im Holismus etwas weiter, stößt man irgendwann auf den verblüffenden Gedanken; ich möchte sagen einen nahezu gespenstischen Zusammenhang: nämlich ein familiäres Verhältnis von Menschen und Computer.

Das Element Silicium steht unter dem Kohlenstoff. Der Mensch besteht aus Kohlenstoff. Computer fußen auf Silicium. Alle gängigen Computerchips verwenden es als Ausgangsmaterial. Macht es das nicht verständlich, dass der Computer mit seinem Silicium und der Kohlenstoff möglicherweise viel verwandter sind, als wir glauben?

Eine Frage, deren Antwort die einen fürchten, die anderen bejubeln würden. Wobei: Silicium ist weit haltbarer als Kohlenstoff, weil der viel reaktionsfreudiger ist. Wenn ich das zum Schluss noch hinwerfen darf. Quasi als Knochen, an dem man schon ein bisschen nagen kann.

Der Schmerz fährt zweischneidig in die Brust. Weiter in den linken Arm. Ein brennendes Schwert wütet im Oberkörper. Ein Stahlreif legt sich um die Brust. Schnürt sie zu. Drückt der Lunge die Luft ab. Atemnot. Der Körper erstarrt. Angst. Die Finger sind taub. Dafür dröhnt in den Ohren aller Lärm der Welt. Endzeitmusik. Die Beine tragen nicht mehr.

Der Herzinfarkt ist eine der schlimmsten Katastrophen im Körper. Tausende Gene sind nicht nur darin verwickelt, sie werden dabei in ihrer Gen-Expression verändert. 900 davon in der Leber, 350 im Milzgewebe. Und das innerhalb von 24 Stunden.

Binnen eines Tages und einer Nacht ist die Ordnung im gesamten Körper über den Haufen geworfen. Der Organismus ändert seine Regimes.

Klingt wie der Beginn eines düsteren Romans. Ist aber ein Tatsachenbericht und fast noch druckfrisch. Konkret eine Studie aus dem Wiener Allgemeinen Krankenhaus. Der Thorax-Chirurg des AKH Michael Mildner hat mit dem Studenten Matthias Zimmermann anhand von Mäusen bewiesen, dass ein Herzinfarkt nicht länger für sich allein betrachtet werden kann. Ein Myokardinfarkt ist nichts Isoliertes, der gesamte Körper reagiert mit.

Die Studie hat weitreichende Folgen. Der Tunnelblick der Medizin ist von gestern, die Holistik praktisch erwiesen.

Vor allem das Herz ist mit dem Körper extrem vernetzt. Das klingt total logisch, immerhin ist es sein zentrales Organ. Die Prozesse hängen in einer Interaktion sondergleichen zusammen. Und nicht nur mit Leber und Milz, sondern zum Beispiel auch mit dem Knochenmark.

Den verblüffenden Beweis hat man nach einer Herztransplantation gesehen.

Ein Mann bekam das Herz einer Frau. Die Transplantation war erfolgreich, der Organismus hat das Spenderherz problemlos angenommen. Der Mann lebte noch gut fünf, sechs Jahre. Dann starb er.

Nach seinem Tod hat man sein Herz untersucht, und siehe da: Es hatte Y-Chromosomen.

Das Frauenherz im Männerkörper hatte ein männliches Chromosom bekommen, das gar nicht dort hingehörte. Nach geltendem Wissen hätte es weiterhin die zwei X-Chromosomen der Frau haben müssen.

Was war passiert?

Der Körper des Mannes hat versucht, das Herz, das gar nicht sein eigenes war, nach Kräften zu unterstützen und mit seinen Blutstammzellen aus seinem Knochenmark zu regenerieren.

Die Interaktion des Herzens mit dem Rest des Körpers beginnt, kaum dass der Mensch auf der Welt ist. Nämlich unmittelbar nach der Geburt, mit dem ersten Schrei. Worüber sich die Eltern im Kreißsaal freuen, ist nicht nur die unüberhörbare Mitteilung ihres Babys, dass es jetzt da wäre. Es ist nicht nur die Beruhigung, dass mit seiner Lunge alles in Ordnung ist.

In Wahrheit ist es ein bahnbrechender Vorgang, ein entscheidender Moment für das Herz.

Der erste Schrei bewirkt, dass zum ersten Mal in diesem neuen Leben Sauerstoff im Körper ankommt. Indem das Baby zum Schrei ansetzt, holt es Luft und saugt damit Sauerstoff ein. Ein Element, mit dem es bislang noch nicht in Berührung gekommen ist. Trotzdem weiß der ganze Körper sofort, was nun zu tun ist. Das Blut transportiert den Sauerstoff umgehend zum Herzen.

Genau in dem Augenblick beginnt eine neue Ära für das Organ, dessen ununterbrochene Arbeitsleistung uns am Leben hält. Hört es auf zu arbeiten, stirbt der Mensch.

Diese neue Ära, die da lauthals verkündet anbricht, unterscheidet sich eklatant von der Zeit, in der das Herz im Ungeborenen schlägt. Das Herz eines Embryos regeneriert sich permanent selbst. Damit ist es nun vorbei. Der Sauerstoff stoppt diese Fähigkeit. Das Herz kann nichts mehr für sich selbst tun. Es ist zur reinen Pumpmaschine geworden.

Eine kleine Erinnerung an den Teufel Sauerstoff: Er hat eine bedeutende Aufgabe. Als notorischer Elektronenräuber schnappt er sich Elektronen, wo er sie nur kriegen kann. Durch diesen Transfer entsteht Leistung. Sobald der Sauerstoff erscheint, beginnt die Kaskade, die das Leben ausmacht. Die Energiegewinnung im Körper.

Kaum sind die Turbinen angelaufen, hat das Herz weder Lust noch den Auftrag, weitere Zellen zu bilden. Es darf wachsen, das schon, es muss ja in der Größe vom Säugling bis zum Erwachsenen mithalten. Aber es wird kaum mehr neues Gewebe generieren. Deshalb entstehen auch nach einem Infarkt nur noch Schwielen und Narben, aber das nur nebenbei.

Das Verbot zur Zellbildung hat natürlich seinen Grund. Der Plan sieht vor, dass das Herz ab jetzt nur noch einer einzigen Aufgabe nachgeht und dabei nicht nach links oder rechts schaut: Es muss pumpen. Daran darf es keine Minute gehindert werden. Es darf nicht nachlassen, und es darf nicht krank werden. Deshalb hat ihm die Natur die Zellvermehrung untersagt. Denn Zellvermehrung bedeutet die Möglichkeit auf Krebs.

Im Herzen gibt es kaum einen Krebs. Das Herz ist das einzige Organ, das absolut und ausschließlich auf Leistung ausgerichtet ist. Permanente, reibungslose, mitunter unglaublich schwere Arbeit.

Schafft es sie einmal nicht mehr, braucht es Hilfe. Sein sos geht an den Knochen, und der, wir wissen es schon aus dem vorigen Kapitel, öffnet seinen Tresor im Knochenmark und schickt die Stammzellen los.

Man kann das als den Prometheus-Effekt sehen. Als Prometheus-Effekt des Herzens, denn bei ihm war es eigentlich die Leber.

Zur Erinnerung an die griechische Mythologie: Prometheus hat den Menschen das Feuer gebracht und wurde deswegen von Zeus zur Strafe an einen Felsen geschmiedet. Jede Nacht kam ein Adler und pickte ihm die Leber heraus. Tags darauf war sie wieder nachgewachsen.

So einzigartig das Herz unter den Organen dasteht, so sehr ist es mit ihnen verbunden. Auf die unterschiedlichsten Arten. Mit dem Immunsystem und der Haut geht das über den Schweiß.

Schwitzt der Mensch, bildet sich eine Salzkruste auf der Haut. Gemäß dem Auftrag, den ihr die Natur gegeben hat, lagert sie die Kristalle ein. Die Immunzellen registrieren allerdings die Salzmoleküle und sind prompt irritiert. Bevor man ihnen später nachsagen kann, sie hätten sich nicht gekümmert, behalten sie diese Information auch nicht für sich. Sie geben sie ans Herz weiter. Man kann sich das vorstellen wie ein Stille-Post-Spiel im Körper. Das Herz denkt sich, um Gottes willen, und reagiert postwendend. Es erhöht den Blutdruck.

Übrigens ist das ein Grund, warum zu viel Salz im Essen so schlecht ist. Wasser bindet Salz, und was der Volksmund sich sonst noch weiterflüstert, ist zwar nicht unrichtig, aber den wirklichen Schaden richtet das Salz wegen der irritierten Immunzellen an, die den Blutdruck nach oben treiben.

In den heißen Zeiten des Jahres, in denen sich Schwitzen nicht vermeiden lässt, ist aber gerade das gleichzeitig auch die Abhilfe. Indem der Mensch schwitzt, verliert er nämlich auch Salz. So paradox es jetzt klingt: Schwitzen senkt den Blutdruck. Zur Not geht man in die Sauna.

Mit den Mitteln der Gentechnik kann man die Immunzellen, die das Salz in der Haut registrieren, auch ausschalten. Mithilfe von Gen-Scheren lässt sich eine Funktion der Lymphozyten blockieren. Damit werden die Salzmoleküle nicht mehr erkannt, und der Blutdruck bleibt, wo er war. Man könnte einem Reh im Wald den Leckstein wegschlecken, egal. Wie viel Salz man dem Körper auch zumutet, es hat auf den Blutdruck keine Auswirkung mehr.

Die Geschichte von der Vernetzung des Herzens mit den Hormonen beginnt in Boston. 1967, beim einundsiebzigsten Marathon der Stadt.

47 Männer treten zum Wettbewerb an. Es ist kalt an diesem Apriltag, viele tragen lange Trainingshosen, manche sogar Wollmützen. So wie der Läufer mit der Startnummer 261,

laut Nomenklatur ein gewisser K. Switzer. Er läuft gelöst und locker, nach den ersten paar Kilometern hat er sich warmgelaufen. Er nimmt die Haube ab, braune Haare fallen ihm fast bis auf die Schultern. Der Läufer K. Switzer ist die Läuferin Kathrin Switzer. Aber das bemerken vorerst nur die Sportler rund um sie. Zu dieser Zeit waren Frauen offiziell nur zu Wettkämpfen bis zu 800 Metern zugelassen. Viele klopfen Kathrin Switzer auf die Schulter, ein paar machen ihr Komplimente, weil sie hier gestartet war. Einige sind empört über die Frau im Männerrennen. Vor allem ein Journalist. Und der Renndirektor Jock Semple, dem er die Nachricht steckt.

Semple wirft sich stante pede ins Auto, fährt den Marathonläufern nach, entdeckt die Nummer 261, springt aus dem Wagen, hetzt Kathrin Switzer hinterher, rempelt sie von hinten an, erwischt einen Zipfel ihrer Startnummer am Rücken und schreit:

»Verschwinde verdammt noch einmal aus meinem Rennen und gib mir deine Startnummer!«

Womit Jock Semple nicht rechnet, ist ein 115-Kilo-Schrank, der von links auf ihn zugeschossen kommt. Kathrin Switzers Freund Tom Miller, Hammerwerfer und Ex-Footballspieler. Kein Unbekannter in der Sportszene und kein Zimperlicher mit frauenfeindlichen Rennleitern.

»Er hat ihn durch die Luft gejagt«, soll Kathrin Switzer später gesagt haben.

Die Dame mit der Startnummer 261 hat nicht nur den Marathon mit einer Zeit von vier Stunden und zwanzig Minuten beendet, sie hat vor allem Barrieren eingerissen. Ihr Start in Boston hat Läuferinnen den Weg bis hin zu den Olympischen Spielen geebnet. 1984 wurde der Marathon für Frauen zur olympischen Disziplin.

Kathrin Switzer trat übrigens auch noch mit siebzig wieder beim Boston-Marathon an, Startnummer 261 versteht sich. Bevor sie sich aber in die Sportgeschichte geschummelt hatte, traute man Frauen nicht zu, längere Laufstrecken zu bewältigen. 2,4 Kilometer im äußersten Fall, und die Erklärungen dafür waren haarsträubend. Eine davon: Da fällt ihnen ja die Gebärmutter heraus.

Der medizinisch geläufige Grund war die feste Annahme, das weibliche Hormonsystem wäre nicht in der Lage, dem Herzen diese Leistung zu ermöglichen. Na ja, jede Erkenntnis beginnt mit dem ersten Schritt, dieser hier war ein Laufschritt.

Mittlerweile wissen wir:

In Wirklichkeit ist das herzschützende Hormonsystem der Frau viel besser als das des Mannes. Wir wissen auch, wieso und wie das funktioniert. Nämlich über das Muskelprotein Myoglobin und die aerobe und anaerobe Stoffwechselkette. Da gibt es zwei Typen von Muskelzellen. Typ eins ist der ausdauernde, Typ zwei der schnelle. Die Frau hat viel mehr Muskelzellen vom Typ eins. Ihre Muskelzellen haben also bei weitem mehr Durchhaltevermögen als die des Mannes.

Natürlich haben diese Ausdauerzellen auch mit dem Hormonsystem zu tun. Insbesondere mit dem Östrogen, nur eben nicht in der Argumentationskette, mit der man Frauen verbot, einen Marathon zu laufen. Im Gegenteil, Sportlerinnen steht ein Vorteil zur Verfügung, den jeder Coach unbedingt nutzen müsste. Es ist eine Art natürliches Doping, das unangreifbar ist. Das Östrogen kann die Aufnahme des Zuckers im Muskel in der ersten Zyklusphase wesentlich besser optimieren.

Das heißt: Wenn eine Sportlerin vor dem Eisprung ist, profitiert sie besonders davon, wenn sie während der sportlichen Aktivität Glucose zu sich nimmt.

Ganz anders knapp nach dem Eisprung. Da tun sich die Muskeln wegen des veränderten Östrogen- und somit auch Insulinspiegels leichter, Energie aus Aminosäuren zu gewinnen. Die sind nichts anderes als die Bestandteile der Proteine, und daher funktioniert dann eher Doping mit Eiweiß.

So was nennt man Sport nach dem Menstruationszyklus.

Wenn wir schon bei den unterschiedlichen Anforderungen im weiblichen und männlichen Organismus sind, möchte ich einen kleinen Abstecher zu unseren Freunden aus der Meerkatzenfamilie machen, zu den Makaken und einem berühmten Versuch, der die Herzgegend betrifft.

Bei den Makaken gibt es mit den Alpha- und Omega-Tieren eine gewisse Rangordnung, und es gibt sie in beiderlei Geschlechtern. Alpha-Männchen und Omega-Männchen, Alpha-Weibchen und Omega-Weibchen. Die dominierenden Alpha-Männchen haben permanent Zugang zum Essen und primären Zugang zum Weibchen. Sie können sich den Bauch vollschlagen, wie sie wollen, und sich paaren, mit wem sie wollen. Die Omega-Männchen müssen warten, was übrig bleibt.

So etwas haben wir beim Homo sapiens auch, wenn auch in etwas gehobener Form. Es ließ sich trotzdem eine eindeutige Parallele ziehen. Alpha-Männchen im Tierreich wie unter den Menschen waren kardial wesentlich besser drauf. Sie haben ein besseres Herz.

Verantwortlich dafür ist die sogenannte Acetylcholin-Umkehr, mit der es Folgendes auf sich hat:

Wenn ein Männchen Stress hat, ziehen sich die Blutgefäße zusammen. Wir haben leidliche Erfahrung damit, weil das heißt: In Stresssituationen kann ein an sich gesundes Herz durchaus einen Infarkt erleiden, obwohl überhaupt keine Atherosklerose feststellbar ist. Auch ohne jede Verkalkung kommt es zum Spasmus.

Das Omega-Männchen ist logischerweise besonders anfällig dafür. Wie die Psychologie uns lehrt, genügt es oft schon, nur am Auto eines verhassten Menschen vorbeizukommen. Er muss gar nicht drinnen sitzen, ja, es muss nicht einmal sein Auto sein. Allein der Anblick des Wagentyps reicht, und man ist auf tausend. Die Blutgefäße spielen da mit Begeisterung mit und ziehen sich empört zusammen.

So weit geht die Psychosomatik.

Das Alpha-Männchen regt sich natürlich weniger schnell auf. Es dominiert ohnehin alles und muss sich nicht gar so schnell ärgern. Was es bei den Omega-Weibchen nicht gibt, ist der Spasmus. Bei ihnen zieht sich nichts zusammen. Sie ertragen, was das Leben an Enttäuschungen mit sich bringt, kardial um einiges besser als die Omega-Männchen. Sie sind von Natur aus darauf konditioniert, sich weniger aus der Ruhe bringen zu lassen als Omega-Männchen.

Deshalb ist auch der Herzinfarkt vor der Menopause, also im Schutz der reproduktiven Zeit, eine extreme Seltenheit. So eine Seltenheit, dass Ärzte bei einer jungen Frau, die mit

Schmerzen ins Krankenhaus eingeliefert wird, die normalerweise für einen Infarkt sprechen, als Allerletztes an diese Möglichkeit denken.

Hand in Hand damit geht die Statistik über die Verteilung der Herzinfarktrate. Werfen wir einen Blick darauf.

Vor dem fünfzigsten Lebensjahr haben Frauen viel seltener einen Herzinfarkt oder eine andere kardiale Erkrankung als der Mann. Der Unterschied ist sogar erheblich. Ist die Geschlechtsreife allerdings vorbei, der enorme Beitrag der Frau zur Erhaltung der Art getan, sinkt dieser Schutz. Die Inzidenz des Herzinfarktes schnalzt nach oben und übersteigt sogar die des Mannes.

Stellt sich natürlich die Frage: Wieso ist das so? Wodurch wird das hervorgerufen? Weshalb fehlt dem zeugungsfähigen Omega-Weibchen dieser Spasmus?

Die Antwort ist reine Holistik, und die Interaktion ist so neu wie aufregend. Herz und Uterus arbeiten eng zusammen.

Verantwortlich für den fehlenden Spasmus ist ein Gas, das auch in der Gebärmutter vorkommt, wo es nur eine einzige Aufgabe hat: eine Frühgeburt zu verhindern.

Denken wir uns das Ganze von Anfang an durch:

Die meiste Zeit im Leben einer Frau ist die Gebärmutter ein acht, neun Zentimeter kleiner Muskel. Ist ein Kind unterwegs, muss sich dieser Muskel um ein Enormes ausdehnen, bei Zwillingen bis hinauf an den Rücken. Was der Uterus da leistet, ist fast unheimlich.

Wenn sich nun ein Muskel ausdehnt, hat er permanent die Neigung, sich zusammenzuziehen. Die Reaktion auf Dehnung ist Kontraktion. Genau das ist es aber, was die gesamte

Schwangerschaft über eben nicht passieren darf. Vorzeitige Wehen treiben das Kind heraus und bringen es in Gefahr. Das darf die Natur nicht zulassen. Und es ist ihr tatsächlich gelungen, ein Mittel dagegen zu finden. Ein Gas.

Dieser unendlich vergrößerte Muskel, der eigentlich überhaupt nichts anderes im Sinn haben müsste, als zu kontrahieren, bleibt völlig ruhig. Über Monate. Wegen eines Gases, das wie ein Beruhigungsmittel auf die Gebärmutter wirkt.

Wir kennen es bereits. Es ist das Stickmonoxid.

Einen Tag vor der Geburt hört die Gebärmutter dann auf, dieses Gas zu produzieren. Absolut rechtzeitig. Würde sie es weiterhin zur Verfügung stellen, gäbe es keine Wehen. Was dann passiert, ist einer der fantastischsten Einfälle der Natur. Sie zieht das Stickmonoxid vom oberen Teil der Gebärmutter ab und konzentriert es unten am Muttermund. Kaum ist oben kein Gas mehr vorhanden, beginnt der Muskel zu kontrahieren. Die Wehen haben eingesetzt.

Unten am Muttermund ist alles weiterhin relaxt. Mehr noch, es geht richtig auf. Das muss es auch, der Muttermund muss sich ja jetzt für das Kind öffnen. Die Geburt kann problemlos über die Bühne gehen.

Was ist es nun genau, dieses Gas mit dem unscheinbaren Namen Stickmonoxid?

Es besteht aus einem Stickstoff- und einem Sauerstoffatom: NO. Vor zwanzig Jahren war es das Molekül des Jahres im Wissenschaftsmagazin *Science*. Die Überschrift des Berichtes lautete:

»Just say no.«

Genau das triff es wunderbar. Die Aufgabe des Stickmonoxids ist es, etwas nicht zuzulassen. Es ist ein Tu-es-nicht-Stoff, wenn man so will.

Damit hindert es auch die Muskulatur der weiblichen Blutgefäße am Zusammenziehen im Falle, dass das Auto eines Rivalen ins Blickfeld rollt. Das Stickmonoxid hält das kurze Aufflammen für eine Art Wehe der Blutgefäße und sorgt für Gelassenheit.

Biologisch hat das Gas eine enorme Bedeutung. Chemisch betrachtet wird es aus der Aminosäure Arginin herausgebrochen. Weil diese dann ein NO-Molekül weniger hat, wird aus der Aminosäure eine andere Aminosäure, und das Stickmonoxid geht als Gas durchs Gewebe. Angeregt wird das Ganze, man kann es vielleicht schon erraten, durch das Östrogen.

Jeder Muskel besteht aus Aktin und Myosin, zwei Fasern, die sich ineinander verschieben. Das Hormon ist mithilfe des NO-Gases in der Lage, die Aktin- und Myosin-Ketten des Muskels auseinandergehen zu lassen. Was auch im Gefäßmuskel eine Relaxierung, eine Entspannung auslöst, die nebenbei den Blutdruck senkt.

In der Biologie und Medizin findet sich ein Phänomen, das sich fast poetisch ausdrücken lässt. Wenn der Weltenbaumeister etwas Großartiges gefunden hat, setzt er das gleiche Molekül auf die unterschiedlichsten Arten ein.

Dieses Stickmonoxid war offensichtlich so eine gute Erfindung, damals vor vierzig Millionen Jahren, als die Säugetiere entstanden und auf einmal ein Uterus gebraucht wurde, weil die Fortpflanzung nicht mehr draußen mit Eierlegen vonstattenging, sondern drinnen. Im Körper. Die Umstellung war ja kein Kinderspiel.

Die Übersiedlung warf eine Menge an Problemen auf, die gelöst werden wollten. Eines davon war eben, wie man die Gebärmutter dazu bringt, ruhig zu halten. Trara: Stickmonoxid. Fände man heute eine Lösung für ein so kniffliges Rätsel in einem Forschungslabor, wäre das ein erhebender Moment für die Wissenschaft.

Deshalb war es mit diesem einzigen Geistesblitz auch nicht getan. Weitere sollten folgen.

Weil Stickmonoxid ein Gas ist, braucht es nicht nur das Östrogen, um freigesetzt zu werden. Es kann auch auf das Sonnenlicht reagieren. Mit diesem Schachzug konnte es die Natur gleich auch so einrichten, dass sich mit der Sonneneinstrahlung der Blutdruck senkt. Der Vorgang ist natürlich schon etwas komplizierter. Kurz gesagt können die Photonen der Sonne verschiedene Reaktionen in der Zelle hervorrufen. Unter anderem auch, dass aus dem Nitrit, das wir in Form von Lebensmittelzusatzstoffen über die Nahrung aufnehmen, Stickmonoxid entsteht, das zum sofortigen Abfall des Gefäßwiderstandes beiträgt. Anders gesagt: Der Gefäßwiderstand wird durch die Sonneneinstrahlung reduziert, der Blutdruck fällt.

In stillen Minuten, in denen der Mensch oft verspielten Gedanken nachhängt, habe ich sie richtiggehend vor mir, die Natur. Wie sie sich noch mehr überlegt für ihr wunderbares Stickmonoxid. Ich sehe sie zwischen den Sauriereiern und dem Prototypen der Gebärmutter sitzen und grübeln, was sich sonst noch mit diesem Gas anstellen ließe. Dann sah sie es völlig klar: Mit Stickmonoxid konnte sie erreichen, dass der Überdruck im Auge verhindert wird.

Na ja, so wird es gerade nicht hergegangen sein, Tatsache ist aber: Stickmonoxid fand sein neues Einsatzgebiet im Auge. Besser ist das ganzheitliche Prinzip wohl nirgends zu sehen.

Was genau bewirkt nun das Gas im Auge?

Das Stickmonoxid ist dafür zuständig, dass das Auge ausreichend Flüssigkeit bekommt und dass diese Flüssigkeit auch wieder abrinnen kann. Beides erfolgt durch den Schlemmschen Kanal, der einem Blutgefäß ähnelt. Ohne das Stickmonoxid bleibt die Flüssigkeit im Auge, was in einem Hohlorgan einen höheren Druck erzeugt.

Ein hoher Augendruck ist nichts Ungefährliches. Er kann zu einem Glaukom führen, dem Grünen Star, der bei Frauen oft in der Menopause auftritt. Also genau dann, wenn keine Wehen mehr zu erwarten sind und das Stickmonoxid nicht mehr gebraucht wird.

Und hier schließt sich der Kreis. Wir sind wieder beim Hormonhaushalt der Frau angelangt, dem früher niemand einen Langstreckenlauf zugetraut hat. Denn das Mittel, mit dem sich das Auge schützen lässt, ist wieder ein Hormon: Gibt man Östrogen, senkt sich der Augendruck.

Folgen wir dem gasförmigen Tausendsassa weiter quer durch den Körper.

Als Erstes zur Blase. Dort hat das Stickmonoxid einmal mehr die Order, Kontraktionen zu verhindern. Der Drang der Blase, sich wieder und wieder zusammenzuziehen, erzeugt beim Menschen den Drang, sie wieder und wieder zu entleeren. Wir kennen das lästige Rennen als Reizblase. Wenn das Stickmonoxid ordentlich arbeitet, ist die Blase nicht gereizt. Im Prinzip gilt dasselbe auch für den Reizdarm.

Das Gas wird vornehmlich in Endothelzellen gebildet, die die innerste Zellschicht in Blut- und Lymphgefäßen darstellen. Dort regelt das Gas den Blutdruck und ist durch seine zentrale Rolle in den Blutgefäßen ein starker Verbündeter des Herzens. Funktionierte die Zusammenarbeit nicht, käme es zu Gefäßerkrankungen wie der Atherosklerose. Das ist die eine Art der Entstehung des Gases.

Es gibt noch eine andere: die immunologische Herstellung von Stickmonoxid. Das Gas ist in hoher Konzentration ein Elektronenräuber. Diese Fähigkeit setzt die Natur dazu ein, um Bakterien zu zerstören.

Daraufhin spielt sich im Körper ein echter Thriller ab, es geht zu wie bei einer Verfolgungsjagd:

Die Entzündungszellen des Körpers, die sogenannten Makrophagen, sind dabei die Guten. Zaghaft sind sie deshalb nicht. Sobald sie auf Streife ein Bakterium erspähen, setzen sie ein brutales Szenario in Gang. Sie richten eine Kanone auf die Zellumgrenzung des Bakteriums und beschießen es mit hohen Mengen Stickmonoxid. Damit reißen sie ein Loch in der Zellmembran, und das Bakterium stirbt.

Die Immunologie käme ohne die Munition, die das Stickmonoxid für den Einsatz gegen die Bakterien liefert, nicht aus.

Bis zu einem gewissen Grad, nur ohne die Immunzellen, ereignet sich Vergleichbares auch andernorts im Körper. Nämlich in der Mundhöhle und in der Scheide der Frau. Auf den ersten Blick mögen das recht unterschiedliche Gegenden sein. Doch so weit auseinander liegen sie nicht. Fressen und vermehren, das alte Gesetz der Evolution.

In beiden Fällen handelt es sich um Höhlen, und in beiden Fällen dreht es sich um Nitrateinlagerungen. Isst man sehr nitratreich, was man mit allen Kohlsorten, roten Rüben, Radieschen, Rettich, Spinat und Sommersalaten tut, verwandeln Bakterien das eingelagerte Nitrat im Zahnfleisch zu Nitriten. Sinkt dann der pH-Wert ab, wird aus dem Nitrit das Stickmonoxid freigesetzt.

Ist in der Mundhöhle zu viel Stickmonoxid vorhanden, ist das gar nicht gut. Da entsteht eine Wirkungskette, die jeder kennt, wenn er zu tief in die Schoko-Lade gegriffen hat. Aus Glucose wird Milchsäure. Milchsäure senkt den pH-Wert. Das Milieu in der Mundhöhle wird sauer. Es entsteht Stickmonoxid. Die Gasmoleküle attackieren den Zahn. Der Zahn bekommt Karies.

Ganz anders in der Scheide. Ist es dort sauer genug, bildet sich vermehrt Stickmonoxid, und das ist gut so. Ein niedriger pH-Wert in der Scheide schützt vor Bakterien.

Gute und schlechte Seiten von ein und demselben Vorgang. Auch hier wieder.

Die Begeisterung über das Stickmonoxid hat uns in einer medizinischen Sightseeing-Tour rund ums Herz durch den gesamten Körper geführt. Es ist Zeit zurückzukommen. Zu einer der größten Entscheidung, die die Evolution je zu treffen hatte: Wie regeln wir die Blutgerinnung im weiblichen Körper?

Auch diese Frage stellte sich, als Eva quasi als erstes Säugetier ihr erstes Kind zur Welt bringen musste, ohne Eier zu legen. Auf einmal war die Fortpflanzung mit Blutverlust verbunden. Einem enormen Blutverlust. Man erinnere sich an die Plazenta, dem durch Retroviren entstandenen, von Adern durchzogenen Blutschwamm aus den Zellen der Mutter und des Kindes.

Für die Evolution war das eine ziemliche Denksportaufgabe. Sie hat sie wie immer fulminant gelöst. Mit einer genialen und doch so simplen Überlegung: Die Frau muss Kinder zur Welt bringen, damit verliert sie in ihrem Leben, durch Menstruation und Geburt, viel mehr Blut als der Mann, der keine Kinder zur Welt bringen muss. Also lasst uns der Frau einfach ein anderes Blutgerinnungssystem geben als dem Mann.

So einfach geht es. Wenn man die Evolution ist.

Die Anforderung an dieses weibliche System war vor allem, dass ihre Blutgerinnung viel stärker, viel besser und viel verlässlicher sein musste als die des Mannes. Und so ist es auch. Das ist die gute Seite.

Die weniger gute Seite: Die Wahrscheinlichkeit, dass die Frau eine Thrombose hat, ist durch ebendieses System wesentlich höher als bei Männern. Egal, was die Frau macht, ob sie sich bewegt oder nicht, ob sie unter dem Meeresspiegel oder 10 000 Kilometer über der Erde im Flugzeug ist, ob sie die Pille nimmt oder eine Operation hat, ihr Organismus wird die Blutgerinnung immer ein bisschen verstärken. Alles der Reproduktion wegen. Alles für die nächste Generation. Blutgerinnung und Fortpflanzung hängen also zusammen.

Um die Prozedur zu verstehen:

Wenn die Frau sich auf die Geburt vorbereitet, hat sie sehr viel Östrogen. Dieses bewirkt gleichzeitig, dass in der Leber vermehrt Gerinnungsfaktoren für den Tag X gebildet werden.

Die Verschreibungsrate unterschiedlicher Medikamente belegt den Zusammenhang dieser holistischen Organ-Zusammenhänge in Zahlen. Getrennt nach Jahren und Geschlechtern zeigt sich etwa bei der Gebietskrankenkasse deutlich: Frauen bis zum fünfzigsten Lebensjahr bekommen signifikant weniger Antihypertensiva, also blutdrucksenkende Mittel, verschrieben als gleichaltrige Männer.

Dasselbe lässt sich bei den Lipidsenkern ablesen. Die Frau vor dem Wechsel hat so gut wie immer normales Cholesterin und braucht keine Medikamente. Bei Männern mit vierzig bekommt die Verschreibungsrate schon etwas Stattliches. Bei Frauen in den Wechseljahren schnalzt sie dann eklatant nach oben. Plötzlich braucht sie Statine, um ihr Cholesterin in den Griff zu kriegen.

Unerklärlicherweise hat das kaum Folgen in Ärztekreisen. Nach wie vor muss vor allem die Psyche als Erklärung für alles und jedes in der Menopause herhalten. Also, als Gynäkologe darf ich das sagen: Mit der Psyche hat ein höherer Cholesterinspiegel überhaupt nichts zu tun.

Nehmen wir das Phänomen unter die Lupe:

Das Cholesterin ist nicht nur ein schlechtes, sondern auch gutes Molekül. Es hat die Aufgabe, unter anderem die Zellmembranen des Kindes während der Schwangerschaft herzustellen. Weil der Embryo sehr viel Cholesterin braucht, um die fetalen Zellen zu bilden, hat die Frau dafür einen ganz eigenen Mechanismus, und zwar in der Leber.

Sie nimmt ihr eigenes Cholesterin, das im Blut zirkuliert, in rasanter Geschwindigkeit auf und transportiert es ebenso rasant in ihre Leber, die es nicht weniger rasant dem Kind weiterleitet. Wenn kein Kind da ist, wird das Cholesterin in der Leber entsorgt.

Diesem Mechanismus verdankt die Frau, dass sie bis fünfzig einen herrlich niedrigen Cholesterinspiegel hat. Umso ungelegener kommt die Nachricht etwa mit fünfzig, dass sich das ab jetzt ändern wird. Der erfreuliche Cholesterinspiegel ist Geschichte.

Vor mir sitzen jeden Tag Frauen, die sich darüber beklagen: Sie ernährten sich so wie immer, wie könne es denn dann sein, dass das Cholesterin so in die Höhe schießt.

Das Kind hat aus evolutionärer Sicht grundsätzlich Vorrang. Nachkommen sind wichtiger als die Mutter. Mütter profitieren zum Teil davon. Zum Beispiel so: Stillen schützt vor Herzerkrankungen.

Das Baby mit Muttermilch zu ernähren fordert der Frau unglaublich viel Energie aus dem Stoffwechsel ab. Der mütterliche Organismus läuft derweil auf Sparflamme, weil alles, was groß und stark macht, dem Kind zugeführt wird. Der Stoffwechsel der Frau wird sogar so weit reduziert, dass etwas eintritt, wovon Nicht-Mütter gern ein Stückchen abbekommen würden: Lipide und Blutfette sind nämlich rein gar kein Thema.

Sie werden in der Stillzeit in der Brust verwendet. Die Muttermilch ist im Prinzip nichts anderes als ein Sammelsurium von Fetten aus dem mütterlichen Organismus. Mit denen braucht sich eine Frau nicht herumzuschlagen, solange sie dem Baby die Brust gibt. Wie schade, dass Kinder mit Löffel und Gabel essen lernen.

Der Mann hat für die Erhaltung der Art nicht viel zu tun. Den neun Monaten Schwangerschaft und durchschnittlich sechs Monaten Stillzeit hat er kaum etwas entgegenzusetzen.

Oft reduziert sich sein Beitrag zur Erhaltung der Art auf ein paar wenige Minuten.

Trotzdem spielen auch bei ihm reproduktive Einflüsse eine gewisse Rolle. Die Rede ist von Dihydrotestosteron. Einem aus dem Testosteron gebildeten Hormon, das es zu einer gewissen Berühmtheit gebracht hat. Es sorgt dafür, dass die Prostata sich stattlich vergrößert, damit genügend Prostataflüssigkeit und Ejakulationsmenge für den Koitus vorhanden sind.

Zu viel des Guten ist aber auch schlecht. Vergrößert sich die Prostata zu sehr, wir nennen das Hypertrophie, belastet das das Organ. Bleibt zusätzlich auch noch die Flüssigkeit zu lange in ihrer Warteposition, hat es die Prostata doppelt schwer.

Neue Studien, auf die wir später noch einmal zurückkommen werden, bestätigen derzeit die Annahme, die es als Binsenweisheit längst gibt: Seltene Ejakulationen sind nicht gut für die Prostata.

Umgekehrt weiß man: Die Vergrößerung der Prostata lässt sich mit der Hemmung des Wachstumsfaktors Dihydrotestosteron ganz gut verhindern. Und diesen Effekt sehen wir auch beim Herzen. Hält man das Dihydrotestosteron im Zaum, zügelt man auch die Hypertrophie des Herzens.

Insofern hängt sogar die Prostata mit dem Herzen zusammen.

Das Gehirn

Das menschliche Gehirn ist das holistische Organ schlechthin. Das ist bekannt, da wird nichts bestritten und nichts ignoriert. Da sind sich einmal wirklich alle einig. Das Gehirn hat überall seine Hände im Spiel. Bei ihm laufen die Fäden zusammen, die es selber zieht. Die Kommandozentrale ist mit dem Rest des Körpers vernetzt, sonst wäre es keine Zentrale und könnte seine Kommandos für sich behalten.

Kriechen wir einmal selber unter die Schädeldecke und orientieren uns ein bisschen:

In der Großhirnrinde hat unser Intellekt, unser Selbstbewusstsein, seinen Sitz. Hier wird analysiert, hier werden Entscheidungen getroffen. So was geht nicht ohne Verbindungen zu anderen Regionen.

Was aber selbst der Großhirnrinde nicht bekannt ist, sind die Interaktionen jenseits unseres Bewusstseins. Die wahren holistischen Zusammenhänge, die unwillkürlichen, finden auf einem anderen Niveau statt.

Diese Kommunikation mit anderen Organen wird im Zwischenhirn geregelt, vom Hypothalamus und seinem Hinterlappen, der Hypophyse. Dort ist die Holistik quasi daheim, dort spulen sich die automatischen Prozesse ab. Dort sind die Zentralpunkte, mit denen vom Gehirn aus fünf fundamentale Vorgänge im Körper gesteuert werden.

Der erste davon ist die Stressabwehr. Dafür hat die Natur sogar einen eigenen Stoff erfunden, das vom Gehirn gesteuerte Cortisol.

Wir kennen es, dieses Cortisol, wir brauchen es in unserem modernen Alltag ununterbrochen. Denn ein Leben ohne Stress gibt es nicht, das hat sich seit der Steinzeit nicht geändert. Damals hieß der Stress Säbelzahntiger, heute heißt er Chef. Oder Termindruck. Das Cortisol ist die körpereigene Geheimwaffe, um den Stress durchzustehen. Es ist zuständig für die Feindesabwehr, es muss Verletzungen verhindern.

Um seiner Aufgabe nachzukommen, muss auch das Gehirn in direkter Verbindung mit allem stehen, was für die Stressabwehr notwendig ist. Die Späher schicken ihre Signale an die Großhirnrinde. Sie erkennt die Gefahr, sozusagen als übergeordnete Instanz, als Erste.

Die Großhirnrinde reagiert nicht weniger schnell. Noch bevor überhaupt eine Verletzung aufgetreten ist, regt sie gleich einmal das stressfeindliche Hormon Cortisol an, das dann eine ganze Reihe anderer Kämpfer im Körper mobilisiert.

Gebildet wird der Cortisol-Kommandant in der Hypophyse und im Hypothalamus. Genauer gesagt wird dort ein Cortisol-Releasing-Factor freigesetzt, der eine Kettenreaktion auslöst.

Die Nebenhirnrinde beginnt massiv zu arbeiten und wirft das Adrenalin in die Schlacht. Das Cortisol hält sich weiterhin bereit. Die Kontraktion der Blutgefäße wird eingeleitet. Schließlich sorgt das Hirnhormon Vasopressin dafür, dass sich die Blutgefäße zusammenziehen, um im Fall einer Verletzung einem Blutverlust vorzubeugen.

Hört man ein bisschen in sich hinein und versucht, alle Stressmomente, die einen in letzter Zeit geplagt haben, festzumachen, wird man nachdenklich. Säbelzahntiger wird keiner dabei gewesen sein. Und doch trieb der Körper denselben

Aufwand. Egal, welcher Stress ihn plagt, jedes Mal herrscht Aufruhr im Menscheninneren.

Die Vernetzung bei Stress betrifft die Blutgerinnung, das Blutkreislaufsystem und die Nebenhirnrinde.

Der zweite fundamentale Vorgang, den das Gehirn steuert, ist das Wachstum. Welche Maschinerie im Körper angeworfen werden muss, damit ein Mensch weder ein Zwerg bleibt, noch über einen Basketballkorb hinauswächst, ist gigantisch.

Dabei geht es am wenigsten darum, wie der Mensch als ausgereiftes Exemplar aussehen soll. Schön oder hässlich ist hier kein Thema. Es geht sogar nur bedingt darum, dass er rundum funktionstüchtig sein muss. Die oberste Messlatte ist wieder die Fortpflanzung. Es ist immer die Fortpflanzung. Die einzig relevante Frage der Evolution lautet: Ist der Mensch der Reproduktion gewachsen? Dafür muss der Körper fit sein, dafür muss alles die richtige Größe haben.

Das Gehirn hat die Aufsicht darüber. Es steuert uns vom Baby zum Kleinkind, vom Kind zum Pubertierenden, vom Teenager zur Geschlechtsreife. Das Gehirn weiß, wie lange gewachsen werden muss, damit sich ein Säugling zum erwachsenen Menschen auswächst.

Von der Warte überlegt man sich das selten in unserer ichbezogenen Zeit. Doch das Ego ist der Evolution völlig egal. Wichtig ist, wer nach uns kommt. Nur die Nachkommen zählen. Die Blutlinie. Das Weiterbestehen. Wir sind nur nötig, um Kinder zu zeugen und sie sicher in die Welt zu setzen. Kaum sind sie dort angekommen, gilt dasselbe für sie. Sie sind nur nötig, um erneut Kinder zu zeugen und sie sicher in die Welt zu setzen. So erhält sich die Art.

Um dieser einzigen Bestimmung nachkommen zu können, braucht der Mensch eine durchschnittliche Größe. Er braucht nicht irgendein Wachstum, er braucht das richtige Wachstum. Deshalb ist der Vorgang so sorgsam durchdacht. Deshalb wird er so penibel überwacht. Deshalb ist die Steuerung Chefsache und geht vom Gehirn aus. Abteilungsleiter ist ein Faktor, der in der Hypophyse unser Wachstumshormon freisetzt: das Somatotropin. Der Stoff, der die eigentliche Arbeit erledigt. Interessanterweise wird er viel später im Leben noch einmal gebraucht. Er wird in der Altersbehandlung eingesetzt, um in der zweiten Lebenshälfte auch das Gehirn wieder auf Vordermann zu bringen.

Dritter fundamentale Vorgang: die Ernährung. Und damit meine ich nicht das Essen.

Ich meine damit die Fähigkeit des Menschen, ein anderes Lebewesen aus sich heraus zu ernähren. Das muss man sich einmal richtig auf der Zunge zergehen lassen. Die Frau ist Lebensmittelfabrik und Nährstofflieferant für das ungeborene Leben in ihr.

Was uns heute so selbstverständlich ist, war einst völlig ausgeschlossen. Unvorstellbar. Nicht auszudenken. Vor 150 Millionen Jahren war diese Möglichkeit schlicht nicht drin. Kein lebendiges Wesen war imstande, selbstständig in sich Nahrung für ein anderes lebendiges Wesen herzustellen. Als sich die Natur entschieden hat, die Entwicklung eines neuen Lebewesens in die Frau hinein zu verlegen, musste sie auch dieses Problem lösen. Die innere Kantine musste eine ausgewogene Speisekarte haben, stets ausreichende Portionen servieren und durchgehend geöffnet sein.

War das Baby dann auf der Welt, ging die Ernährungsfrage erst so richtig los. Im Bauch gab es die Nabelschnur als permanente Durchreiche von der Mutter zum Kind. Wie sollte der Säugling, der den Bauch im Stadium absoluter Unreife verlässt, gefüttert werden? Womit? Und vor allem wie?

Es gab nur eine Antwort für die Natur: Auch diese Aufgabe musste sie der Mutter übertragen. Die Umsetzung war eine Meisterleistung. Wir sind es mittlerweile so gewöhnt, dass uns das Wunder gar nicht mehr bewusst ist. Wir gehen darüber hinweg, als wäre das selbstverständlich. In Wirklichkeit hat sich Mutter Natur noch nie so bahnbrechend ins Gästebuch der Evolution eingeschrieben wie damit.

Für dieses körpereigene Restaurant hat das Gehirn wieder die Hypophyse zum operativen Hauptquartier erkoren. Sie rekrutiert sich ein Hormon als zuständigen Mitarbeiter, das Prolactin. Unmittelbar nach der Geburt meldet es, vom Gehirn kommend, der Brust, dass die ruhigen Zeiten vorüber sind. Das Baby braucht Milch, ab jetzt wird geschuftet: Fang an zu produzieren.

Manchmal kann der Befehl auch fehlgeleitet sein, und die Milchproduktion läuft an, obwohl gar kein Kind da ist. Man nennt das die laktierende Brust. Wodurch der vorauseilende Gehorsam hervorgerufen wird, weiß bis jetzt so recht noch niemand.

Tatsache ist: Das Prolactin verbindet das Gehirn und die weibliche Brust.

Punkt Nummer vier der fundamentalen Vorgänge im Gehirn ist die Energieversorgung.

Der Körper, dieses komplexe Gebilde, braucht Treibstoff, um seine Millionen von Arbeitsprozessen auszuführen. Ihn irgendwo an eine Zentrale anzuschließen wie ein elektrisches Gerät an den Strom ist dabei nicht vorgesehen. Der Organismus tankt sein Kerosin über die Nahrungsaufnahme, und er muss es ordentlich verwalten. Er muss mit dem Stoffwechsel koordinieren, dass einerseits genug Kraftstoff vorhanden ist und andererseits nichts davon verschleudert wird. Diese Koordination erledigt die Schilddrüse. In Zusammenarbeit mit dem Gehirn.

Wie das geht, ist uns nun schon geläufig.

Der Hypothalamus und die Schilddrüse bilden Steuerungssubstanzen in Form von Releasing-Faktoren. Die sorgen dafür, dass die Schilddrüse über die Mitochondrien so viel Energie in den Zellen bildet, dass die bekannte Kaskade ausgelöst wird, die letztlich das Triebrad des Lebens in den Mitochondrien, den Kraftwerken der Zellen, zum Rotieren bringt.

So einfach ist das im Einzelnen natürlich nicht. Vor allem kommt es auf die Dosis an. Zu wenig Rotation erzeugt zu wenig Energie. Wird also herumlaviert im Getriebe, funktioniert das ganze System nicht.

Wird die Schilddrüse nicht ausreichend vom Gehirn zum Arbeiten angeregt, oder hat sie von Haus aus einen Schaden, dann wird das Kerosin nicht verbraucht und sammelt sich im Reservoire. Der Treibstoff bleibt praktisch im Lager.

Den Zusammenhang von Gewichtsproblemen und Schilddrüse kennt man. Wie sehr das Gehirn involviert ist, war einem bislang nicht bewusst. Die Zellen erhalten die Befehle zur Steuerung der Energieversorgung vom Kopf ausgehend über die Schilddrüse.

Der fünfte und fundamentalste Vorgang im Gehirn ist natürlich die Fortpflanzung. Mit einem Effekt, den wir bisher noch nicht hatten.

Nehmen wir an, eine Frau ist im Stress. Das Gehirn registriert: Huch, Gefahr.

Das ist nachvollziehbar und logisch. So gehört es sich.

Nehmen wir an, dieselbe Frau ist äußerst gut aufgelegt. Sie hüpft vor lauter Freude vor sich hin, beginnt zu laufen, rennt los. Und das Gehirn registriert wieder: Huch, Gefahr.

Das ist überhaupt nicht nachvollziehbar. Das ist gar nicht logisch. Gehört sich das denn?

Lassen wir die Evolution antworten, bekommen wir ein einfaches Ja.

Das Gehirn der Frau hat eindeutige Signale bekommen. Laufen. Plötzlicher, enormer Energiebedarf. Mehr braucht das Gehirn nicht zu wissen. Aus welchem Grund die Frau läuft, ist ihm vollkommen egal. Genauer gesagt denkt es gar nicht darüber nach. Denn es gibt nur einen einzigen Grund: Man läuft, weil man auf der Flucht ist. Und das bedeutet: Huch, Gefahr.

So weit, so klar. Doch das ist noch nicht alles, was das Gehirn sich dazu denkt. In seiner Steinzeitausrichtung ist Flucht etwas Gravierendes. Da ist etwas hinter einem her. Da will einem wer was Böses. Da weiß man nicht, wie das ausgehen wird. Vorsorglich rechnet das Gehirn einmal mit dem Schlimmsten. Einer Verletzung. Etwas gefühllos, aber in völlig logischer Konsequenz stellt es daraufhin die Reproduktion still.

Weil das Phänomen in der heutigen Fitness-Gesellschaft sozusagen wie im Laufschritt auftritt, hat man ihm den Namen Jogging-Amenorrhö gegeben. Die Frau hört auf zu menstruieren. Die Eierstöcke arbeiten nicht mehr.

Genau das Gleiche läuft im Gehirn ab, wenn eine Frau sich entschließt, zwanzig Kilo abnehmen zu wollen. Das Gehirn sieht das allerdings anders. Für seine Begriffe sind die zwanzig Kilo kaum entbehrlich und das Abnehmen eine Idee, die im Keim erstickt werden muss.

Auch das ist völlig logisch. In seinen fruchtbaren Jahren muss der Körper der Frau für eine Empfängnis bereit sein. Für die Schwangerschaft braucht er die beachtenswerten 140 000 Kilokalorien mehr. Wenn ihm da jetzt zwanzig Kilo abhandenkommen, ist möglicherweise nicht mehr genug Energie für das Kind da. Das darf nicht sein. Und wieder stoppt das Gehirn die Reproduktion. Amenorrhö.

Die Fortpflanzung beginnt also im Kopf. Er steuert sie, er bremst sie aber auch ein, wenn er die Mutter in Gefahr wähnt.

Unabhängig von dieser Gruppe der fundamentalen Fünf hat das Gehirn noch so etwas wie einen Spion. Einen Agenten im Auftrag der Holistik.

Dazu muss man verstehen, dass es sozusagen zwei Systeme der Informationsweitergabe im Körper gibt. Die Hormone übergeben ihre Informationen wireless, oder sagen wir mündlich, von Mund zu Rezeptor, immerhin heißen sie auch Botenstoffe. Über dieses Wireless-System bekommt das Gehirn gesteckt, was es wissen muss.

Daneben aber hat das Gehirn auch noch ein Telefonnetz. Klassisch, mit Draht. So darf man sich das gern ausmalen. Eine der Telefonleitungen ist der Nervus vagus. Der spioniert jede Kleinigkeit im ganzen Körper aus und meldet sie dem Gehirn. Er vagabundiert, davon hat er seinen Namen.

Ihn nur als Petze hinzustellen ist dabei zutiefst ungerecht. Denn der Nervus vagus ist ausgesprochen hilfsbereit. Eine Art Notarzt, der im Körper so prophylaktisch wie unermüdlich Hausbesuche macht. Trifft er auf etwas, das schwächelt oder kränkelt, schaut er sich das zuerst einmal selber an. Direkt an Ort und Stelle versucht er, von den Nervenendigungen Substanzen freizusetzen, mit denen sich das Problem lösen lassen könnte. Eine dieser Substanzen ist das Acetylcholin, das beruhigend und entzündungshemmend wirkt und damit eine große Hilfe ist.

Eine Theorie, für die vieles spricht, traut dem Nervus vagus und dem Gehirn außerdem eine Kommunikation in zwei Richtungen zu. Auf die Art können beide die Ärmel aufkrempeln. Sollte sich im Körper eine maligne Zelle entwickelt haben, die der Vagabunden-Doktor dem Gehirn meldet, dann versucht auch das Gehirn vor Ort einzuspringen und das Böse nicht aufkommen zu lassen.

Derselbe an sich so segenbringende Mechanismus kann sich aber auch gegen den Organismus drehen und ihm schaden.

Zum Beispiel bei Dauerstress: Das Gehirn registriert starke Emotionen und legt sie auch richtig als permanente Belastung aus.

Die Amygdala, dieser mandelkernartige Teil des Limbischen Systems, der für die Angst zuständig ist, schickt eine Botschaft ans Knochenmark: Gefahr, womöglich ist mit Körperverletzung zu rechnen.

Kaum bekommt das Knochenmark vom Gehirn Gefahrensignale, produziert es sofort weiße Blutkörperchen und lässt die Entzündungszellen von der Leine, in dem Fall Makrophagen und Lymphozyten. Sie sprinten los, finden aber an der angegebenen Adresse keine Wunde. Okay, denken sie, wir sind zu früh dran, was für ein Glück. In unerschütterlicher Pflichterfüllung lagern sie sich im Blutgefäßsystem ab, warten aber auf die Verletzung wie auf Godot. Es kommt keine. Die Prozesse laufen aneinander vorbei ab, die Verteidigung lauert praktisch am verkehrten Standort auf den Feind. Trotzdem droht Atherosklerose und letztlich auch der Herzinfarkt.

Apropos Herzinfarkt. Eine ausgesprochen interessante Arbeit auf dem Gebiet erschien im Wissenschaftsmagazin *Lancet*. Eine Mantra-Studie untersuchte, wie wahrscheinlich Menschen, die schon einen Herzinfarkt hatten, einen zweiten bekommen, und zwar unter der Prämisse, dass sie beten. Das Ergebnis war verblüffend: Betende Menschen hatten signifikant weniger Rezidive. Wer an etwas Höheres glaubte und im Gebet um Hilfe bat, konnte sich selbst beruhigen. Im Körper lief das vermutlich über die Amygdala.

Ich habe diesen *Lancet*-Artikel Christoph Schönborn, dem Erzbischof von Wien, geschickt. Er hat mir eine wunderschöne Karte zurückgeschrieben: Er sei ohnehin überzeugt, dass dieser Zusammenhang bestehe, es freue ihn nun sehr, dass das die Wissenschaft jetzt auch entdeckt habe.

Aber wir sind immer noch bei unseren im Stress losgestarteten Entzündungszellen, die nach wie vor im Blut auf eine Verletzung warten. Bis sie dem Noradrenalin begegnen.

Dieser Stressfaktor ist in der Lage, die Entzündungszellen aufzuspüren. Stürzt sich bei großer Stressbelastung allerdings zu viel Noradrenalin auf diese Lymphozyten, dann setzt sich ein fataler Mechanismus in Gang.

In ihrer Aufregung, schon wieder etwas sanieren zu müssen, beginnen die Lymphozyten, neue Blutgefäße zu bilden. Für alle Fälle, man weiß ja nie. Sollten im Zuge der Repair-Prozesse welche gebraucht werden, um die Wunde zu schließen oder neues Gewebe herzustellen, wäre damit schon vorgearbeitet.

An sich eine gute Einrichtung. Sofern sich dort nicht zufällig eine Krebsvorläuferzelle aufhält. Denn dann kommt es zur Katastrophe, wie man sich denken kann: Da ist eine maligne Zelle, die eigentlich vom Körper zerstört werden sollte, stattdessen wird plötzlich in diesem Areal mit dem Bau neuer Blutgefäße begonnen. Der Krebs versteht das nicht nur als Hinweis, er versteht es als Wunsch, als Bitte. Es ist, als würde man ihn geradezu anflehen zu streuen.

Zwar lösen die Stresssignale die Entartung der Zellen nicht direkt aus. Aber diese neuen und größeren Lymph- und Blutgefäße um sie herum aktivieren alle Zellen derartig, dass eine schlafende Tumorzelle zu einem virulenten Raubtier wird.

Beim obligaten Gegenbeweis der Medizin nahm man nun an, dass ein Medikament gegen Noradrenalin, etwa Betablocker, auch die Krebsrate eindämmen könnte. Und wirklich, Betablocker helfen gegen Krebs. Bei Männern mit hohem Blutdruck lassen sich auf die Art sogar zwei Fliegen mit einem Mittel erschlagen. Betablocker senken den Blutdruck und schützen den Mann vor dem Prostatakarzinom.

Der zweite Gegenbeweis betraf das Prostaglandin, ein Gewebehormon, das an der Bildung der neuen Blutgefäße beteiligt ist und damit auch daran, schlafende Krebszellen aufzuwecken. Mit Prostaglandin-Synthese-Hemmern, so die Annahme, müsste sich das in den Griff kriegen lassen. Es stimmt. Der klassische Prostaglandin-Synthese-Hemmer Aspirin ist ein Präventivum gegen viele Malignome und Karzinome.

Aspirin beugt Krebs vor.

Wie man sieht: Blutgefäß, Entzündungszellen und Gehirn arbeiten engstens zusammen.

Wie unglaublich das Gehirn in der Regeneration vernetzt ist, hat uns eine Arbeit im *Lancet* auf ziemlich dramatische Weise eröffnet. Nämlich bei Frauen mit Schädel-Hirn-Trauma nach einem Unfall. Wie schnell sie sich erholen, hängt nämlich ganz entschieden vom Zeitpunkt der Karambolage ab. Und damit meine ich kein Datum.

Passierte der Unfall in der zweiten Zyklushälfte unmittelbar vor der Regel, dann waren die Prognose und die Regenerationskraft des Gehirns sehr gut. Konkret: um vieles besser, als wenn es während der Menstruation gecrasht hätte. Die Studie umfasste übrigens Frauen, die einen normalen Zyklus hatten und nicht die Pille nahmen.

Schuld an den guten Aussichten ist ein Sexualhormon, das auf den Namen Progesteron hört.

Ich darf es einmal kurz vorstellen:

Progesteron ist ein Gestagen, ein Gelbkörperhormon. Für die einen ist es ein Sexualhormon, für andere schon das Schwangerschaftshormon. Gebildet wird es in der zweiten

Zyklusphase in den Eierstöcken, als Vorbereitung auf die Schwangerschaft, die ja für den Körper streng genommen schon beim Eisprung beginnt. Das größte Talent des Progesterons ist seine neurotrope Fähigkeit: Es kann das Hirn regenerieren.

Was tut dieses Progesteron nun sonst noch den lieben langen Tag?

Es bewirkt die sogenannte Synthese der Myelinscheiden. Das sind sozusagen die Ernährungsteile der Zellen, aus denen heraus sie sich selbst regenerieren können. Man erkennt sie als die weiße Substanz im Gehirn, die übrigens stark am Alterungsprozess beteiligt ist. Das Progesteron greift diesen Myelinscheiden unter die Arme und verbessert sie.

Ebendiesen verbesserten Myelinscheiden verdanken die Frauen mit Schädel-Hirn-Trauma, denen das Malheur kurz vor der Regel passiert ist, dass sie die besseren Karten haben.

So schwer diese Kopfverletzungen auch für jede einzelne Patientin sind, die Medizin ist immer bestrebt, weiterzudenken und Erkenntnisse umzulegen. Zum Beispiel darauf, wie sich Progesteron auf Frühchen auswirkt. Babys, die in der 24. Woche noch sehr unreif zur Welt kommen, haben meistens neurologische Probleme. Vielleicht ließen sich auch die mit dem Schwangerschaftshormon behandeln.

Die Überlegung war: Wenn Babys das Hormon normalerweise in der Gebärmutter über die Mutter bekommen und das eine normale Gehirnentwicklung ermöglicht, könnte man es damit doch auch im Brutkasten versuchen. Der Gedankengang war richtig. In Ulm erzielte man damit beeindruckende Ergebnisse.

Man wusste schon länger, dass das Progesteron auch im Gehirn gebildet wird, und zwar aus dem Cholesterin.

Das Gehirn nimmt das Progesteron in einer eigenen Kette aus dem zirkulierenden Cholesterin heraus. Der Erste, der die psychische Dimension dieses Vorganges publizierte, war Andrea Riccardo Genazzani.

Diese Entdeckung legte folgenden Schluss nahe:

Wenn das Gehirn sich die Mühe macht, das Gelbkörperhormon Progesteron zu bilden, muss es dort eine enorme Bedeutung haben. Andernfalls hätte sich die Evolution diese Prozedur nicht aufgehalst. Die Evolution arbeitet nicht gern ohne Sinn und Ziel.

Prompt tat sich die nächste verblüffende Erkenntnis auf. Die Substanzen, die im Gehirn aus dem Cholesterin und aus dem Progesteron gebildet werden, besetzen jenen Rezeptor, an dem normalerweise Valium, Barbiturate und Schlafmittel andocken, den sogenannten GABA-Rezeptor. Ergo ist das im Gehirn gebildete Progesteron so etwas wie ein Psychopharmakon.

Das wiederum bedeutet: Die Frau bildet sich ihr eigenes Psychopharmakon.

Nach dem ersten Staunen ist alles wieder ganz logisch. Steinzeit, was sonst. Damals war die Geburt ein lebensbedrohendes Ereignis. Also hat die Natur der Frau das Progesteron als körpereigenes Medikament geschenkt, damit sie sich nicht schon die neun Monate davor zu Tode fürchten muss. Seitdem erträgt die Frau die Schwangerschaft und die Geburt mit einer immer wieder ungemein beeindruckenden Fassung.

Würde ein Mann ein Kind zur Welt bringen müssen, hätte er schon ab dem Beginn der Schwangerschaft jeden Tag einen Nervenzusammenbruch. Kein Progesteron eben.

Dass Männer sich so gern über das prämenstruelle Syndrom ereifern, ist so gesehen eine unfaire Feinheit. Denn auch PMS hängt direkt mit dem Progesteron zusammen, das mitunter im ganz normalen Zyklus fünf Tage vor Beginn der Menstruation plötzlich in den Keller rasselt. Kein Thema mehr, hat die Medizin gesagt, geben wir eben Progesteron von außen dazu. Für die Idee bedanken sich Abertausende Frauen, deren monatliche Depressionen damit Geschichte sind.

Die erste Bekanntschaft mit dem Progesteron schließen Frauen natürlich in der Pubertät. Ihr Zyklus beginnt, obwohl es oft noch gar keinen Eisprung gibt, der der eigentliche Startschuss zur Progesteron-Produktion ist. Die Mädchen menstruieren und müssen sich mit allerlei depressiven Verstimmungen herumschlagen. Wenn nicht sogar mit Panikattacken.

Selbst Epilepsie kann sich mit der ersten Regel einschleichen. Deshalb ist der Zeitpunkt des ersten Auftretens so wichtig.

Die Liste ist noch länger: Schizophrenie, Migräne, alles Folgen von fehlendem Progesteron.

Gar nicht zu reden von der postnatalen Depression. Zuerst die Schwangerschaft: die beste Zeit ihres Lebens. Dann die Geburt: praktisch im Vorübergehen. Hier das Kind: ein Engel. Daneben sitzt die frischgebackene Mutter und weint sich die Seele aus dem Leib. Progesteron-Entzug.

Genauso wie in der Menopause, in der man deswegen Psychopharmaka verordnet, und gar nicht wenig. Unsere psychosomatischen Freunde erklären, na ja, das ist das Leere-Nest-Syndrom, die Mütter sind traurig, weil die Kinder aus dem Haus sind. Gibt man Progesteron, ist die Traurigkeit aber von einem Tag auf den anderen durchs Fenster und das leere Nest von prallem Leben erfüllt.

Mikrogliazellen heißen die Zellen, die Gehirn, Immunsystem und den Darm vernetzen. Glia bedeutet auf Altgriechisch auch Klebstoff. Wobei die Bezeichnung Zelle ungefähr so ist, als würde man die Philharmoniker eine Combo nennen.

Die Mikrogliazelle ist eine Immunzelle und eine Gehirnzelle zugleich. In Wahrheit ist sie die intelligenteste unter den Gehirnzellen. Sie hat keinen festen Wohnsitz und ist an keine Struktur gebunden. Sie reist, und am liebsten treibt sie sich in den interessanten Gehirnarealen herum. Sie kann sich ständig verändern und alle möglichen Funktionen ausüben. Sie ist der Superman unter den Zellen.

Wo immer eine Schwäche auftritt, die Mikrogliazellen melden sich zur Stelle. Mit ausgebreiteten Armen betasten sie Axone, Dendriten und Synapsen auf Unebenheiten. Sie schützen das Gehirn vor Mikroben-Invasionen, Demyelinisierungen, Traumata, Krebs und defekten Zellen. Sie überwachen, stimulieren, bereinigen, warten, kommunizieren, kommandieren, berechnen, schützen, kämpfen, und das alles gleichzeitig.

Drahtlos verständigen sie sich mit Neuronen und Astrozyten. Die hübschen Astrozyten, die Sternzellen, sorgen unter anderem für die Ernährung der Nervenzellen. Sie gehören zu den Gliazellen. Werden irgendwo gerade viele Gehirnzellen gebraucht, trommeln sie die zusammen. Sind irgendwelche Synapsen defekt oder überflüssig, verschlingen sie sie kurzerhand. Sie bestimmen die Produktionsrate neuer Zellen aus Stammzellen. Sie verwandeln sich gleichzeitig in die verschiedensten Formen und Arten von Immunzellen, um die verschiedensten Formen und Arten von Eindringlingen zu bekämpfen. Und sie helfen, neuronale Netzwerke im Fetus zu etablieren.

Wie in allem steckt natürlich auch in »Superwoman Mikroglia« ein böser Geist. Darmflora und Fettsäurenmischung führen im Gehirn zu einer Ausschüttung von entzündungsstimulierenden Substanzen seitens der Mikrogliazellen und damit eventuell zu Parkinson, womöglich auch zu Alzheimer oder anderen Hirnerkrankungen.

An sich ist das Gehirn auf Kohlenhydrate angewiesen, neuere Studien zeigen aber, dass auch Darmbakterien das Wachstum der Neurone fördern. An Mäusen demonstrierten Forscher in Berlin, dass die Zerstörung der Darmflora zu einer Beeinträchtigung der Hirnzellen führt, was allerdings Bifido- und Milchsäurebakterien wieder ausgleichen können.

Das System hat etwas richtig Fürsorgliches: Das Gehirn steuert den Körper, wird aber vom Immunsystem und selbst von Darmbakterien geschützt.

Der Stoffwechsel und das Gewicht

Eine junge Frau schlendert durch einen Park. Es ist ein schöner Sommernachmittag, sie hat keine Eile. Eine alte Dame auf einer Bank lächelt ihr zu. Die junge Frau denkt: Wie nett, und lächelt zurück. Ein paar Kinder winken zu ihr herüber. Die junge Frau denkt: Wie fröhlich, und winkt zurück. Ein junger Mann kommt ihr entgegen. Die junge Frau denkt: gar nichts. Sie dividiert.

Das mag jetzt die Vorstellung von der romantischen Liebe auf den ersten Blick ein bisschen durchlöchern. Trotzdem ist nicht daran zu rütteln. So hat sich die Natur das ausgedacht. Sobald eine Frau eines Mannes ansichtig wird, startet sie eine Hochrechnung.

Sie dividiert den Schulterumfang mit dem Bauchumfang. Je größer der Quotient, desto größer ihr Interesse. Denn dann hat der Mann alles, um starke, gesunde Kinder zu zeugen.

Er hat genügend Testosteron.

Das sieht die Frau, bevor sie noch sagen kann, ob der Mann blaue oder braue Augen hat. Sie rechnet ihn sich aus. Aber nicht nach dem, was er im Geldbörsel hat. Sie berechnet seinen Wert für die Nachkommen. Sie erhebt seinen Hormonstatus mit Blickdiagnose.

Je breiter die Schultern und je kleiner der Bauch, desto höher ist der Testosteronspiegel. Darauf sollst du achten, sagt ihr die Evolution. Das mögest du attraktiv finden. So ist es auch.

Der Zusammenhang von Fettverteilung und Fortpflanzung ist so was wie das kleine Einmaleins der Holistik.

Natürlich ist eins und eins dabei immer noch zwei. Das Gewicht hängt ja vorwiegend davon ab, was man isst und was man resorbiert, das fällt noch nicht unter Holistik. Aber es gibt Interaktionen, die darüber hinaus ein ganzheitliches Bild ergeben. Beim Mann wie bei der Frau führt die Verbindung direkt zu den Geschlechtsorganen.

Gewicht hat etwas mit den Eierstöcken und den Hoden zu tun.

Ein Sprichwort sagt: Ein guter Hahn wird nicht fett. Landläufig legt man das ein bisschen sexueller aus und führt die schlanke Linie darauf zurück, dass er kopuliert wie der Wilde. Das mag darüber hinaus auch stimmen. Aber vor allem hat ein guter Hahn einen hohen Testosteronspiegel, der jeden Fettansatz sofort auflöst. Die Arbeit dazu war im *Lancet* zu lesen. Ein hoher Testosteronspiegel beim Mann hat einen anabolen Effekt auf die Muskeln und einen lipolytischen in der Bauchgegend. Das Testosteron löst in den Fettzellen das Triglycerid und massakriert sie gleichsam. Schnörkellos gesagt: Die Muskeln werden auf-, das Fett wird abgebaut.

Anders ist es bei der Frau. Gängiges Schönheitsideal hin oder her, der Weg, über den die Hinweisschilder der Evolution zur Vermehrung führen, hat Kurven.

Das Schlankheitsgebot der Stunde ist nicht das Charakteristikum der Erotik der Frau. Das Evolutionäre im Mann muss auf Anhieb erkennen können, dass die Frau fähig ist, die zusätzlichen 140 000 Kilokalorien für Schwangerschaft und Geburt aufzubringen. Dass sie also die Silhouette hat, die einmal als klassisch weiblich galt, mit entsprechend Fleisch auf den Hüften und am Po.

Von Natur aus sorgen dafür das Östrogen und das Progesteron schon, wenn eine Schwangerschaft noch nicht mehr als eine vage Möglichkeit ist. Schon einmal vorsorglich spalten sie Triglyceride auf, machen einzelne Fettsäuren daraus und transportieren sie brav in die Depots um die Hüfte. Dort lagern sie das Fett ein, um es im Ernstfall für das Zusatzkontingent an Kalorien gespeichert zu haben.

So formt sich in der Pubertät eine erwachsene Frau.

Ungefähr dasselbe passiert dann noch einmal in der Schwangerschaft. Um dem Kind alles zu geben, was es braucht, leitet die Frau ihr Insulin und die Glucose sofort auf das Kind um. Das heißt, sie erzeugt eine leichte Insulinresistenz im eigenen Körper, diesmal allerdings vom Progesteron inszeniert.

Ist zu viel Glucose da, kommt es bei der Frau zu Schwangerschaftsdiabetes und beim Kind zu einem ordentlichen Wachstumsschub. Die diabetischen Kinder sind alle größer. Vier Kilo und mehr bei der Geburt. Das ist wieder das Schlechte an einem so guten Mechanismus.

Auch Frauen haben Testosteron, wenn auch weniger. Schwindet es vor der Menopause dahin, muss man als Gynäkologe hellhörig sein.

Wenn sich Patientinnen über ihre Schwimmreifen beklagen, sollte man weiterfragen und sich nach der Libido erkundigen. Deswegen wären sie heute nicht da, sagen die Patientinnen dann meistens, aber die Vermutung sei nicht verkehrt. Sie hätten den besten Mann, den es gebe, aber überhaupt keine Lust, es sei alles nur Theater, sie müssten ihm Begeisterung vorspielen.

Daraufhin folgt die dritte Frage, ob denn die Brust größer werde. Ja, nicken wieder die meisten, sie nähmen zwar keine Hormone, aber sie bräuchten jedes Jahr einen größeren BH.

Zeigt sich die klassische Trias aus Schwimmreifen, Libidoverlust und größer werdender Brust, ist die Diagnose kein Rätsel mehr: Mangel an Testosteron. Wie schön, dass der sich mitunter wieder beheben lässt.

Ganz neue Untersuchungen zeigen aber noch in eine andere Richtung. Das sogenannte follikelstimulierende Hormon, kurz FSH, steuert eigentlich die Reifung der Eizelle in den Eierstöcken. Dass es aber, wie vor Kurzem im Magazin *Nature* zu lesen war, auch am Zores mit dem Gewicht von Frauen in der Menopause beteiligt ist, kam überraschend.

Im Wechsel ist der Eierstock der Meinung, er habe lange genug sein Bestes gegeben. Das Hormon der Hirnanhangsdrüse ist anderer Ansicht und will ihn zum Arbeiten überreden. Das FSH steigt an und bleibt auf seinem Hochstand, selbst wenn die Eizellen aufgebraucht und die Eierstöcke wieder faul sind. Will eine Frau in den Wechseljahren wissen, ob sie noch schwanger werden kann, gibt ihr das Hormon Antwort. Ist das FSH hoch, ist die Wahrscheinlichkeit einer Schwangerschaft fast null.

Das FSH verbindet die Eierstöcke nicht nur mit dem Gewicht, sondern auch mit den Knochen. Ein hoher FSH-Spiegel in der Menopause ist ein Risiko für den Knochenverlust. Bis jetzt hatte der Östrogenmangel den schwarzen Peter dafür einstecken müssen.

Jetzt weiß man: Knochen schwächeln, wenn mehr Fett im Knochenmark eingelagert ist. Die Knochenmasse nimmt ab, das Fett nimmt zu. Blockiert man das FSH, steigt die Qualität des Knochens und der Fettanteil sinkt. Auch der im Körper. Man wird quasi wieder zum Säugling. Denn das FSH stellt die Weichen dafür, dass das Fett wie beim Baby Wärme erzeugt und dadurch schmilzt. Das braune Fettgewebe, wir hatten es schon, ist auf dem Weg, ein holistisches Organ zu werden.

Auf den Stoff, der als Nächstes um die Ecke zwinkert, ist man wahrscheinlich jetzt nicht gefasst. Man kennt ihn als ein ziemlich relaxtes Kerlchen, aber dass jeder von uns mit ihm zu tun hat, ist uns neu.

Ich spreche von Cannabis. Und zwar dem Cannabis, für das man keine Hanfplantage braucht, sondern das der Körper selbst herstellen kann. Ganz allein, im Gehirn, mit dem Segen der Natur.

Dort bildet der menschliche Organismus Cannabinoid-ähnliche Substanzen, die sogenannten Endocannabinoide. Angeregt wird die endogene Cannabinoid-Synthese zum Beispiel von einem alten Bekannten, dem Östrogen. Auf einmal fügen sich die Dinge zu einem Ganzen zusammen wie in einem Puzzle. Das Cannabis produzierende Östrogen erklärt auf einmal, warum Frauen in der Zyklusmitte glücklich sind und das Gefühl haben, die Welt ginge auf.

In der Medizin ist die Wirkung von Cannabis nicht mehr wegzudenken. Vor allem, weil es unempfindlicher für Schmerzen macht. Es wird mittlerweile bei einer ganzen Reihe von Behandlungen eingesetzt.

Die Brücke zum Körpergewicht schlägt eine zweite Freisetzung von Endocannabinoid. Sie entsteht schlicht, wenn man isst.

Die Nahrung erzeugt inneres Cannabis.

Die gute Nachricht birgt in dem Fall die schlechte in sich. Denn dieser innere Glücksbringer ist auch der Grund dafür, dass man, sobald man einmal zu essen angefangen hat, so schwer wieder damit aufhören kann. Möchte man einen Fasttag einlegen, sollte man nie denken: Ach was, eine Kleinigkeit kann nicht schaden. Sie schadet nicht, sie macht das Fasten fast unmöglich. Eigentlich ist es bei diesem bloßen Gedanken an Essbares schon gelaufen. Man robbt sich nur noch durch.

Gewicht, Hormone und Glückseligkeit haben sich die Hand gereicht. Und der zirkadiane Rhythmus schlägt gleich mit ein.

Ihm unterliegt, wie wir schon wissen, alles im Körper und damit auch die Hormon-Rezeptoren. Dieser Zusammenhang ist ausschlaggebend für eine Mitteilung, die vor allem die Kühlschrankplünderer dieser Welt verblüffen wird: Essen in der Nacht sollte am wenigsten Glückseligkeit bringen. Da ist die Rezeptorendichte nämlich am niedrigsten. Außer, man hat seinen Körper schon daran gewöhnt, dass es jede Nacht eine Lieferung gibt. Dann passen sich die Cannabinoid-Rezeptoren gerne an.

Die Lust, mit der wir essen, ist das eine. Wie die Nahrung im Darm zerteilt wird, etwas ganz anderes. Diese Arbeit erledigen die Darmbakterien, und sie entscheiden auch, was alles resorbiert wird. Im Darm wird also festgelegt, wie viele Kalorien aus den Nahrungsmitteln aufgenommen werden.

Das ist nicht immer gleich. Ähnlich wie es Blutgruppen gibt, gibt es auch »Bakterien-Gruppen«. Menschen können in drei Gruppen eingeteilt werden, je nachdem, welche Bakterien in ihrem Darm vorherrschen.

Bei ihnen herrscht die Bakterienart der Ruminokokken vor, und die könnten sogar aus Papier Energie gewinnen. Es sind die Bakterien, mit denen die Kuh beim Wiederkäuen im Pansen so viel Energie aus dem Gras ziehen kann, dass sie groß und stark wird. So etwas Ähnliches gelingt ihnen auch im menschlichen Körper.

Da der Darm die großen Triglyceride zu Fettsäuren aufspalten muss, um sie aufnehmen zu können, braucht er sogenannte Lipasen-Enzyme. Nimmt man Medikamente, die diese Lipase hemmen, kann man ein Butterbrot essen, und die Triglyceride gehen mit dem Stuhl einfach durch. Sie können weder zerlegt noch aufgenommen werden. Das Mittel heißt Olistat, ist ein selektiver Hemmstoff der pankreatischen Lipase und reduziert den Anteil von aufgenommenem Fett radikal.

Olistat wird überall dort eingesetzt, wo man annimmt, es könnte die Wahrscheinlichkeit eines Karzinoms reduzieren, wenn man den Fettanteil in der Nahrung reduziert.

Derartige Hemmer gibt es übrigens auch in der Natur. Ich habe einen in Hongkong bei einem Kongress kennengelernt. Dort servierten sie am Ende des Essens grünen Tee in einer Mokka-Tasse, und zwar so konzentriert, dass er für uns kaum trinkbar ist. Das Epigallocatechingallat des grünen Tees ist ein Lipase-Hemmer wie das Olistat. Deswegen sind die Chinesen und die Japaner lange nicht so dick wie die Amerikaner.

Den gleichen Mechanismus gibt es für den Zucker, und das ist die zweite harmlose Möglichkeit, die Darmbakterien zu täuschen. Wie die Fett-Triglyceride müssen auch die Zuckermoleküle gespalten werden. Diese Arbeit erledigt ebenfalls ein Enzym, nämlich die Glucosidase. Das Pendant zum Lipase-Hemmer ist die Acarbose. Im Gegensatz zum Olistat ist das aber eine natürliche Substanz, die als Medikament gegeben werden kann.

Derzeit wird ein neues Medikament sehr gefeiert, das Liraglutid. Ursprünglich ist es ein Mittel gegen Diabetes. Dann hat man bemerkt, dass es beim Abnehmen hilft. Es ist ein Darmhormon, man spritzt es sich mit einem Pen und reduziert damit das viszerale Fett. Außerdem hat es positive Nebenwirkungen auf die Leber und die Knochen. Hinter vorgehaltener Hand wird es als Anti-Aging-Mittel gehandelt.

Für die meisten Menschen ist das Gewicht ein äußerliches Problem. In Wahrheit ist es von entscheidender Bedeutung für die Gesundheit, weil die Fettzelle mit zwei anderen großen biologischen Systemen verbunden ist. Einerseits mit dem Diabetes und dem Stoffwechsel und andererseits mit dem Krebs.

Ist eine Frau übergewichtig, erhöht sich das Risiko auf Gebärmutterkrebs um das Sechsfache. Viermal so hoch ist das Risiko auf ein Leberkarzinom. Doppelt so wahrscheinlich bekommt sie Bauchspeicheldrüsenkrebs. Die Erklärung für diese hohe Chance auf hormonabhängige Karzinome ist höchst holistisch.

Die Fettzelle ist nicht nur mit dem Eierstock vernetzt. Auch Fettzellen, Bauchspeicheldrüse und Brustdrüse hängen zusammen.

Die Fettzelle macht, was eigentlich nur die Eierstöcke können. Sie beginnt auf einmal, weibliche Hormone, also Östrogene, herzustellen. Damit übernimmt sie die Funktion des Eierstocks.

Das ist auch der Grund, warum man bei Frauen mit einem Mammakarzinom selbst dann noch Aromatase-Hemmer gibt, wenn sie den Wechsel lange hinter sich haben. Aromatase ist das Enzym, das die Umwandlung von Testosteron in Östrogen bewirkt, die normalerweise im Eierstock stattfindet. Da die Fettzelle dasselbe kann und kollegial übernimmt, wenn der Eierstock ausfällt, geht man auf Nummer sicher. Das in den Fettzellen gebildete Östrogen scheint allerdings zellbelastend zu sein.

In der Fettzelle werden auch vermehrt insulinähnliche Wachstumsfaktoren freigesetzt. Sie sind in jeder Zelle und jedem Organ und an sich sehr anregend. Nehmen sie überhand, verwehrt der Körper dem Insulin den Eintritt in die Zelle. Es kommt zur berühmten Insulinresistenz und damit zum Diabetes. Das Insulin bleibt im Blut und regt hormonabhängige Zellen wie zum Beispiel die Brustdrüsenzellen an.

Die vergangenen drei Jahrzehnte haben viele Fortschritte im Kampf gegen den Brustkrebs gebracht. Vor allem hat man dabei endlich auch Lebensstil und Körpergewicht mit einbezogen. Die Daten waren eindeutig: Im Vergleich zu Frauen mit Normalgewicht tragen Frauen, die bei der Brustkrebsdiagnose übergewichtig sind, 33 Prozent mehr Risiko, dass der Tumor zurückkommt oder sie ihn nicht überleben.

Kilos fallen leider ins Gewicht.

Die Haut

Die Haut ist der dritte Eierstock der Frau.

Aha, wird sich die eine Leserin oder der andere Leser jetzt vielleicht denken, da ist ihm aber was durcheinandergeraten. Die Haut ist das größte Organ des Menschen, der Spiegel seiner Seele oder die Leinwand, auf der er für die Außenwelt aufmalt, wie es ihm innerlich geht. Es geistern viele Metaphern für diese menschliche Hülle herum. Dass sie ein Eierstock sei, war nie darunter. Vermutlich ein gynäkologischer Schreibfehler.

Die Skepsis ist verständlich, aber unnötig. Was fantasievoll klingt, ist eigentlich fantastisch. Es ist der Wille der Natur, einer ihrer grandiosen Beiträge zum Gesamtkunstwerk Mensch.

Die Haut ist eine Art Eierstock, wie auch die Fettzelle, wir hatten es gerade im vorigen Kapitel. In einem sind die drei einander absolut ebenbürtig: Sie alle bilden Östrogen. Von der Haut kann man es nur am wenigsten glauben.

Der holistische Konnex ist insofern erstaunlich, als der Eierstock im Körper offensichtlich omnipräsent ist. Ebenso wie die Prostata. Jeweils ein Stück von beiden existiert in der Haut, sozusagen als Teil-Prostata und Teil-Eierstock.

Wie der echte Eierstock produziert der Teil-Eierstock in der Haut Progesteron und Östrogen, und zwar aus dem allerorts herumschwirrenden Cholesterin. Es herrscht das gleiche genetische Konzept wie im Ovar.

Und die weibliche Haut flirtet.

Wahrscheinlich sogar mehr als die Haut des Mannes, unter der sich das Testosteron versteckt. Die Haut der Frau lockt den Geschlechtspartner, das Strahlen, das sie dabei einsetzt, kommt direkt von den Eierstöcken. Und sie lässt sich locken. Die sind quasi die Artisten in der Vernetzung der Natur. Sie beherrschen nämlich noch ein Kunststück: Die Eierstöcke machen die Haut zur Nase.

Forscher von der Universität Yokohama entdeckten ungeahnte Schätze unter den männlichen Achseln. Hormonähnliche Substanzen, freigesetzt von der Schweißdrüse und dazu da, den Eisprung der Frau zu beschleunigen. Das Ovulationssignal geht von der Hirnanhangsdrüse aus, und die ist wiederum mit der Nase vernetzt. Der Mann bildet also Stoffe in der Haut, die die Fruchtbarkeit der Frau beeinflussen.

Umgekehrt regt die weibliche Haut die Testosteronbildung beim Mann an. Falls sich noch jemand wundert, wieso der Mann alle zwanzig Sekunden an Sex denkt: Wissenschaftler an der Universität von Arizona State stellten die Schuldige. Es ist die Haut der Frau, die diese pheromongetränkten erotischen Gedanken verursacht.

Riecht eine Frau Stoffe, die den männlichen Hormonen auch nur ähnlich sind, aktiviert das schon den zentralen Steuerungsteil des weiblichen Gehirns, den Hypothalamus. Dasselbe bei Männern, die eine östrogenartige Substanz der weiblichen Haut wahrnehmen.

Natürlich flirtet die Haut nicht bloß, weil sie ein kleines Plappermaul ist und an ihrem Außenposten nicht allein sein will, während sich im Organismus alle untereinander austauschen. Sie sucht den Anschluss mit Fremden nur im Auftrag der höheren Autorität, die das Vermehren der Arten ausgerufen hat. Die Natur hat die Haut zum Anbandeln bestimmt.

Wie die echte Prostata macht die Teil-Prostata in der Haut aus dem Testosteron das Dihydrotestosteron. Im Hautgewebe ist dabei genau das gleiche Segment aktiv, das in der Prostata dafür verantwortlich ist, dass ausreichend Prostatasekret gebildet wird und dass die Prostata ein bisschen wächst, gerade so viel wie für die Fortpflanzung nötig ist. Wenn der Mann im Alter dann nicht mehr ausreichend ejakuliert, wächst sie zu viel. Es entsteht die Prostata-Hyperplasie, eine gutartige Vergrößerung der Vorsteherdrüse. Um das abzufangen, verschreibt man Finasterid. In geringerer Dosis wirkt das Mittel auch gegen das androgenetische Effluvium. Bodenständiger ausgedrückt: Ältere Männer behalten ihre Haare oder kriegen ihre Glatzen zumindest langsamer.

Schöne Haut zieht die Möglichkeit zur Empfängnis geradezu an und steuert auch ihre Chemikalien dazu bei. Insofern ist die Haut ein astreines Reproduktionsorgan. In welchem Ausmaß, zeigt eine wunderschöne Arbeit des Endokrinologen Ludwig Wildt. Als er in Innsbruck tätig war, starteten zwei Psychologen in der Ambulanz ein nettes Experiment. Sie schätzten das Alter der Frauen, die in die Ambulanz kamen. Wildt kontrollierte daraufhin den spezifischen Östrogenspiegel der Patientinnen, um herauszufinden, wie weit das tatsächliche und biologische Alter auseinanderklaffen. Genauso war es. Am jüngsten sah die Frau aus, die am meisten Östrogen hatte. Die Arbeit schaffte es ins honorige *Lancet*-Magazin.

Was die Haut zur Fortpflanzung beiträgt, hat erst in zweiter Linie mit Berührung oder ihren erogenen Zonen zu tun. In erster Linie kommuniziert der Mensch über die Haut mit dem anderen Geschlecht. Die in den Schweißdrüsen der Haut gebildeten Pheromone sind kurzkettige Fettsäuren, die unter dem Einfluss der weiblichen und männlichen Hormone stehen. Man braucht sie, so die Hypothese, um dem potenziellen Partner über den Geruchsinn mitzuteilen, ob jetzt tatsächlich ein geschlechtsreifer Mensch vor einem sitzt. Für das Wahrnehmen der Pheromone haben wir in der Nase das sogenannte Jacobson-Organ.

Das alles erklärt gleichzeitig, warum die Qualität der Haut vom Östrogen abhängt. Man weiß auch genau, wie das vor sich geht. Das Östrogen regt eine Glucokinase an. Dabei werden Zuckermoleküle mit einem Phosphatrest an Hautzellen festgemacht. Das Zuckermolekül in seinem Gefängnis weiß nicht mehr, wohin mit seiner Energie, und gibt sie dann eben ausschließlich der Hautzelle, die damit viel Collagen und eine dicke Epidermis bilden kann. Das Ergebnis ist eine gesunde, schöne Haut, die pralles Leben ausstrahlt. Mit sinkendem Östrogenspiegel erlischt diese Fähigkeit.

Entdeckt hat man das Ganze in der Scheide.

Auch das ist kein gynäkologischer Verheber und nur auf den ersten Blick seltsam. Denn in der Scheide findet sich nicht nur Schleimhaut, sondern auch ganz normale Haut, die bei Östrogenmangel trocken wird. Die Zellen der Scheide bekommen nicht mehr genügend Glucose, die sie übrigens zusätzlich auch für die Milchsäureproduktion braucht. Glucose ist praktisch der Kraftstoff für das Wachstum der Haut. Bekommt sie davon zu wenig, nimmt sie ab. Je dünner sie wird, desto mehr Beschwerden hat die Frau.

Die Medizin verabreicht dagegen seit Jahrzehnten ein eigenes Scheidenöstrogen, das den Stoffwechsel in der Haut wieder anregt. Mit der Glucose kommt die Energie, das System beginnt wieder zu arbeiten, wie es soll.

Als wir vor dreißig Jahren angefangen haben, das Hautproblem der Frauen ernst zu nehmen, kam eine Frage auf, die im ersten Augenblick gewagt erschien. Wenn das Scheidenöstrogen in der Scheide seine kleinen Wunder wirkte, warum nicht auch anderswo auf der Haut? Warum nicht im Gesicht?

Daraufhin kam es zu einer interessanten fachübergreifenden Zusammenarbeit. Wie wir auf der Frauenklinik, beschäftigte sich auch auf der Hautklinik die Dermatologin Jolanta Schmidt, übrigens die Tochter meines damaligen Chefs Eduard Gitsch, an den ich hier in Dankbarkeit erinnern möchte, mit der Verbesserung der Hautqualität und mit dem Scheidenöstrogen. Es funktionierte fulminant. Ebenso fulminant wurden wir mit Kritik beschossen.

Wann immer wir das Thema bei Kongressen aufbrachten, konnten wir schon in Deckung gehen. Insbesondere unsere deutschen Freunde, nicht nur Gynäkologen, auch Biochemiker, wetterten gegen uns. Was uns dabei einfiele, den Frauen Östrogen ins Gesicht zu schmieren? Ob wir von allen guten Geistern verlassen wären? Egal, wo wir auftraten, es entbrannte eine fast disziplinäre Diskussion um uns.

Ich konterte stets mit einem Beispiel.

»Was, Herr Kollege, machen Sie, wenn eine Frau eine trockene Scheide hat? Geben Sie der Patientin Östrogen?«

Natürlich gaben die Kollegen Östrogen, und das Problem der trockenen Scheide war behoben. Ich fragte weiter:

»Ist denn das Gesicht ein schlechteres Organ als die Scheide? Warum nicht auch dort etwas anwenden, was seit Jahrzehnten erwiesenes Wissen ist?«

Dagegen ein Argument zu finden war mit viel Eloquenz schwierig und fachlich unmöglich. Letzten Endes akzeptierten die Kollegen unsere Ansichten. Damit ist übrigens die Hormonkosmetik entstanden.

Kosmetik und Heilung liegen da oft nicht weit auseinander. Zum Beispiel im Falle der Akne. Die Überproduktion von Dihydrotestosteron ist nämlich deshalb so gefährlich, weil sich in der Akne kleine Granulome mit Eiterzellen, weißen Blutkörperchen und entzündungsfördernden Zytokinen bilden. Die Aknepustel sind Eiterpustel.

Eine Arbeit, die wir mit der Dermatologin Eva Maria Kokoschka publiziert haben, machte als erste darauf aufmerksam, dass man mit einem lokalen Anti-Androgen nicht nur Kosmetik, sondern auch Heilung betreiben kann.

Mittlerweile gibt es eine Fülle von Studien, die den enormen positiven Einfluss des Östrogens auf die Haut zeigen. Oder den Knochen. Beide leiten sich ja vom äußeren Keimblatt, dem Ektoderm, ab, wo das Östrogen für die Festigkeit der Gewebe Erhebliches leistet, bevor es in der Menopause in Rente geht. In den ersten fünf Jahren danach kann man deshalb praktisch zuschauen, wie die Knochenmasse abfällt und das Collagen an Substanz verliert.

Haut, Knochen, Scheide, so unterschiedlich, so verwandt und so abhängig vom Östrogen. Dem holistischen Prinzip zufolge haben wir uns um alle vom Hormonabfall betroffenen Organe zu kümmern. Also auch um die Haut.

Eine Brücke zum nächsten Gedanken führt uns zu den Bakterien auf der Haut. Sie leben auf uns wie in einer Art riesigem Wohnmobil. Ihr Chauffeur ist der Mensch, er trägt seine Bakterien mit sich herum.

So anhänglich die Hautbakterien sind, ziehen sie doch auch gern um. Von einem menschlichen Wohnwagen zum nächsten, wenn wir jemandem die Hand geben. Wir haben sie auch im ganzen Haus, in allen Zimmern, auf jedem Gegenstand, den wir angreifen. Gehen wir aus, ist die Wohnung nicht verwaist. Millionen dieser kleinen Lebewesen warten, bis wir wiederkommen. Der Mensch lebt in seiner eigenen Bakterienkultur.

Besuchen wir jemanden, lassen wir immer Horden unserer Bakterien dort. Umgekehrt bringen Gäste neue mit. Der Bakterienhaushalt verändert sich also. Mitunter spürt man das sogar nach einer Einladung. Alle sind weg, aber irgendetwas scheint anders zu sein, und nicht immer besser.

Es gibt sogar eine Landkarte, die genau ausweist, an welchen Körperstellen welche Bakterien zu Hause sind und zu Hause sein sollen. Unter der Achsel oder in der Schambehaarung sind es natürlich andere Hautbakterien als auf dem Kopf oder auf der Fußsohle.

Aufgabe der Hautbakterien ist dieselbe wie die der Darm- und Scheidenbakterien: der Schutz ihres Organs.

Trockene Haut, trockene Scheide, trockenes Auge. Holistisch ist das kein Weitsprung. Der Mechanismus ist wieder derselbe. Im Auge ist es die Bindehaut, die dünner wird, weil das Östrogen nicht mehr genug Energiereservoirs bereitstellt. Die Glucose kann nicht mehr in die Zellen hinein, das Auge trocknet aus. Konjunktivitis sicca heißt das auf Medizinisch.

Die Kur dagegen ist einmal mehr das Scheidenöstrogen. Man schmiert es in die Augenringe, und das Auge bleibt nicht mehr trocken. Eine Entdeckung, für die wir seinerzeit von den Augenärzten am liebsten übers Knie gelegt worden wären.

Augenärzte leiteten mitunter in komplizierten Operationen die Wege der Tränenflüssigkeit um, und dann kommt so ein Gynäkologe mit der simpelsten Therapie daher, schmiert ein bisschen herum und bewirkt dasselbe. Für die Patientinnen sieht das natürlich anders aus. Sie laborieren jahrelang an dem Augenleiden, gehen zum Frauenarzt, bekommen eine Salbe, und das Problem ist aus der Welt.

Dass sich die Kollegen damals nicht gefreut haben, ist nicht nur verständlich, es trug dann auch im Hintergrund zur gesamten Hormondiskussion bei. Der allgemeine Tenor war, dass wir nicht glauben brauchen, uns mit so einem holistischen Ansatz jetzt auch schon in der Augenheilkunde wichtigmachen zu können.

Wir hatten damals sogar eine Patientin mit einem Glaukom, das durch dieses lokale Östrogen verschwunden ist. Wir reden hier vom Grünen Star, der zum Erblinden führen kann. Das Östrogen hat das Stickmonoxid angeregt, der Schlemmsche Kanal ist aufgegangen, der Augendruck gesunken. Den Fall konnten wir damals im *Lancet* publizieren, was eine Ehre war. Sie haben das gebracht, weil es in gewissem Grad eine Rarität war.

Mein nächstes Stichwort sind die Matrix-Metalloproteasen, mit der Abkürzung MMP. Allzu sympathisch klingt er nicht, dieser sperrige Buchstabenhaufen. Und doch darf jede

Frau, die eine Geburt hinter sich hat, dafür dankbar sein. Es sind Enzyme, die außerhalb der Zellen, in der sogenannten extrazellulären Matrix, unterwegs sind und immer ein Metall-Ion enthalten, meistens Zink. Sie sind dafür zuständig, dass die Gebärmutter, die sich im Laufe der Schwangerschaft bis zum Rippenbogen hinauf ausdehnt, danach innerhalb von 14 Tagen wieder so klein ist wie vorher.

Die MMP sind die biochemischen Scheren, die das zuwege bringen. Sie zerschneiden den Uterus. Solange das Schwangerschaftshormon Progesteron auf seinem Höchststand ist, sind diese Scheren praktisch angekettet. Im Moment, in dem das Progesteron nach der Geburt abfällt, kriechen die MMP aus ihren Verliesen hervor und machen sich ans Werk. Sie zersäbeln das Collagen der Muskelfasern. Die Gebärmutter schrumpft.

Manchmal verirren sich diese biochemischen Scheren auch in den Beckenboden und schnipseln dort am Gewebe, was dem Beckenboden einigermaßen zusetzt. Mit Progesteron lassen sich die Scheren eindämmen.

Was aber hat das alles nun mit der Haut zu tun?

Machen wir einen kleinen Umweg über den Arlberg. Oder sonst wohin, wo man bei viel Schnee und viel Sonne einen ganzen Tag auf den Skiern stehen kann. Würde nach der Skitour ein Arzt im Hotelzimmer warten, der die MMP in der Haut misst, bräuchte man vermutlich einen Schnaps, um die Nachricht zu verdauen. Der Wert ist so an der Decke wie nach der Schwangerschaft. Das heißt: Die Matrix-Metalloproteasen sind hochaktiv und, von der UV-Strahlung beflügelt, munter dabei, das Collagen in der Haut genauso zu zerschneiden wie den Uterus nach der Geburt.

Es gibt wenige Beispiele, die so anschaulich zeigen, wie schädlich das UV-Licht tatsächlich ist. Selbst als Gynäkologe werde ich oft gefragt, ob die Sonnenschutzfaktoren eine Erfindung der Kosmetikindustrie sind oder ob sie wirklich was nutzen. Keine Frage, sie nutzen was. Wenn man es genau wissen will: Noch besser wäre es, gar nicht in die Sonne zu gehen.

Wer es sonnenbraun auf weiß sehen will, bittet eine Nonne, ihren Kopf zu heben. So eine reine, gesunde, schöne Haut sieht man fast nur im Kloster. Und das hat noch gar nichts mit dem Glauben zu tun.

Das zweite Teufelchen, das ähnlich unter die Haut geht wie die UV-Strahlen, ist das Nikotin. Es pfeift die Matrix-Metalloproteasen quasi mit vier Fingern herbei. Man sieht es den Rauchern an den Krähenfüßen um die Augen an. Ein Artikel in einem renommierten Journal führt auch die Feinfaltenbildung beim Nikotin auf die Schneidearbeit der MMP zurück.

Progesteron und schöne Haut gehören also zusammen. In der Schwangerschaft glättet es die weibliche Haut nicht zuletzt auch deshalb, um den Vater an die Mutter zu binden. Gesunde Haut bedeutet gesunde Frau und gesunde Kinder. In der Evolution ist sie ein bewährtes Mittel, den Mann bei der Familie zu halten. Lassen wir das als Nebeneffekt gelten, als kleines Geschenk des netten Hormons.

Ein Zweck des Progesterons ist es, den MMP die Schere aus der Hand zu nehmen. Dabei bedient es sich eines Komplizen. Vitamin D heißt der Verbündete, der ein hohes Tier in der Endokrinologie ist. Eigentlich ist es gar kein Vitamin, sondern die Vorstufe eines Hormons im Vitaminkostüm. Ohne seine Hilfe ist das Progesteron jedenfalls gar nicht in der Lage, effektiv zu arbeiten. Letztlich verhindert erst der schützende Effekt des Vitamin D, dass die MMP ihre Falten in die Haut graben können.

Das Vitamin D verführt mich zu einem kleinen Seitensprung von der Haut zu den Zähnen, deren holistische Verbindungen in nicht medizinischen Kreisen am ehesten bekannt sind. Hat man irgendwas mit den Zähnen, strahlt das gern in die entlegensten Regionen des Körpers aus.

Das Zahnfleisch kann noch mehr, wie man übrigens an der Medizinischen Universität Wien herausfand. Neben der Haut, der Niere und der Leber ist es der vierte Produzent von Vitamin D. Es schützt sich damit vor Infektionen. Vitamin D ist das Stärkungshormon der Immunzellen.

Auf dem Gebiet hat die Haut noch etwas im Ärmel, mit dem es in die Schutz- und Abwehrstrategien des Körpers eingreift: das Salz.

Im Bewusstsein einer ausgewogenen Ernährung schreit da jetzt sicher gleich etwas auf im Körper: Salz, um Himmels willen, nur das nicht!

Allerdings ist Kochsalz, das Natriumchlorid, fürs Leben unentbehrlich. Es wurde vom Weltenbaumeister nicht bloß für Nervenimpulse erdacht, es spielt auch für die Verdauung eine immense Rolle. Außerdem wird es in die Haut eingelagert. Von dort aus hilft es mit, den Blutdruck zu regulieren und die Haut abzuhärten. Wissenschaftlern aus Regensburg zufolge kann Salz die Immunabwehr entzündeter Haut verbessern.

Die letzte Vernetzung der Haut sticht besonders ins Auge: Die Haut kann sehen.

Dass die Haut auf Licht reagiert, ist keine Neuigkeit, was der Holistik aber keinen Abbruch tut.

In den Pigmentzellen, den Melanophoren, fand man ein Protein, das am Beginn der Evolution bei primitiven Lebewesen Photonen einfing. Die Haut der Säugetiere hat sich dieses einfache Auge behalten.

Ein kompliziertes Zusammenspiel biochemischer Reaktionen, das ich jetzt nicht unnötig ausbreiten möchte, beeinflusst letztlich das Melatonin. Damit ist auch erklärt, warum auch der Organismus blinder Menschen, die nie das Tageslicht sehen, dem zirkadianen Rhythmus folgt.

Die Haut kann viel. Man liest ihre Biografie mit einem Nicken der Anerkennung. Sie ist das größte Organ des Körpers, ein elektronischer Kommunikator, hormonabhängiges und hormonproduzierendes Organ. Alle Achtung.

Die Hormone

Die Hormone sind annähernd die wichtigsten Werkzeuge der Holistik. Als Botenstoffe bieten sie sich dafür an, aber wenn man sich vor Augen hält, wie umfassend, ausgeklügelt und vielseitig sie ihre Verbindungsfäden ziehen, wird sogar einem Mediziner schwindlig.

Die Geschichte der Hormone ist in den letzten Dekaden die Geschichte einer Verhetzung. Als Wirkstoffe in Arzneimitteln wurden sie verfolgt und verteufelt, gejagt und geächtet, schlechtgemacht und totgeschwiegen. Hätten die Hormone Arme, Beine und einen Kopf, man hätte sie geviertteilt und aufgehängt.

Es ist ein Kriminalfall. Er beginnt mit der Frage: Was geschah mit den Hormonen im 21. Jahrhundert?

Nehmen wir Platz im Kino der Absurditäten. Was wir dort gleich zu sehen bekommen, ist kaum zu glauben. Und doch genau so passiert. Es fing 2001 mit einer Studie der WHI an, der Women's Health Initiative.

Die Studie sollte klären, ob Hormone bei Frauen das Risiko auf Herzinfarkte senken oder nicht. Man kombinierte Östrogen und ein künstliches Progesteron und testete es auch an Raucherinnen im Alter hauptsächlich zwischen 65 und 70.

Um sich das mit vollem Genuss vorstellen zu können: Rechts trugen die Damen das Marlboro-Päckchen, links das Päckchen mit dem Hormonpräparat.

Ausgegangen war man von der Annahme, dass Hormone vor Herzinfarkt schützen. Das Ergebnis in der Testgruppe lag weit daneben. Durch das Östrogen mit dem synthetischen Progesteron wurde die Herzinfarktrate nicht kleiner, sie stieg an. Außerdem nahm das Mammakarzinom signifikant zu.

Kaum war die Studie veröffentlicht, brach ein grandioser Wirbelsturm los. Die schlechten Werte bei den oft rauchenden Testpersonen, die die Menopause meist schon zehn Jahre und länger hinter sich hatten, wurden ohne viel Federlesens umgelegt auf weit jüngere Frauen, die gerade in den Wechsel kamen und heftige Beschwerden hatten.

Die Hormone wurden durch den Dreck gezogen, weil das Teufelszeug das Herz angreife und Krebs verursache. Mediziner lieferten die Argumente, die Medien bliesen sie samt eindringlicher Warnungen per Megaphon in die Welt hinaus. Der Erfolg war nicht zu leugnen. Allein, wer das Wort Östrogen auch nur hörte, dachte an Krebs. Der Glaube an die bösen Hormone hielt sich hartnäckig und ist bis heute verbreitet.

Die Stimmung war so aufgeladen, dass jede sachliche und wissenschaftliche Betrachtungsweise völlig unmöglich war. Lobbyisten gingen reihenweise die Emotionen durch. Gemeinsam mit ihnen machten die Darstellungen in den Medien eine körpereigene Substanz zu einer Art Frauenmörder. Der Kriminalfall war perfekt.

Mich erstaunt es jedes Mal wieder, mit welcher irrationalen Besessenheit vorgegangen wurde und teilweise noch immer wird. Wegen eines Stoffes, den die Natur bei der Entstehung der Säugetiere vor vierzig Millionen Jahren erfunden hat, um die Fortpflanzung und damit die Erhaltung der Art sicherzustellen. Das Östrogen war ein Geniestreich. Wenn es so ein Gift wäre, wie man es ihm in die Schuhe schob, hätte Mutter Natur es nie verwendet.

Irritierend war auch, dass die Anti-Hormon-Lobby bei der WHI-Arbeit mit einer Beharrlichkeit Vorbeuge- und Therapie-Studien verwechselte. Den Unterschied lernt man im Medizinstudium im ersten Semester.

Nehmen wir das Aspirin als Beispiel. Verabreicht man es, weil man untersuchen will, ob es Herzinfarkte verhindert, ist das eine Präventiv-Studie. Nicht zu vergleichen mit jemandem, der Aspirin ausprobiert, weil er Schnupfen hat. Das wäre eine Therapie-Studie. Wenn eine Frau mit fünfzig Beschwerden hat, gehört sie behandelt. Das hat nichts mit Prävention zu tun.

Die Hormongegner auf den Unterschied hinzuweisen war komplett aussichtslos. So penibel Wissenschaftler sonst auf ihre Fakten, Daten und Statistiken sind, in dem Fall wurde, absichtlich oder nicht, nicht einmal Grundlegendes thematisiert. Die Frage Vorbeugung oder Behandlung war vollständig ausgeklammert.

Das war der Anfang. Der Krimi ist noch nicht zu Ende.

Bei der WHI-Studie gab es auch eine Testgruppe von Frauen, die keine Gebärmutter mehr hatten. Sie bekamen nur das natürliche Östrogen ohne das synthetische Progesteron. Sechs Jahre, nachdem die erste Studie publiziert worden war, zeigte sich in dieser Gruppe, dass die Wahrscheinlichkeit, an Brustkrebs zu erkranken, im Placebo-Arm höher war als im Östrogen-Arm.

Anders gesagt: Nach sechs Jahren stellte sich heraus, dass Östrogen vor Brustkrebs schützt, wenn es allein und nicht in der Kombination mit dem künstlichen Gelbkörperhormon genommen wird.

Die erste Freude zeigte man noch recht gedämpft. So richtig signifikant waren die Ergebnisse auch wieder nicht, man beschloss zu warten. Und dann erschien der Zwölf-Jahres-Arm der Studie und brachte Unglaubliches an den Tag.

Im Placebo-Arm waren deutlich mehr Mammakarzinome aufgetreten als in der Östrogen-Gruppe.

Zieht man einen harten Schluss, bedeutet das: Östrogen schützt vor Brustkrebs. Und das hatte dieselbe WHI-Studie ergeben, die ein Dutzend Jahre davor so einen Aufruhr verursacht hatte.

In Wien beschäftigte sich Josef Penninger mit dem Thema und fand heraus, dass dieses künstliche Progesteron Entzündungen anregt und damit durchaus am Entstehen des Mammakarzinoms beteiligt sein kann. Das war also der Übeltäter gewesen.

Wobei die Nachricht so überraschend auch wieder nicht war. Von Versuchen an Beagle-Hündinnen, die man mit dem künstlichen Progesteron unfruchtbar machen wollte, wusste man bereits, dass es Brustkrebs auslöst. Genau dasselbe synthetische Gestagen hatte man über sechs Jahre hinweg den 65- bis 70-Jährigen verabreicht, wunderte sich, dass beim Homo sapiens dasselbe passiert wie bei den Hunden, und zeigte sofort mit dem Finger auf das Östrogen.

Nachdem das Progesteron als Täter entlarvt und es schließlich Faktum war, dass Östrogen keinen Schaden anrichtet und von aller Schuld freigesprochen werden musste, ließen die beiden Hauptautoren der WHI-Studie noch einmal aufhorchen. Diesmal aber völlig anders. Es muss etwa ein Jahr her sein, als sie im *New England Journal of Medicine* eine Stel-

lungnahme abgaben. Sie hatte den kurzen, aber unüberseh-
baren Inhalt: »Sorry!«

Es war eine bewegende Lektüre. In dem Artikel drückten
die Autoren ihr Bedauern aus. Es tue ihnen leid, dass ihre
ursprüngliche Studie so missinterpretiert wurde. Dass so
viele Frauen unnötig leiden mussten. Dass man geglaubt hat,
Östrogen erzeuge Krebs. In Wirklichkeit erzeuge Östrogen
natürlich keinen Krebs, sondern schütze vor so vielen anderen Erkrankungen.

Ein paar Beispiele: Die Studie zeigte nach zwölf Jahren,
dass es in der Östrogen-Gruppe signifikant weniger koron-
are Herzkrankheiten, Krebs und Knochenfrakturen gab.
Diabetes war sogar 13-mal seltener aufgetreten als in der
Placebo-Gruppe.

Nur ein einziger Posten ist in der Östrogen-Gruppe etwas schlechter ausgefallen als im Placebo-Arm: die Beinve-
nen-Thrombosen, weil Östrogen, wie wir schon wissen, die
Blutgerinnung verstärkt.

Vor kaum einem halben Jahr nun trat ein Ermittler der
WHI-Studie mit einer Arbeit an die Öffentlichkeit, die noch
einen Meilenschritt weiterging. Im Prinzip, schrieb er, waren
die Daten partiell manipuliert und statistisch nicht richtig
wiedergegeben worden.

Man braucht keine sonderlich ausgeprägte Skepsis, um den
Hintergrund der Manipulation zu begreifen. Wenn Östrogen
für Frauen das wirksamste Mittel gegen Osteoporose und Diabetes und Herz-Kreislauf-Erkrankungen ist, werden alle anderen Medikamente, die auf dem Gebiet eingesetzt werden,
überflüssig. Wenn dagegen das Östrogen als Gift vom Markt

geschossen wird, bringen auch die anderen Mittel wieder ihren erwarteten Profit.

Hier hat man offensichtlich Interessen gehabt. Damit geht der Kriminalfall in seine zweite Phase.

Ich konnte nicht umhin und schickte die Fakten zur Rehabilitation des Östrogens an die Wissenschaftsredaktion einer österreichischen Fernsehanstalt. Es war ein aussagekräftiges Paket: Die Zwölf-Jahres-Daten der Studie, die zeigen, dass das Östrogen keinen Krebs auslöst, sondern davor schützt. Die Stellungnahme der WHI-Autoren, dass es ihnen leidtue, so missverstanden worden zu sein. Und die Arbeit der Ermittler, dass die Statistik verdreht worden war.

Wäre das nicht, fragte ich, einen TV-Bericht wert, angesichts der Tatsache, dass so viele Frauen verunsichert seien und in der Menopause unnötig leiden müssten? Dazu betonte ich noch extra, dass es sich hier um wissenschaftliche Publikationen handelte, nicht um die persönliche Meinung eines Doktor Huber.

Als Antwort bekam ich einen Brief, der nicht einer gewissen Frechheit entbehrte: Das alles sei gar nicht wahr. In der Redaktion wäre man weiterhin überzeugt, dass Östrogen schädlich sei. Ein krebsauslösendes Medikament interessiere sie nicht. Soweit die Reaktion des Wissenschaftsressorts eines Fernsehsenders.

Die Negativ-Kampagne beschränkte sich übrigens nicht auf das menschliche Östrogen. Sogar die Pflanzenöstrogene hat man abqualifiziert.

Auf dem Gebiet tat sich besonders das Institut für Risikobewertung in Deutschland hervor. Pikanterweise ist übrigens ebendieses Institut auch in der laufenden Diskussion über den Unkrautvernichter Glyphosat aufgefallen, dessen Problematik es relativierte.

Das Institut für Risikobewertung also stellte vor Jahren eine Anfrage an die Europäische Behörde für Lebensmittelsicherheit, kurz EFSA. Sie solle doch bitte untersuchen, ob das mit dem menschlichen Östrogen verwandte Isoflavon nicht auch Brustkrebs hervorrufe.

Man kann sich gar nicht genug auf den Kopf greifen. Ein Institut für Risikobewertung wäscht Glyphosat rein und lässt bei der Europäischen Behörde für Lebensmittelsicherheit die Isoflavone, die ganz natürlich in Soja vorkommen, auf ihre Gefährlichkeit untersuchen.

Drei Jahre lang hat die EFSA alles gesammelt, was nur über die Isoflavone zu finden war. Dann präsentierte man das Resultat: Genauso wie bei dem menschlichen Östrogen gebe es keinerlei Anhaltspunkt, dass die Phytoöstrogene irgendeinen Krebs hervorrufen. Weder Brustkrebs noch Schilddrüsenstörungen oder Gebärmutterkrebs.

Schon bei der bloßen Anfrage an die EFSA war wieder ein ohrenbetäubendes Rauschen durch den Blätterwald gegangen. Die Medien stürzten sich auf die Story. Die Journalisten witterten den endgültigen Tod des Östrogens. Man hatte schon den Hammer für den letzten Sargnagel in der Hand, auf den man so lange gehofft hatte, um das Hormon unter die Erde zu bringen. Gefahr bringt ja immer gute Schlagzeilen. Dass das Östrogen einmal mehr aus dem schon ausgeschaufelten Grab stieg, war dagegen keine Story mehr wert. Vom positiven Bericht der EFSA nahm kaum jemand Notiz.

Ich weiß das deshalb, weil ich mit dem EFSA-Bescheid wieder an die österreichische Fernsehanstalt herantrat. Bitte, sagte ich, diesmal haben wir den Bescheid einer europäischen Behörde. Östrogen ist nicht krebsfördernd. Die Antwort war wieder dieselbe: Interessiert uns nicht. Ein Bericht über die wahre Wirkung des Östrogens wurde meines Wissens nie gebracht.

Nach der Veröffentlichung meines vorigen Buches hat mich eine Journalistin gefragt, was es in der Wissenschaft gerade Neues gebe. Ich habe mich gefreut und gleich von einer frischen Arbeit erzählt, der zufolge Östrogenbehandlungen sogar das Gedächtnis wieder auf Zack bringen. Konkret geht es um den lästigen Umstand, dass der Östrogenabfall im Alter die Neurodemenz fördert.

Der Grund dafür ist der Hippocampus am inneren Rand des Temporallappens im Gehirn, eine zentrale Schaltstation in der Form eines Seepferdchens. Dort hat das Gedächtnis seinen Sitz. Mit abnehmendem Östrogenspiegel schrumpft dieses Seepferdchen und beeinträchtigt damit das Gedächtnis. Mit Östrogen lässt sich der Hippocampus regenerieren, und schon ist es vorbei mit der Vergesslichkeit.

In Amerika und Großbritannien gab es ordentliche Aufregung deswegen. Prominente Frauen gingen auf die Barrikaden und traten eine große Diskussion los. Sie waren entsetzt, dass so lange die Angst vor Hormontherapien geschürt worden war.

»Was tut ihr uns da an?«, fragten sie und sprachen damit für alle Frauen. »Wir haben ein optimales Gedächtnis, und plötzlich, in der Lebensmitte, fangen wir an, alles zu vergessen, und merken uns nichts mehr wie früher. Warum habt ihr uns verschwiegen, dass man das ganz leicht beheben kann? Und das noch dazu mit einem Stoff, der auch natürlich im Körper vorkommt?«

Eigentlich hätte man auf die enorme Schutzwirkung des Östrogens auf das Gehirn längst aufmerksam werden müssen. Denn der Hippocampus hat seine größte Ausdehnung jeden Monat beim Eisprung. Das weibliche Gehirn wächst also regelmäßig zur Ovulation. Deutsche und kanadische Wissenschaftler zeigten im Hirnscan, wie die Struktur der weißen und grauen Hirnsubstanz parallel zum Hormonverlauf anwächst.

Die Journalistin fand das interessant und gab die Arbeit an die Wissenschaftsredaktion einer österreichischen Fernsehanstalt weiter. Tatsächlich meldete sich ein sehr netter Redakteur bei mir, der die Story auch bringen wollte. Ein paar Tage später rief er noch einmal an, es tue ihm wahnsinnig leid, aber die Redaktion interessiere sich nicht dafür.

Im englischsprachigen Raum wetzen die Frauen die Messer, weil man ihnen verschweigt, was Hormone alles können. Bei uns fehlt noch das mediale Interesse dafür, was Hormontherapien erreichen könnten.

In einem Gespräch mit einem österreichischen Politiker habe ich schon vor Jahren einmal gesagt: Wir bräuchten neue Fachärzte, und zwar für Berichterstattungspathologie. Der Meinung bin ich immer noch.

Selbst in Fachmedien ist der Umgang mit den Hormonen nicht weniger skandalös. Im deutschen BARMER Gesundheitsreport hat man die Hormonersatztherapie in Bezug auf die Wahrscheinlichkeit neuer Brustkrebsfälle geprüft. Sehr gut dokumentiert und seriös. Es zeigte sich, dass seit 2001, dem Schreckensjahr, in dem die missverstandene WHI-Studie erschienen war, die Verordnung der Hormonersatztherapie klarerweise nach unten, gleichzeitig aber die Inzidenz des Mammakarzinoms nach oben gegangen waren. So weit, so wahr.

Die Autorin des Artikels, auch eine Psychologin, sah ihre eigenen Zahlen offenbar ganz anders und schrieb: Man solle jetzt nur ja nicht glauben, dass das Östrogen vor Brustkrebs schütze. Es müsse irgendeine methodische Unklarheit schuld daran sein, dass dieses Ergebnis herauskomme.

Gratulation. Der BARMER Gesundheitsreport widerspricht sich selber und zieht seine eigenen Statistiken in Zweifel. Das nenne ich entweder unverfroren oder blöd. Man weiß nicht, welches davon das Schlimmere ist.

Menschen können schon recht verbohrt sein. Noch dazu, wo schon vor Jahren eine sehr gute deutsche Studie im *American Journal* publiziert worden war, die sich der Frage annahm, welchen Unterschied es macht, ob Frauen mit einem Mammakarzinom vorher Östrogen-Präparate eingenommen haben oder nicht.

Das Ergebnis war damals eindeutig. Bei Frauen, die die Hormone genommen hatten, war die Wahrscheinlichkeit, dass sich Metastasen bildeten, signifikant geringer. Das Östrogen transformiert das Krebsgewebe anders. Es reift aus, es wird differenzierter, und das verringert die maligne Potenz um ein Wesentliches. Das hat natürlich einen immensen Einfluss auf die Sterblichkeit. Auch von dieser Arbeit ist kaum Notiz genommen worden.

Ein Jubeltag für die Hormongegner war dann eine Meta-Analyse, die das Ovarial-Karzinom unter die Lupe nahm. Heraus kam, dass zwei Formen des Eierstockkrebses, der generell nicht so häufig vorkommt, durch die Hormonersatztherapie leicht vermehrt auftraten. Die Erhöhung des Wertes war tatsächlich gering, aber es war eine Erhöhung.

Die Östrogenangst hatte neuen Aufwind. Bloß hat man geflissentlich übersehen, dass diese beiden leicht erhöhten Typen des Ovarial-Karzinoms noch eine Besonderheit aufwiesen. Sie treten vor allem immer dann auf, wenn die Frau vorher an einer Endrometriose gelitten hat, bei der sich die Gebärmutterschleimhaut auch außerhalb der Gebärmutter ausbreitet. Gelangt sie auch auf den Eierstock, und hilft man hormonell nach, gibt man dem Krebs damit einen aufmunternden Schubs. Man motiviert ihn quasi erst so richtig.

Das Problem liegt eben auch in der Spezialisierung. Onkologen haben nicht immer auch von Hormonen eine Ahnung. Es wäre notwendig, dass die einzelnen Spezialgebiete besser verschränkt werden.

Einmal habe ich einem befreundeten Rheumatologen vorgeschlagen, mehr zu kooperieren. In seiner Ambulanz saßen fast nur Frauen. Rheuma und Hormone hängen ja eng zusammen. Er sah mich an und fragte, ob ich ihm seine Patientinnen wegnehmen wolle.

Auch wenn man es vielleicht glauben könnte, ist dieses berufliche Misstrauen keine rein österreichische Eigenheit. Selbst eine der Autorinnen der WHI-Studie von 2001 achtete darauf, ihre Schäfchen im Trockenen zu behalten. Als Psychiaterin redete sie den Psychopharmaka das Wort. Schlafstörungen, Hitzewallungen, alles ein Riesenmarkt, der mit den Östrogenen ja sofort beseitigt wäre. Die hormonelle Konkurrenz geht vielen ans Eingemachte.

Unser Kriminalfall hängt also eng mit der Pharmaindustrie zusammen.

Bei uns tat man, als wäre nichts geschehen, spielte blauäugig heile Welt und plapperte nach, was in Amerika vorgegeben wurde. Auch wenn die Lage sich langsam bessert, die Leidtragenden sind nur die Frauen, die Beschwerden aushalten müssen, die mit natürlichem Östrogen, also mit körpereigenen Stoffen, so unkompliziert zu beheben wären.

Die Gebärmutter

Spielen wir kurz einmal Natur und setzen uns an die Weggabelung der Evolution, an der die große Menschheitsgeschichte begonnen hat. Damals vor 150 Millionen Jahren, als die ersten Plazentatiere ihre Erfolge feierten.

Das Ausbrüten der Nachkommen ins Innere des Köpers zu verlegen war kein öder Einfall, es war ein Geniestreich der Evolution. Jetzt müssen wir nur noch etwas finden, das klein genug ist, damit sich der Embryo nicht verloren vorkommt, und groß genug, damit der Fetus auch nach neun Monaten noch darin Platz hat. Da müsste es doch etwas …

Wir sitzen wieder im Abendlicht auf der Veranda unserer Vorstellungen, der Grashalm ist abgekaut. Dafür tritt vor unser geistiges Auge etwas, das aussieht, wie später einmal der Kopf eines Widders aussehen wird. Ein kleiner Ballon mit eingedrehten Hörnern, es könnten auch längliche, sehr abstehende Ohren sein.

Wir betrachten es mit Erfinderstolz zwischen den Fingern. Wollen wir dem Ballon noch einen Namen geben, dann soll er Gebärmutter heißen, damit sich jeder gleich auskennt, was es mit dem Neuling auf sich hat.

Über die Ohren können wir uns später Gedanken machen, wahrscheinlich nennen wir sie nach ihrer Aufgabe einfach Eileiter.

Die wirkliche Geburt des Uterus war langwieriger. In Wahrheit kaut die Natur natürlich keine Grashalme, sie hat keine Geistesblitze, sondern lässt die Dinge reifen. Aber egal, wie lang das alles gedauert haben mag, das Ergebnis war der Uterus.

Ein Muskel. Eher ein Muskelchen. Acht, zehn Zentimeter klein. Und dann wird die Frau schwanger. Der Fetus wächst. Die Gebärmutter mit ihm. Die ersten drei Monate kann die Fantasie noch mit. Aber dann. Im fünften, siebten, neunten Monat. Da ist die menschliche Vorstellungskraft überfordert. Der kleine Muskel hat sich um ein Vielfaches ausgedehnt.

Es gibt keinen anderen Muskel, der das zuwege bringt. Größe mal tausend. Masse dagegen nur mal zwanzig. Würde die Gebärmutter im selben Ausmaß schwerer werden, wie sie größer wurde, könnte sich keine Frau mehr aufrecht auf den Beinen halten. Sie würde nach vorne kippen. Langsam begreift man, wie ausgefuchst die Erfindung wirklich ist.

In Zeiten, da die einzig wahre Empfängnisverhütung darin bestand, gemeinsam lieber einen Apfel zu essen, erfolgte diese unglaubliche Dehnung bis zu zwanzig Mal in einem Frauenleben. Und der Uterus musste seine Elastizität ein ums andere Mal beweisen. Er musste beim Nesthäkchen noch genauso verlässlich sein wie beim ersten Kind.

Wie hat die Natur das hingekriegt? Wie funktioniert dieses Wunder?

Dafür, dass ein Muskel diese Belastung aushält, war ein damals völlig neuer Mechanismus ausschlaggebend. Der Körper greift auf Stammzellen zurück und baut die Gebärmutter bei jeder Schwangerschaft aus. Nach jeder Entbindung verkleinert sie sich hurtig wieder, um bei der nächsten Schwangerschaft erneut ihre unglaubliche Größe annehmen zu können.

Nun nimmt man an, dass diese Stammzellen das tun, was alle Stammzellen tun: Sie bleiben nicht dort, wo sie gebildet werden, sie wandern herum. Das wissen wir von den Stammzellen im Knochenmark und von denen, die das Kind in der Mutter hinterlässt.

So eine Stammzellenexpansion ist dann, so die These, nicht nur dafür verantwortlich, dass die Gebärmutter dieses Zwanzigfache an Masse erreichen kann. Sie hat bis zu einem gewissen Grad auch einen verjüngenden Effekt. Sie gibt der Schwangeren ihr strahlendes Aussehen.

Auf der anderen Seite, also der, auf die der Schatten fällt, haben die umtriebigen Stammzellen auch ihren Anteil an Prozessen, die letztlich zur Entfernung des Uterus führen. Sie bilden Myome. Die sind im Grunde genommen zusätzliche Gebärmuttermuskulatur, nur ohne jede Schwangerschaft.

Die Mutter des Zoologen Konrad Lorenz war 43 Jahre alt, als sie den berühmten Wiener Gynäkologen Rudolf Chroback aufsuchte, weil ihr Bauch ziemlich angewachsen war. Der Professor diagnostizierte ein Myom. Damit sei sie, wie er sie beruhigte, nicht die Einzige, sie nähere sich den Wechseljahren, da käme so etwas schon vor, sie solle sich nicht sorgen, das bilde sich ganz von allein zurück. Von Zurückbilden könne keine Rede sein, sagte Frau Lorenz, im Gegenteil, das Myom wachse eher.

Acht Wochen später erschien Frau Lorenz zur Kontrolle. Das Myom sei noch viel größer geworden, erklärte sie dem Arzt und fragte, ob es nicht noch etwas anderes sein könnte. Chroback winkte ab, das sei ganz ausgeschlossen. Darauf meinte Frau Lorenz:

»Hilft es Ihnen vielleicht weiter, wenn ich Ihnen berichte, dass dieses Myom sich bewegt?«

Nach zwei Monaten wurde Frau Lorenz von einem Buben entbunden, sie nannte ihn Konrad. Die Memoiren des berühmten späteren Nobelpreisträgers beginnen mit dem Satz: »Am Anfang hat man geglaubt, ich sei ein Myom.«

Mit einem Myom ist eine Frau tatsächlich nicht alleine, damit hatte Professor Chroback schon recht. Sie kommen häufig vor bei Frauen jenseits der vierzig, viele bleiben dabei beschwerdefrei, andere leiden sehr. Die meisten unter starken und unregelmäßigen Blutungen, das sind die häufigsten Symptome. Gefolgt von Unterbauchschmerzen, Blasen- und Darmproblemen. Die Fruchtbarkeit ist natürlich auch beeinträchtigt.

Der Grund für die unterschiedlichen Beschwerden ist die Lage des Myoms. Diese gutartigen Muskelgeschwulste sitzen entweder an der Außenwand oder in der Gebärmutterhöhle. Manche sind nur einen Zentimeter klein, manche können aber auch recht groß werden.

Sie treten nur in der geschlechtsreifen Zeit auf und werden nach der Menopause kleiner, bis sie ganz verschwinden. Die Stammzellen der Gebärmutter haben ihren Dienst im Namen der Fortpflanzung getan. Ab jetzt müssen sie nicht mehr bereitstehen, um das Organ für die nächste Schwangerschaft aufzupäppeln, und damit sinkt auch ihre Bereitschaft, Myome auszubilden.

Die Methode, mit der die Medizin einem Myom beikommt, ist die sogenannte Embolisation. Das ist kein Zuckerschlecken fürs Myom. Es ist eine Art Infarkt.

Was in der Frauenheilkunde längst Routine ist, kommt jetzt auch den Männern zugute. Die Embolisation wird nun auch an der Prostata vorgenommen.

Grundsätzlich nimmt die Embolisation Anleihe an einem Prozess, der am Herzen lebensbedrohlich ist und oft genug auch tödlich endet. Wir operieren nach dem Prinzip eines Herzinfarktes. Wir simulieren einen Myom-Infarkt. Wir schieben einen dünnen Katheter bis in die Blutgefäße, die das Myom ernähren, schießen winzige Kügelchen hinein, die die Blutgefäße verschließen, und fertig. Das Myom beginnt zu verhungern. Keine Narkose, keine Nacht im Krankenhaus. Das Myom setzt wie die Herzmuskelzellen nach einem Infarkt zu schrumpfen an. Die Beschwerden schrumpfen mit.

Die Myome sind das eine, das die Gebärmutter-Stammzellen im Schatten ihrer großen Verdienste hinterlassen. Irgendwo auf ihren Wanderschaften produzieren diese Stammzellen das andere: Sie machen halt und bauen dort, wo es nicht hingehört, ein neues Schleimhautgebilde. Man spricht von Endometriose. Gebärmutterschleimhaut heißt auf Altgriechisch nämlich Endometrium. Das Problem dabei ist, dass sich die Schleimhaut außerhalb der Gebärmutter genauso verhält wie zu Hause: In der Regel blutet sie, und so bilden sich Zysten. Wir haben das schon im Zusammenhang mit der IVF besprochen.

Myome und die Endometriose sind praktisch die Schwachstellen in einem Mechanismus, der den Uterus zu einer so sagenhaften Ausdehnung ermächtigt. Läuft etwas in dem System aus dem Ruder, haben die Stammzellen dann eben auch die Neigung, sich außerhalb ihrer Arbeitssaison, nämlich der neun Monate Schwangerschaft, zu vermehren.

Auslöser können bestimmte Keime oder Hormonstörungen sein. Oder eine Hypoxie, eine Mangelversorgung des Gewebes mit Sauerstoff. Damit werden die Stammzellen massiv angeregt, hauen übers Ziel und verursachen Probleme, die es nötig machen, die Gebärmutter zu entfernen.

Natürlich sind auch die Hormone des Eierstocks, das Östrogen, vor allem aber das Schwangerschaftshormon Progesteron, in die Vorgänge in der Gebärmutter involviert. Sie feuern die Stammzellen an, sich zu vermehren. In der Schwangerschaft vollbringen sie damit Großes und lassen den Uterus über sich hinauswachsen. Ohne Schwangerschaft richten sie damit großen Schaden an und stampfen Myome aus dem fruchtbaren Boden im Inneren der Frau.

Dieses Wissen führt uns erfreulicherweise wieder auf die Sonnenseite des Themas. Es gibt eine Alternative zur Gebärmutterentfernung: nämlich die Hormone einzudämmen, die die Myome wachsen lassen, das Östrogen und das Progesteron. Die Schmerz-Symptome können mit der Pille oder der Hormonspirale gemildert werden. Kleiner werden die Myome dadurch allerdings noch nicht.

Eine Injektion kann dem Myom für ein paar Monate einen künstlichen Wechsel vorgaukeln. Darauf reagiert es, indem es schrumpft.

Das Antiprogesteron, das als neues Medikament dasselbe bewirken soll, ist eine zufällige Entdeckung der Medizin. Eigentlich war es entwickelt worden, um eine Schwangerschaft durch Hormonentzug zu beenden. Aber die unerwartete Nebenwirkung war so vielversprechend, dass die Forschung lieber ihr nachging.

Verwehrt man nämlich dem Progesteron, diesem Dirigenten der Schwangerschaft, der nebenbei Myome produziert, den Zutritt, bleiben Gebärmutter und Myome im Wachstum stehen. Nach drei Monaten, in denen die Frauen bloß Tabletten nehmen mussten, waren die Myome in der klinischen Studie fast um die Hälfte kleiner, die Symptome besser, die starken Blutungen fast weg. Nach Beendigung der Therapie setzte der Zyklus reibungslos wieder ein. Die Hitzewallungen, die die Behandlung begleiteten, waren verschwunden.

Im Sinne der Holistik betrachtet entsteht ein Myom also nicht irgendwie, irgendwo und wie es ihm gefällt. Es entsteht, weil die Gebärmutter das einzige Organ ist, das zu einer solchen Art Wachstum fähig ist.

Brandneu und faszinierend ist ein Rätsel, das uns der Uterus gerade eben aufgibt. Man entdeckte in der Muskulatur der Gebärmutter einen Wachstumsfaktor, und dessen Spur führt ins Gehirn.

Die Gebärmutter hat einen Hirnfaktor. Das muss man sich einmal vorstellen. Gehirn und Uterus sind vernetzt, durch den sogenannten Wachstumsfaktor BNDF, den Brain-derived neurotrophic Factor.

Wozu sie den hat, ist noch völlig unklar. Am jetzigen Stand des Wissens kann die Medizin ihn nicht einmal zuordnen. Ehrlich gesagt: Wir können noch überhaupt nichts mit ihm anfangen.

Wir wissen nur so viel: Offensichtlich greift dieser BNDF in die Physiologie des Uterus ein. Er ist für die Sensibilität der Gebärmutter und ihre Entwicklung mitverantwortlich und steht unter dem Einfluss des Östrogens.

Das heißt: Die richtige Ausreifung der Gebärmutter in der Schwangerschaft wird durch Faktoren mitgesteuert, die im

Gehirn auch nutritiv und regulierend sind. Sie nähren und ordnen. Das legt die Vermutung nahe, dass das Gehirn der Gebärmutter seine Ordnungsstoffe zur Verfügung stellt, um ihr bei der Steuerung ihres gigantischen Wachstums zu helfen.

Der kanadische Arzt James Ferguson hat 1941 den nach ihm benannten Ferguson-Reflex beschrieben. Er stellte fest, dass eine Berührung am Muttermund, also dort, wo beim Geschlechtsverkehr auch das Glied manchmal antippt, im Gehirn Oxytocin freisetzt und Kontraktionen auslöst.

Beim Geschlechtsakt wirkt das Hormon in seiner Eigenschaft als Bindemittel zwischen Mann und Frau, so wie es auch Mutter und Kind zusammenschweißt. Dort zeigt es sich von der besten Seite, die ein Treue- und Kuschelhormon nur haben kann. Seinen Namen hat es aber eigentlich bekommen, weil der Ferguson-Reflex auch bei der Geburt eine glorreiche Rolle spielt. Es löst die Wehen aus. Herbeigerufen wird es, indem man den Muttermund leicht mit der Hand erweitert. Dann saust es quasi vom Gehirn hinunter in die Gebärmutter und bringt sie zum Kontrahieren. Daher hilft es auch, vor der Geburt nicht nur zu kuscheln, sondern gleich auch Geschlechtsverkehr zu haben. Es muss ja nicht direkt im Kreißsaal sein.

Der Ferguson-Reflex ist auch für den vaginalen Orgasmus verantwortlich.

Dass und wie sich der Uterus zu seiner unglaublichen Größe aufschwingt, haben wir nun verstanden. Bleibt noch die Frage, woher er die enorme Energie nimmt, die er dazu braucht. Wir kennen die Antwort schon. Die universelle Energiewährung im Organismus ist die ATPase. Die Mitochondrien als Kraftwerke der Zellen stehen wie allem im Körper auch der Gebärmutter zur Verfügung. Aber die ist mit ihrer enormen Verantwortung eine misstrauische Kollegin und traut der normalen Energieversorgung, mit der der gesamte übrige Organismus so gut fährt, nicht. Die Natur hatte ein Einsehen. Deshalb sorgt die Gebärmutter selbst für ihre Energie. Die Uterusmuskulatur stellt sich ihr eigenes Hormon her, das sonst aus der Schilddrüse stammt. Es heißt Trijodthyronin.

Schilddrüsenhormone sind für den Energiestoffwechsel im Körper unverzichtbar und absolut lebensnotwendig. Nicht von deren Produktion in der Schilddrüse völlig abhängig zu sein, hat sich die Gebärmutter mit der Natur ausverhandelt. Sie ist ein sehr selbstständiges Organ, die Gebärmutter.

Das Tetrajodthyronin kommt zwar von der Schilddrüse, aber die Gebärmutter kann es sich selbst umwandeln, indem sie ihm ein Jod-Atom wegnimmt. So aktiviert sie es und steuert ihren Energiehaushalt selbst. Dass Frauen aus diesem Grund nach einer Gebärmutterentfernung zunehmen, ist im ersten Moment ein Gedankensprung. Holistisch ist es ein sehr kleiner Schritt. Denn die Gebärmutter ist ein Schilddrüsen-Aktivierungsorgan. Wird sie entfernt, fehlt diese Aktivierung und der Energiehaushalt des ganzen Körpers gerät ins Wanken.

Instinktiv dürften Frauen wissen, was sie an ihrer Gebärmutter haben. Auch wenn sie nicht herunterbeten können, was dieses Organ alles kann und wofür es zuständig ist. Gefühlsmäßig ist die Gebärmutter der Teil, der sie zur Frau macht. Wenn eine Frau ein Kind austrägt, macht das der Uterus. Entfernt man ihn, fehlt die Möglichkeit zur Erfüllung ihres evolutionären Auftrags.

Das hat man lange übergangen. Zu meiner Zeit war die Gebärmutterentfernung Standard. Eine Säule der Gynäkologie. Man war schnell mit dem Skalpell bei der Hand, wenn im Uterus etwas nicht stimmte, insbesondere dann, wenn er für die Reproduktion ohnehin nicht mehr gebraucht wurde. Wir haben auf der Frauenklinik seinerzeit einen Uterus nach dem anderen herausgenommen. Völlig sinnlos, wie wir jetzt wissen. Man hat nicht bedacht, dass die Frau intuitiv das richtige Gefühl hat, wenn sie die Gebärmutter behalten will. Das Gefühl, dass sie auch jenseits der Reproduktion für etwas notwendig ist.

Irgendwann begann man zu verstehen, dass es keine irrationale Marotte ist, wenn sich eine Frau gegen die Entfernung ihrer Gebärmutter wehrt. Es ist doch immer wieder gut, auf seinen Instinkt zu hören, und Frauen sind viel besser in der Lage als Männer, die Signale zu verstehen, die ihr Körper sendet.

Auf unserer Klinik hat der Gynäkologe Martin Langer eine Arbeit veröffentlicht, die deutlich zeigt, wie gut sich Frauen selbst einschätzen können. Waren sie trotz eines Myoms nicht mit der Gebärmutterentfernung einverstanden, hatten sie nach der Operation nicht weniger Beschwerden, sondern mehr. Ohne Uterus beschleunigten sich die Probleme.

Ganz abgesehen davon, dass es unabhängig von einem vagen Gefühl auch harte wissenschaftliche Daten gegen die Entfernung der Gebärmutter gibt. Sie bringt nämlich auch den Beckenboden derart durcheinander, dass er sich mit Inkontinenz rächt. Kein Wunder, schließlich macht man bei der OP ein Loch in den Beckenboden. Das kann nicht ohne Folgen abgehen. Mittlerweile entfernt man die Gebärmutter wenn möglich ohne den Muttermund. Er bleibt im Körper, um den Durchbruch im Beckenboden zu verhindern. Das verhindert auch, dass die Blase durch das Loch im Beckenboden nach unten rückt und Harn verliert. Es verhindert also die Inkontinenz.

Seit Jahrzehnten wird in unserem Fach auch die Frage diskutiert: Leidet bei der Entfernung der Gebärmutter auch die Durchblutung der Eierstöcke? Anatomisch gesehen ja.

An sich versorgt die Bauchschlagader die Ovarien. Eine zweite Blutversorgung geht, offenbar zur Sicherheit, durch die Gebärmutter. Von der Arteria uterina verzweigt sich ein feines Netzwerk von Arterien an der Gebärmutter entlang zu den Eileitern und weiter zu den Eierstöcken.

Wird der Uterus herausgenommen, drosselt das tatsächlich die Durchblutung in den Ovarien. Sie arbeiten nicht mehr auf voller Leistung. Daraus lässt sich schließen: Eine Gebärmutterentfernung beschleunigt mitunter eine Hormonschwäche. Und das führt unter anderem auch zu Haarausfall.

Stammzellen, Orgasmus, Oxytocin, Schilddrüse, Beckenboden, Harnblase. Holistisch gesehen ist die Gebärmutter ein ausgesprochenes Talent.

Zwei Menschen treffen sich auf der Straße.

»Hallo«, sagt der eine, »schön Sie zu sehen.«

»Ich freue mich auch«, sagt der andere.

Sie geben einander die Hand.

Passiert Millionen von Malen unter Millionen von Menschen. Jeder von ihnen glaubt, dass er es ist, der entscheidet, wem er die Hand reichen will. Und jeder irrt.

Nicht der Mensch ist Herr über seine Kontaktfreudigkeit. Es ist sein Immunsystem.

So erfreulich soziale Begegnungen für uns sind, so ein Aufruhr herrscht dabei im Körper.

»Gefahr, Gefahr!«, blinkt es im Immunsystem, und alle wuseln durcheinander.

»Gegenüber unbekannt. Wie sieht es aus? Ist es krank? Hat es eine Infektion? Ist sie ansteckend?«

Um auf Nummer sicher zu gehen, wacht das Immunsystem auf.

Das Immunsystem wacht nicht nur über die Gesundheit, sondern auch über die Kontaktfreudigkeit. Eine Doppelfunktion, die es nicht seit gestern hat. Die Evolution hat das eingeführt. Aber Jonathan Kipnis und Anthony Filiano von der University of Virginia in Charlottesville haben es jetzt erst entdeckt.

Forscher brachten Mäuse ohne B- und T-Zellen mit normalen Mäusen zusammen. Wie die Zeitschrift *Nature* berichtete, zeigten die Mäuse ohne Immunabwehr kaum Interesse an ihren Artgenossen. Normalerweise sind Mäuse äußerst kommunikative Wesen. Nachdem die Tiere die fehlenden Immunzellen wieder verabreicht bekommen hatten, waren sie wieder die alten und Feuer und Flamme für die anderen Mäuse.

Ein Botenstoff namens Gamma-Interferon aus den T-Zellen kommuniziert mit bestimmten Nervenzellen im Gehirn und fördert die Kontaktfreudigkeit. Die Erkenntnis ist erstaunlich. Denn eigentlich ist das Gamma-Interferon gegen Viren und Bakterien im Einsatz. Seine Doppelfunktion hatte vorher noch niemand bemerkt.

Einen Gedanken weiter sind wir im Mittelhirn. Dort wird das mesolimbische System aktiviert, und zwar durch alles, was Infektionen auslösen kann: Essen, Sozialkontakte, Geschlechtsverkehr. Also alles, was Spaß macht.

Auch hier wieder die Doppelfunktion. Ein gutes Gefühl macht ein gutes Immunsystem. Bloß wozu? So gut gelaunt ist die Natur nicht ohne Grund. Wir brauchen nicht dreimal zu raten: Es ist einmal mehr die Erhaltung der Art. Denn das, was uns belohnt, kann auch zu einer höheren Infektions-Anfälligkeit führen, deswegen sind Belohnungsgefühle und Immunsystem verschränkt.

Wenn etwas Spaß macht, macht der Mensch es gern. Wenn er es gern macht, macht er es oft. Wenn er es oft macht, darf es ihm nicht schaden. Die Natur arbeitet nicht nur genial, sondern auch rational.

Es wird nicht aus heiterem Himmel kommen: Geschlechtshormone spielen bei der Entwicklung und Prävention von Krankheiten eine wichtige Rolle. Wo auch nicht? Frauen brauchen dabei gute Nerven. Dem weiblichen Organismus gibt das Immunsystem einige Lektionen auf. Der Reihe nach.

Östrogen zum Beispiel kann Zellen der antiviralen Immunabwehr aktivieren. Testosteron nicht. Das Grippevirus Influenza wird vor allem von weiblichen Zellen bekämpft. Mit einer schnellen und starken Reaktion schützen sie ihr ungeborenes Kind. Reagieren sie zu schnell und zu stark, attackieren sie damit allerdings ihren eigenen Körper. Deshalb sind Frauen anfälliger für die Entwicklung von Autoimmunkrankheiten wie Multiple Sklerose.

Für die Natur ist der Sinn des Lebens die Fortpflanzung, und dafür hat sie Systeme und Prozesse, Mechanismen und Ereignisse, Wunder und Kuriositäten ausgetüftelt und zu einem über alle Maßen perfekten Ganzen zusammengefügt. Die Frau hat den komplizierteren Part erwischt. Den, der fähig ist, Leben zu schenken, aber auch den, der deshalb die eine oder andere Kehrseite der Genialität in Kauf nehmen muss. Das Immunsystem hat in der Hinsicht fast am meisten zu bieten. Das sieht man an der Verschreibungsrate von Medikamenten, die eingesetzt werden, wenn das Immunsystem aus den Rudern läuft.

Beispiel Antirheumatika: ein Drittel weniger Verordnungen bei Männern. Das Alter ändert bei ihnen nichts. Frauen brauchen in der zweiten Lebenshälfte deutlich mehr Medikamente. Ihre Beschwerden verschlechtern sich ab dem fünfzigsten Lebensjahr.

Weibliche Endokrinologie, Immunologie und Gender tun sich schwer miteinander. Deshalb wird dieses Thema in Gender-Diskussionen zu wenig thematisiert. An den Lehrstellen für Gender-Forschung fehlt die Frauenheilkunde.

Die »Gender-Unterschiede« sind nicht ausreichend auf Unterschiede im männlichen und weiblichen Körper ausgerichtet, das wird mit »Sex-Unterschieden« abgetan. Ich glaube, dass zwischen dem konstruierten Geschlecht »Gender« und zwischen dem angeborenen Geschlecht »Sex« ein viel kleinerer Unterschied besteht, als es jetzt zu behaupten in Mode ist. Oder anders gesagt: Die Überbetonung des »Gender« verschleiert die Mühe, die sich die Evolution angetan hat, Frau und Mann zu formen.

Normalerweise fällt das Immunsystem über jeden Pickel her, stürzt sich auf jede Schürfwunde und schreit alles zusammen, wenn es irgendwo blutet. Entzündungen, Eiter, Fieber, die ganze Reparaturabteilung im Körper muss antreten. Aber an einer Stelle passiert gar nichts. In der Gebärmutter. Dort darf sich artfremdes Eiweiß implantieren, wie es will: Das Kind wird nicht bekämpft, sondern geschützt.

An den Schutzmechanismen für diese Ausnahme hat die Natur Millionen Jahre gefeilt. Seitdem übt sie sich in der Perfektion. Und es braucht diese Übung, um einerseits die Angriffe des Immunsystems auf den eigenen Körper auszuhalten, wie etwa bei der Menstruation, und andererseits die Immunreaktionen zur Abstoßung fremden Gewebes zu unterdrücken, wie bei der Zeugung und Schwangerschaft. Östrogen und Progesteron helfen dabei.

Die Liste der Autoimmunerkrankungen, die bei Frauen häufiger auftreten als bei Männern, ist erschreckend lang. An erster Stelle steht die rheumatoide Arthritis. Und dann geht es Schlag auf Schlag. Lupus erythematodes, die Schmetterlingsflechte. Morbus Hashimoto, eine chronische Entzündung der Schilddrüse. Morbus Addison, eine Unterfunktion der Nebennierenrinde. Diabetes Typ I. Myastenia Gravis, Muskelschwäche. Vitiligo, die Weißfleckenkrankheit, eine an sich harmlose Pigmentstörung. Multiple Sklerose. Das alles kommt bei Frauen häufiger vor.

Trotz der Devise, alles für den Nachwuchs, fragt man sich doch: Warum genau muss die Frau mehr leiden als der Mann?

Eine Ursache kennen wir schon, sie betrifft Frauen, die bereits Mütter sind. Nach der Entbindung bleiben die fetalen Zellen im Körper der Frau erhalten und können Überreaktion hervorrufen. Die zweite Erklärung betrifft alle Frauen. Ohne Ausnahme. Eisprung und Menstruation. Einmal im Monat, vier Jahrzehnte lang.

Die rein mechanistische Biologie und Medizin waren immer der Meinung, dass die Ovulation bloß ein Moment ist. Ein kleiner Knall. Plopp und ein Bläschen platzt. Ein winziger Luftballon, den es zerreißt. Das ist keine Polemik. So habe ich das noch an der Uni gelernt.

In Wirklichkeit ist das ein abgekartetes, hochintelligentes immunologisches Spiel. Ein Naturschauspiel der Holistik.

Es geht ungefähr so: In dem Moment, da der Follikel sprungreif ist, kommen Immunzellen angeschossen und brennen an einer Stelle ein Loch hinein. Die Immunzellen müssen gegen die Follikelflüssigkeit ganze inflammatorische Prozesse in Gang setzen. Mit diesem Loch bekommt der Follikel die Möglichkeit, die Eizelle wieder hinausschwimmen zu lassen. Es ist sozusagen eine Immunreaktion ohne Bakterien.

Das Gleiche tut sich bei der Menstruation. Auch das hat man früher um einiges leidenschaftsloser gesehen. Beim Eisprung platzt ein Bläschen, und die Menstruation ist so was wie die Aufräumungsarbeiten. Mein früherer Chef, der grandiose Operateur Werner Grünberger, hatte einen recht plastischen Vergleich dafür: Die Menstruation ist, wie wenn ein Haus abgerissen wird, in dem niemand mehr wohnt. So sieht der Operateur die Welt. Mechanistisch.

Wie der Eisprung hängt auch die Menstruation engstens mit dem Immunsystem zusammen. Immerhin ist es keine Selbstverständlichkeit, dass Monat für Monat ein Stück Organ vom eigenen Körper entfernt wird. Das ist es, was da stattfindet. Man macht es sich nur so selten bewusst.

Überdenken wir ganz langsam, was das für ein Wunderwerk der Koordination beinhaltet, ist es fast unvorstellbar, dass die Natur dieses Konzept nicht gleich im Ansatz verworfen hat. Dass sie sich nicht gesagt hat: Gute Idee, aber vielleicht grüble ich doch lieber noch ein paar Millionen Jahre weiter, ob sich nicht etwas weniger Spektakuläres auftut.

Schleichen wir in den weiblichen Körper und spielen kurz Zaungast. Gerade noch herrschte Hochspannung im Unterleib. Alles war auf die Schwangerschaft vorbereitet, alles war auf die Zeugung eingestellt, alles hat auf die Empfängnis hingefiebert. Vergebens, diesen Monat wird es nichts mit einem neuen Erdenbürger. In dem Moment, in dem der Körper merkt, dass sich hier niemand eingenistet hat, beginnen die nötigen Arbeiten, die letzten Endes nur dafür da sind, reinen Tisch für die nächste Chance zu machen.

Entzündungsmediatoren von mononuklearen Zellen stürmen die Gebärmutterschleimhaut. Ihr Job ist es, Entzündungsreaktionen im Gewebe einzuleiten. Was sie hier vorhaben, ist ein durchaus ehrgeiziges Projekt. Sie initiieren nämlich quasi einen Rheumaschub in der Schleimhaut des Uterus. Das darf man ruhig brutal nennen, es geht schließlich darum, die Gebärmutterzellen absterben zu lassen und rauszuschmeißen. Es ist ein heftiger Immunschub.

Wieder ist es ein Angriff auf sich selbst. Der weibliche Körper hat die Neigung, gegen sich vorzugehen, und er muss sie haben. Um alle vier Wochen radikal in der Gebärmutter aufzuräumen, ist sie vonnöten. Aber es kann immer etwas schiefgehen oder fehlgeleitet sein. Körpereigenes Gewebe kann auch anderswo abgestoßen werden, wo es nicht geplant war.

Wie die Dinge da zusammenhängen, erklärt letztlich auch das Phänomen, warum in der Zeit der Schwangerschaft viele Probleme gar nicht auftreten oder sich wesentlich bessern. Während dieser neun Monate findet eben keine Ovulation statt. Es gibt keine Menstruation. Und damit keinen Angriff der Immunzellen. So weit, so logisch.

In der Schwangerschaft wird zum Beispiel Multiple Sklerose besser. Migräne ist zum Teil wie weggeblasen. Die rheumatoide Arthritis wird fast handzahm. Die Endometrioseherde trocknen aus. Neun Monate lang. Kaum hat die Frau entbunden, stehen die Unholde alle wieder auf der Matte. Und manche gebärden sich schlimmer als vorher.

Natürlich ist mein Streifzug durch die Immunologie das, was das Wort sagt: ein Streifen. In die Materie einzutauchen sprengte die Buchseiten. Ich beschränke mich hier auf die Immunreaktionen, die nicht durch Bakterien ausgelöst sind. Und damit kreuzen sich unsere Wege schon wieder mit dem Östrogen.

Während des gesamten Zyklus schwankt der Östrogenspiegel, mit großen Auswirkungen auf das Immunsystem. An einem einzigen Tag ist er sehr hoch, das ist der Tag des Eisprungs. Und der bewirkt, dass im Zellenbereich vermehrt Histamin freigesetzt wird. Die Ausschüttung dieses Gewebshormons und Neurotransmitters führt zu einer verstärkten Durchblutung des Follikels, und dort, wo er dann reißt, zu einer verstärkten Einwanderung immunkompetenter Zellen, den Makrophagen.

Kurzum: Am Tag des Eisprungs hat die Frau am Follikel im Eierstock eine Histamin-Exposition. Sie ist anfälliger auf alle möglichen allergischen Reaktionen. Die einen bekommen Heuschnupfen. Bei manchen Frauen ist am Dekolleté alles rot. Histamin. Als wolle die Natur mit Signalfarbe darauf hinweisen: Achtung! Eisprung! Heute!

Erst wenn der Eisprung passiert ist, beruhigt sich die Situation. Das Östrogen schubst den Prozess an, das Eibläschen platzt, die Eizelle kommt zum Vorschein, und Histamin dockt am Eibläschen an.

Dass es sich nicht auf das Eibläschen beschränkt, sondern andockt, wo und wie es ihm einfällt, führt zu den seltsamsten Reaktionen. Viele Frauen fühlen sich rund um den Eisprung und die Regel überhaupt nicht gut. Für andere, wenn auch weit weniger, sind das die besten Tage im Monat. Weil die Menstruation eben ein Rheumaschub, eine Inflammation ist, gesellen sich gerne auch andere Infektions- und Virus-Anfälligkeiten dazu. Man ist abgeschlagen, fühlt sich krank. Nicht durch den Blutfluss, sondern durch die immunologische, biochemische Reaktion, die im Hintergrund stattgefunden hat. Immunologie und Fortpflanzung sind holistisch verwoben.

Und noch ein drittes Mal ruft der weibliche Organismus sein Immunsystem auf, körpereigene Organe abzubauen. Der Blasensprung unmittelbar vor der Geburt beruht auf ähnlichen Mechanismen wie der Eisprung. Auch dabei werden Informationsproteine versammelt, die mit den Gewebsscheren ein Loch in die Eihäute schneiden. Eihäute nennt man auch Embryonalhüllen. Der Embryo bildet sie selbst, aber die Mutter muss sie durchschneiden. Die entzündungsähnliche Reaktion richtet sich auch hier nicht gegen Bakterien oder Keime.

Das Immunsystem kann noch mehr. Es interagiert auch mit vielem, was Energie, Stoffwechsel, Ernährung, kurzum den Darm betrifft.

Und schon wieder stoßen wir auf etwas, unter dem Frauen öfter zu leiden haben als Männer. Das sogenannte Leaky-Gut-Syndrom, eine geschädigte oder undichte Darmschleimhaut, die sich mit Schmerzen in der Darmgegend bemerkbar macht.

Der Darm wird deshalb durchlässig, weil sich zwischen den Darmzellen Darmbakterien ins Gewebe bohren. Damit lösen sie eine Immunreaktion aus, die etwas Übermütiges an sich hat. Die Kämpfer gegen die Darmbakterien beginnen sich aufzumunitionieren, um die feindlichen Eindringlinge zu zerstören. Gelingt ihnen auch. Aber sie können nicht mehr aufhören.

In wilder Kriegsfreude schwirren sie Antikörper bildend im Körper herum und halten Ausschau, wo sich denn noch etwas anstellen ließe. Meistens landen sie bei der Schilddrüse und führen die Attacke, die sie im Darm gelernt haben, dort noch einmal vor.

Darm und Schilddrüse, verbunden durch eine kriegswütige Abwehrtruppe. Für Frauen mit einem Leaky-Gut-Syndrom ist diese Holistik ausgesprochen ungünstig. Bei ihnen kommt es deshalb viel häufiger zu Schilddrüsenerkrankungen und zu Morbus Hashimoto.

Apropos Darm. Machen wir schnell eine Stippvisite in Finnland. Typ-I-Diabetes ist in Finnland mittlerweile eine Kinderkrankheit. Eines von 120 Kindern erwischt es, das ist die höchste Rate weltweit. In der Schweiz, Deutschland und in den USA ist es eines von 300 Kindern unter 15 Jahren. Auch noch schlimm genug.

Eine finnische Studie erkannte, dass Kinder mit einem genetischen Risiko für Diabetes ein Jahr vor Ausbruch der Krankheit eine veränderte Zusammensetzung der Mikroben im Darm aufwiesen. Die beiden Systeme haben eindeutig was miteinander am Laufen.

Das Immunsystem ist auch ein entscheidender Pfeiler in der Partnerwahl. Da poliert es sein Image wieder auf. Jemanden riechen zu können oder nicht ist ein patentes partnerschaftliches Auswahlverfahren, und das haben wir unserem Abwehrsystem zu danken.

Ohne die Fähigkeit, den Geruch des Immunsystems unserer Artgenossen zu erkennen, gäbe es im Tierreich so gut wie keine Fortpflanzung. Der Partner muss das Beste sein, was die Umgebung auf Lager hat. Mäuseweibchen paaren sich bevorzugt mit Männchen, deren Immunsystem ihr eigenes ergänzt und den gemeinsamen Nachkommen den bestmöglichen Schutz vor Infektionen liefert. Topf und Deckel sozusagen.

Dafür verantwortlich ist das sogenannte MHC-System, auf Deutsch Haupthistokompatibilitätskomplex. Es erkennt, welches Immunmuster eines möglichen Partners besonders gut zum eigenen passt. Ob Menschen die vom MHC-System präsentierten körpereigenen Peptide wahrnehmen und vor allem, ob sie auch darauf reagieren, war lange unklar. Mäuse, Fische und andere Wirbeltiere haben dafür ein eigenes Sinnesorgan. Der Homo sapiens nicht. Im Embryonalstadium ist zwar eines angelegt, das sogenannte Jacobsonsche Organ verschwindet aber meist im Laufe der Entwicklung. Das ist derzeit Thema wissenschaftlicher Untersuchungen.

Trotzdem scheinen die Riechproteine am Menschen nicht ganz vorbeizuwehen. Die deutschen Wissenschaftler Manfred Milinski und Thomas Boehm haben die Gerüche entschlüsselt, künstlich hergestellt und an Studenten getestet. Sie blieben an dem Parfüm hängen, das ihrem eigenen Körpergeruch entsprach.

Um den Menschen fürs Leben zu finden, sollte man übrigens weder Raucher noch verkühlt sein. In beiden Fällen ist der Geruchssinn für die Partnersuche eingeschränkt und kein guter Ratgeber. Auch die Pille verändert offenbar nicht nur die Talgdrüsenaktivität, sondern auch die Duftdrüsenprodukte. Die Frau verströmt nicht wirklich das, was sie ausmacht. Damit ist den Männern die Einschätzung erschwert. Sie sind verwirrt und riechen nicht mehr, ob sie die Dame riechen können. Die Frau kann den Prinzen aber trotz Pille erschnuppern.

Mit unseren Abwehrkräften verbündet sind auch die Knochen. Auf ihr Kalzium ist das Östrogen aber auch in Sachen Allergien scharf.

Immunzellen haben eine Andockstelle für Antikörper. Betritt ein Allergen unerlaubten Boden, gehen Abwehrreaktionen los, an denen auch das Kalzium beteiligt ist. Tritt es in die Immunzellen ein, verstärkt es die Reaktion. Östrogene vermehren den Rezeptor und unterstützen die Kalziumaktivierung. Und schon neigt die Frau noch mehr zu Allergien.

Heuschnupfen und Asthma werden übrigens durch die Pille nicht besser. Auch eine Hormonersatztherapie verstärkt sie. Da leistet das Progesteron wieder ganz gute Arbeit. Einerseits dämpft es die Wirkung der Östrogene und damit auch die allergischen Abwehrreaktionen. Andererseits aber erhöht es, wie es scheint, die Asthmabereitschaft, vor allem bei Raucherinnen. Hormone und Tabak spießen sich.

Alles in allem geht das Immunsystem mit der Fortpflanzung und dem Stoffwechsel, den beiden Säulen der Holistik, durch dick und dünn. Dafür muss es seine Außengrenzen schützen und Invasionen verhindern, die es möglicherweise das Leben kosten. Diese Aufgabe hat das Immunsystem tapfer übernommen. Unter Einbeziehung vieler Helfer im ganzen Körper. Die Solidarität ist ein Kind der Holistik.

Die Prostata

Um gleich mit der Tür ins Haus zu fallen: Die Ejakulation verringert in der Vorsteherdrüse Wachstumsfaktoren und hilft möglicherweise gegen Prostatakrebs.

Im ersten Moment hat man natürlich als Theologe und Gynäkologe eine innere Distanz zu solchen Erkenntnissen.

Aber die Erkenntnis ist so neu, wie sie gut ist, und zwar gesundheitlich ebenso wie sexuell. Ein reges Liebesleben schützt vor dem Prostatakarzinom.

Für Männer, denen man immer nachsagt, hingebungsvolle Medizin-Muffel zu sein, gibt es kaum eine bessere Nachricht. Die Aufforderung ist einfach und klar. Jeder Orgasmus trägt zur Gesundheit bei.

Lieber wird kein Mann etwas für seine Gesundheit tun. Zur Not geht das auch allein, man braucht also nicht einmal eine Partnerin, um gesund zu bleiben. Gesundheit selbst gemacht, sozusagen.

Graham Giles und Michael Leitzmann haben das Geheimnis, das die Natur in orgiastische Verpackung gehüllt und in der Vorsteherdrüse versteckt hat, letztlich gelüftet.

Leitzmann und sein Team untermauerten am National Cancer Institute in Bethesda mit einer Studie an 30 000 Männern, was Giles und seine Leute an der Universität Melbourne schon herausgefunden hatten. Acht Jahre lang waren die Amerikaner eigentlich der Frage nachgegangen, ob zu viel Sex zu Prostatakrebs führen kann. Die Antwort ist weit erfreulicher als erwartet: Nein, im Gegenteil, man kann gar nicht genug Sex haben.

Und genug heißt: Wer mehr als 21 Mal pro Monat einen Samenerguss hat, senkt seine Chancen auf Prostatakrebs um ein Drittel gegenüber den Männern, die vier bis sieben Mal monatlich zum Höhepunkt kommen. Die Arbeit der Australier war damit bestätigt, wie das Wissenschaftsmagazin *New Scientist* berichtete.

Die Gründe hinter der lebensfrohen Therapie sind vielfältig. Hauptsächlich aber geht es um die Reinigung der Prostatadrüse. Jede Ejakulation ist damit so etwas wie ein Durchputzen. Passiert das nicht nur alle heiligen Zeiten, können sich übrigens auch weniger kristalline Mikroverkalkungen bilden, die mit der Entstehung von Prostatakrebs in Verbindung gebracht werden.

Was dahinter steckt, hat Altersforscher Georg Wick von der Universitätsklinik in Innsbruck immer wieder auf den Punkt gebracht. Es ist ein generelles Prinzip in der Natur: Wird eine Aufgabe für eine Funktion in einem Organ nicht ganz korrekt vorgenommen, erzeugt das Probleme. Im besten Fall kriegt der Mensch sie in den Griff, und alles ist gut. Im schlimmsten Fall stirbt er daran, auf jeden Fall altert er dadurch.

Dazu zwei Beispiele abseits der Prostata. Die Übelkeit in der frühen Schwangerschaft ist eine gute Sache, auch wenn die Frau das nicht unbedingt so empfindet. Der Sinn dieses Prozesses ist es, das Baby zu schützen. Zum einen vor schädlichen Schadstoffen, in der Medizin nennen wir das Noxen, aus der Nahrung der Mutter. Zum anderen stärkt es die Insulin-Sensitivität des Kindes.

Die Angelegenheit sollte nach den entscheidenden drei, vier Wochen geregelt sein. Ist der Prozess aber gestört, ist das ein Problem, das die Frau ins Krankenhaus bringt.

Oder Atherosklerose, auch nur die Pervertierung einer immunologischen Schutzfunktion. Sie soll das Endothel vor Schaden bewahren, jene dünne Schicht aus Zellen, die die Blutgefäße innen auskleiden. An sich dient es als Barriere zum Gewebe. Sind die Abwehrkräfte aber zu fleißig, droht die Verkalkung.

Bei der Prostata betrifft der Schutz die ausreichende Bereitstellung von Spermien. Dafür hat sie einen Wachstumsfaktor und ein Hormon, das uns in der Holistik immer wieder über den Weg läuft. Es ist unter anderem das Dihydrotestosteron, das sich aufplustert und mit der Peitsche darüber wacht, dass sich die Prostata immer für ihre hohe Aufgabe adjustiert. Die da wäre: Prostatasekret fürs Sperma zu bilden.

Für diesen Zweck muss die Prostata groß und stark sein. Bei der Geburt hat die Drüse gerade einmal zwei, beim geschlechtsreifen Mann zwanzig Gramm. Er macht seine Sache also gut, der Wachstumsfaktor. Mitunter besser als sein Besitzer.

Hilft der eben mit regelmäßigen Ejakulationen nicht mit, ist das Dihydrotestosteron verwirrt, glaubt, es hat sich nicht genug angestrengt, schwingt die Peitsche noch mehr und treibt die Zellen an, permanent neue zu bilden.

Gebraucht werden sie allerdings nicht mehr. Die Prostata ist groß genug. Prostatasekret und Spermien sind im Überfluss da. Sie sitzen schon auf dem Schleudersitz, müssten nur auch hinauskatapultiert werden. Passiert das nicht, wird es eng in der Drüse. Es entsteht ein gefährliches Gerangel.

Zölibatär lebende Männer haben die Medizin längst auf die Idee gebracht, dass es da einen Zusammenhang geben könnte. Tatsächlich treten etwa bei Priestern überdurchschnittlich häufig Prostata-Erkrankungen auf. Aber selbst noch so aufmerksame Beobachtungen von Laien sind keine wissenschaftlichen Fakten. Die kamen erst jetzt an den Tag.

Holistisch ist die Prostata überhaupt ein sehr kommunikationsfreudiges Kerlchen, wie es sich, wenn man so unmittelbar mit der Fortpflanzung zu tun hat, auch geziemt. Sie unterhält gute Beziehung zu einer Reihe von anderen Organen im Körper. Bis jetzt kennt die Medizin vier dieser Seilschaften.

Das erste Seil ankert im Herzen. Mit ihm hat die Prostata einiges gemeinsam. Vor allem das vegetative Nervensystem. Und beide sind Stressorgane.

Ist die Prostata gestresst, reagiert zuerst der Nervus sympathicus. Das ist der Teil des Nervensystems, der für Kampf und Flucht zuständig ist. Er zieht die Drüse so zusammen, dass eine Entleerungsstörung bei den Ausführungsgängen entstehen kann. Da kann nichts mehr hinaus, auch wenn es noch so möchte. Der Nervus sympathicus belastet die Prostata.

Dasselbe im Herzen. Der Nervus sympathicus zieht es zusammen, und es entsteht eine Durchblutungsstörung. Die Ischämie, das ist das altgriechische Wort für Zurückhaltung des Blutes.

Es dürfte nicht verwundern, dass deshalb auch dasselbe Medikament gegen beides hilft: die Beta-Blocker. Im Herzen hemmen sie den Sympathicus und stabilisieren den Blutdruck. In der Prostata reduzieren sie sehr erfolgreich das Risiko eines Prostatakarzinoms.

Soweit die Gemeinsamkeiten. Aber auch der holistische Zusammenhang zwischen Prostata und Herz ist vom Stress dirigiert.

Steigt nämlich der Blutdruck, der ja von der Herzleistung abhängt, sinkt in der Prostata ein Protein. Das IGF1-Bindungsprotein, das den Wachstumsfaktor IGF1 zurückhält. Fehlt es, arbeitet der IGF1 stärker und hilft in hoher Position in der Chefetage dabei mit, dass die Prostata sich erweitert. Dass sie wächst. Ein hoher Blutdruck und das Wachstum der Prostata sind also miteinander verschränkt.

Mit einem ganz neuen Zusammenhang zwischen Prostata, Hoden und Herz hat vor Kurzem eine dänische Studie überrascht: Es gibt eine Verbindung zwischen der Spermienzahl und der Wahrscheinlichkeit von Herz-Kreislauf-Erkrankungen.

Das Team um Tabassam Latif in der Fertilitätsklinik in Frederiksberg verknüpfte die Daten der Männer, die an ihrem Institut in 23 Jahren behandelt worden waren, mit den Daten des nationalen Patientenregisters. Unter anderem wurde die Zeit verglichen, die zwischen dem ersten Spermiogramm und dem ersten Krankenhausaufenthalt der Männer lag, egal weswegen.

Das Ergebnis war kein Kopf-an-Kopf-Rennen. War die Spermienkonzentration hoch, dauerte es lange bis zu einem Gebrechen, das die Herren zum ersten Mal ins Krankenhaus führte. Ließ das Sperma zu wünschen übrig, lernten die Männer Krankenhäuser um fünfzig Prozent früher von innen kennen.

Aber man hätte auch einfach eine Frau fragen können, wie es um die Gesundheit der Männer steht. Genau das hat ein Kreis internationaler Forscher rund um Carles Soler von der Universität Valencia gemacht. Sie baten Frauen, Männer auf Fotos nach ihrer Attraktivität zu beurteilen. Zielrichtung war keine kurze Affäre, sondern eine langfristige Beziehung.

Die Blickdiagnose war erstaunlich. Ausgerechnet kantige Gesichter kamen weniger gut an. Es waren vor allem rundliche Gesichtszüge, die den Frauen an den Männern gefielen. Als es dagegen darum ging, mit wem die Frauen kurzfristig ins Bett steigen würden, stiegen die markigen Männertypen im Kurs. Charakteristika des Gesichts modulieren den Sympathicus und sind offensichtlich auch eine Art Spermiogramm.

Die Anzahl der Spermien macht einen Mann gesundheitlich manchmal zu einem offenen Buch. Wie anfällig er für Krankheiten und wie fähig er zur Zeugung von Nachkommen ist, steht ihm ins Gesicht geschrieben. Und Frauen können das ablesen.

Auf zwei andere Organe, mit denen die Prostata einerseits große Ähnlichkeit, andererseits eine echte Verbindung hat, würde man nicht auf Anhieb tippen. Das eine ist die Scheide der Frau, das andere der Darm des Mannes.

Dass die Scheide eine Reihe von Bakterien hat, die sie vom Darm bekommt, um sich zu schützen, weiß man. Vor allem die Milchsäure produzierenden Bakterien sind da sehr verlässlich. Seit ganz kurzer Zeit ist bekannt, dass auch in der Prostata Bakterien wohnen.

Diese Bakterien haben dabei nicht bloß eine Schutzfunktion. Sie sind auch mit der Entstehung des Prostatakarzinoms verbunden. Je nach der Art von Bakterien, die sich da herumtreiben, lässt sich das Risiko nun sehr gut abschätzen.

Sind zum Beispiel sehr viele Staphylokokken vorhanden, ist die Wahrscheinlichkeit auf einen Tumor erhöht. Sind es hauptsächlich Laktobazillen, ähnlich den Milchsäurebazillen in der Scheide, dann geht es der Prostata gut.

Bis jetzt hat sich die Medizin nur bei den Genitalorganen der Frau um die Darmbakterien gekümmert, weil sie die Scheidenbakterien mitbestimmen. In Zukunft wird aus dem neuen Wissen sicher auch ein Therapiekonzept für Männer werden.

Überhaupt wird derzeit einiges von der Frauenheilkunde abgeschaut. Stichwort: Gebärmutter.

Uterus und Prostata sind holistische Verwandte. Beide haben ihre Probleme mit ähnlichen Gesellen, die sich sehr gern vermehren. Bei der Gebärmutter sind das die endometrischen Stammzellen, die im Überschwang Myome bilden. Bei der Prostata sind es Wachstumsfaktoren, ohne die sie nicht auf ihre zwanzig Gramm kommen würde.

Ähnliche Probleme könnten in ähnliche Therapien münden. Der Gedanke lag nahe. Jetzt wurde er Wirklichkeit. Was beim Myom schon lange Praxis ist, ist bei der Prostata-Hyperplasie nicht länger Theorie. Auch sie kann jetzt mit der Methode der Embolisation behandelt werden. Auch die Prostata kann durch einen Infarkt wieder zu Sinnen kommen.

Die vierte Verbindung, die die Prostata anderswohin unterhält, ist eine sehr hormonelle Beziehung.

Die Hormone bleiben nicht einfach so, wie sie sind. Sie werden umgewandelt, kleine Bestandteile werden verändert. Und so verändert sich auch ihre Wirkung. Testosteron wird zum noch aktiveren Dihydrotestosteron oder zu Östriadol, wobei Letzteres sich noch weiterentwickeln kann zu Östriol. Wie der Name schon andeutet, gehören Östriadol und Östriol zu den Östrogenen. Solche Nachkommen eines Hormons nennt man Metabolite. Während nun Dihydrotestosteron das

Wachstum der Prostata ordentlich ankurbelt, wird es vom Östrogen gedrosselt.

Interessant dabei ist: Nimmt ein Mann das Prostata-Mittel Finasterid, das die Umwandlung von Testosteron verhindert, hat er zwar weniger von dem übereifrigen Dihydrotestosteron, allerdings hat er auch viel weniger von den »weiblichen« Metaboliten, die er wiederum bräuchte, das Wachstum der Prostata im Zaum zu halten. Wir wissen: Wenn man irgendwo diese Kettenreaktion unterbricht, kommt es zum Ungleichgewicht.

Und mit seiner Wirkung trägt das Finasterid zwar dazu bei, dass weniger Prostatakarzinome entstehen. Aber die Tumore, die sich trotzdem bilden, sind im Durchschnitt bösartiger. Es fehlt der Schutz durch das Östrogen.

Das Ende ist der Anfang

Die Liebe macht unsterblich

Was lernen wir nun von der Prostata, von der Gebärmutter, den Eierstöcken, vom Gehirn und vom Herzen?

So wie wir nicht nur die Summe unserer Einzelteile sind, so ist auch die Welt nicht die Summe ihrer Einzelteile. Wir sind ein Ganzes. Und die Welt ist ein Ganzes. Und wir sind nicht nur ein Teil der Welt, sondern aufs Engste mit ihr verbunden und verschränkt.

Ja, wir haben es besprochen: Die Mutter Natur oder der Weltenbaumeister haben sich gedacht, dass das Wichtigste am Leben sein Fortbestand sein soll. Deswegen haben sie dafür gesorgt, dass unser Körper all seine Bemühung danach ausrichtet, sich selbst an andere Körper, an neues Leben weiterzugeben. Und damit wir für dieses neue Leben da sein können, damit wir unseren Kindern nicht nur unsere Gene weitergeben, sondern auch unser Wissen, unsere Erfahrungen und vor allem unsere Liebe, sind es gerade unsere Kinder, die unser Leben verlängern. Auch wenn wir keine bekommen. So streng ist die Natur nämlich nicht. Jede und jeder könnte ja einmal ein Kind bekommen. Jeder Mensch im zeugungsfähigen Alter ist von Natur aus ständig bereit, Nachwuchs zu bekommen, und soll dann noch lang genug leben, um für ihn auch noch sorgen zu können.

Wir haben das schon besprochen: Die Stammzellen des Kindes verjüngen die Mutter. Und das, was alle verjüngt, ist die Liebe. Aber sie verjüngt nicht nur, sie macht uns auch intelligent und lässt uns Freude am Leben empfinden. Nicht zuletzt macht sie uns schön.

Das haben wir schon im ersten Teil des Buches gesehen. Die Hormone, die beim Geschlechtsverkehr ausgeschüttet werden, setzen Abläufe in Gang, die unser Gehirn wachsen lassen, unser Herz stärken, unsere Haut pflegen, und die uns noch verliebter machen. Aber die Liebe ist nicht nur Geschlechtsverkehr. Es gibt ja auch Liebe zwischen Eltern und Kindern, es gibt Freundschaften. Es gibt Zuneigung, die nicht sexuell ist.

Kinder würden ohne Liebe, überspitzt gesagt, nicht wachsen. Die Zuneigung, die sie von ihren Eltern oder notfalls anderen Bezugspersonen erfahren, sorgt nicht nur für die Verkabelung im Gehirn, sondern überhaupt dafür, dass sich die entsprechenden Hirnregionen entwickeln.

Und da, wie wir im dritten Teil des Buches gesehen haben, so gut wie alles mit allem zusammenhängt, funktioniert auch das eine ohne das andere nicht.

Die Idee der Natur, dass wir Menschen ohne die Liebe nicht leben können, hat etwas unglaublich Schönes an sich. Goethe hat es zusammengefasst:

Was auch als Wahrheit oder Fabel
In tausend Büchern dir erscheint,
Das alles ist ein Turm zu Babel,
Wenn es die Liebe nicht vereint.

Die Liebe spielt also in der Holistik eine wichtige Rolle. Und es geht ja noch weiter. Wenn wir nicht lieben könnten, wozu sollten wir dann überhaupt denken können? Dass die Liebe mit der Entwicklung des Gehirns eng verschränkt ist, wissen wir ja. Aber das allein wäre nur eine mechanistische Erklärung.

Man stelle sich vor: Wie sollte es ablaufen, dass ein Paar sich bei einem Glas Wein näherkommt und sich verliebt, ohne miteinander über die wichtigen und schönen Dinge im Leben zu reden? Ohne Gedanken auszutauschen? Wie könnte man über Wichtiges und Schönes reden, ohne darüber nachzudenken?

Die Intelligenz ist für die Liebe da, ebenso wie die Liebe für die Intelligenz. Und weil wir Menschen nun einmal ganz schön schlaue Wesen sind, können wir nicht nur lieben, sondern auch darüber nachdenken, wie die Gebärmutter mit dem Oberschenkelhals zusammenhängt, was Quantenphysik ist, ob es Gott gibt.

Die Liebe ist die Mutter der Physik. Und die Liebe ist die Mutter der Fragen nach Gott.

Die Liebe ist also mehr als hormongesteuerte Fortpflanzung und Fürsorge für den Nachwuchs. Sie macht uns zu dem, was wir sind, zu kritisch denkenden und träumenden Menschen.

In der Bibel heißt es:

»Vor allem aber liebt einander, denn die Liebe ist das Band, das alles zusammenhält und vollkommen macht.«

Wenn wir uns ansehen, wie schön und wie perfekt alles auf unserer Welt in sich greift, und wenn wir bedenken, dass sich mit jeder neuen Erkenntnis neue Unklarheiten, neue weiße Flecken auf der Landkarte der Wissenschaft auftun, dann möchte man diesem Bibelvers aus dem Kolosserbrief glauben. Der Baumeister hält die Welt in Liebe zusammen und hat sie in Liebe zu ihrer uns unverständlichen Vollkommenheit gebracht.

»Liebt einander, so wie ich euch liebe«, heißt es darum im Johannes-Evangelium.

Wie sollten wir denn nicht die ganze Welt lieben, wenn wir doch mit ihr verschränkt sind? Und das viel mehr, als man glauben möchte. Nicht nur haben wir uns alle aus dem ersten Leben entwickelt, wir tragen ja sogar genetisches Material von Viren in uns. Sie waren es ja, die maßgeblich zur Entwicklung der Plazenta beigetragen haben. Und mit unseren Mitmenschen sind wir nicht nur dadurch verbunden, dass wir alle gemeinsame Vorfahren haben. Nein, wir beeinflussen uns gegenseitig auch epigenetisch. Wir lassen uns von Freunden und Verwandten prägen, aber auch von Leuten, die uns nicht geheuer sind, und wird tragen diese Prägung in uns, geben sie weiter.

Wer Hass sät in der Welt, der zerstört nicht nur andere Menschen, sondern er zerstört auch das höchste Geschenk, das die Natur uns gegeben hat. Zum Glück ist die Natur geduldig. Sie lässt sich von uns so einiges antun in dieser zweiten Schöpfungswoche. Zum Glück verzeiht sie uns. Noch.

Die weise Diotima hat zu Sokrates gesagt, dass wir durch unsere Kinder, also durch die körperliche Liebe, an der Unsterblichkeit teilhaben. Das ist klar, in unseren Kindern leben wir weiter. Aber dann kam Diotima erst zum Punkt: Durch die Liebe zur Wahrheit und zur Welt, also durch die philosophisch-wissenschaftlich-poetische Suche nach dem großen Ganzen, kommen wir der Unsterblichkeit noch näher. Eine kluge Frau, diese Diotima.

Auf diese Weise werden wir eins mit dem All. So sind wir nicht nur Eintagsfliegen, die sich vermehren und gleich darauf verabschieden. Durch diese Liebe werden wir zum wissenden Menschen, der die Schönheit der Welt erkennt und sie im Idealfall durch Kunst und Erziehung und noch mehr Liebe weiter verschönert. Zum Homo sapiens.

Wer stirbt, ist nicht tot, sondern er lebt durch seine Liebe weiter. Nicht nur in uns, die wir seine Nachkommen sind. Sondern in der ganzen Welt, die er geliebt hat.

Am Todestag Kardinal Königs war das Wetter eigentlich miserabel. Es war der 13. März 2004. Der Himmel hatte eine silbergraue Färbung angenommen, für einen kurzen Moment schien es, als könnten sich die Wolken nicht entscheiden, was sie tun sollten. Dann ließen sie es schneien. Flocken tanzten in der Luft, dick und weiß, wie ein leises Dankeschön, ein Abschied. Der fast hundertjährige Kardinal sah zum Fenster und sagte:

»Wie schön!«

Unsere Leseempfehlung

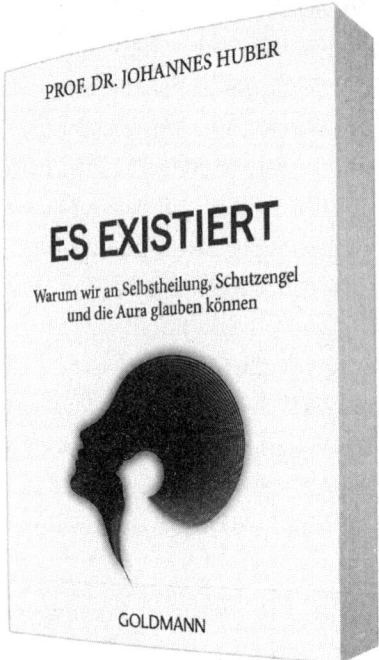

PROF. DR. JOHANNES HUBER

ES EXISTIERT

Warum wir an Selbstheilung, Schutzengel und die Aura glauben können

GOLDMANN

208 Seiten

Wir haben es schon immer gespürt: Menschen haben eine Aura, die sich fühlen lässt, Selbstheilung ist keine Illusion und manchmal scheint es, als hätten wir tatsächlich einen Schutzengel. Von der Wissenschaft bisher belächelt und in die esoterische Ecke verbannt, bestätigt die aktuelle Forschung solche subjektiven Phänomene. Ausgehend von diesen neuen Erkenntnissen aus Quantenphysik, Epigenetik und Neurowissenschaft, kommt der Mediziner und Theologe Johannes Huber zu aufregenden Schlüssen, die uns eine faszinierende Ahnung geben von den zukünftigen Möglichkeiten des Menschen.

www.goldmann-verlag.de
www.facebook.com/goldmannverlag

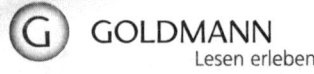

GOLDMANN
Lesen erleben